只有医生知道!

@协和张羽 发给天下女人的私信

张羽 / 著

江苏人民出版社

图书在版编目（CIP）数据

只有医生知道！／张羽著．—南京：江苏人民出版
社，2013.1（2016.11重印）
　ISBN 978-7-214-09006-5

　Ⅰ．①只…　Ⅱ．①张…　Ⅲ．①女性－恋爱－通俗读物
②女性－婚姻－通俗读物　Ⅳ．①C913.1-49

中国版本图书馆CIP数据核字（2012）第289621号

书　　　名	只有医生知道！
著　　　者	张　羽
责 任 编 辑	刘　焱
特 约 编 辑	赵　娅
文 字 校 对	郭慧红
装 帧 设 计	门乃婷工作室
出 版 发 行	凤凰出版传媒股份有限公司
	江苏人民出版社
出版社地址	南京湖南路1号A楼　邮编：210009
出版社网址	http://www.book-wind.com
经　　　销	凤凰出版传媒股份有限公司
印　　　刷	三河市金元印装有限公司
开　　　本	700毫米×1000毫米　1/16
印　　　张	20
字　　　数	315千字
版　　　次	2013年1月第1版　2016年11月第56次印刷
标 准 书 号	ISBN 978-7-214-09006-5
定　　　价	35.00元

（江苏人民出版社图书凡印装错误可向本社调换）

大医治未病

一个妇产科医生的心里话

　　我不是职业作家，也没有与生俱来的写作天赋，高考时语文只得83分，差点毁了爸妈寄托在我身上的大学梦。在断断续续的两年时间里完成这部几十万字的写作，回过头来甚至自己都感到惊讶。

　　谈到创作初衷，我想主要源于自己内心那份实在憋不住的"不吐不快"。医生这一职业注定了我每天和不同的病人打交道，北京协和医院妇产科的工作相当繁忙，我从实习医生开始一直做到现在的副主任医师，已经无法确切统计经治病人的数量。和大多数同事一样，我每天都是提前到医院，中午不休息，很少按时下班，周末加班查房更是家常便饭，经常是连续几年没有一次休假。出门诊的时候，我整个上午不喝一口水、不去一趟厕所，一刻不离开诊室，最多也就看几十个病人，但实际上很多时候我们是在重复工作，说重复的话，重复地做病情解释，做重复的手术，我很累，虽然很尽力，但病人仍然那么多，好像永远看不完，类似的伤害如噩梦轮回一般，不断发生在一拨又一拨一代又一代的女性身上，医生看在眼里，痛在心上。

　　女性在人类社会的生存繁衍中承担孕育、养育、教育等诸多角色，女性的健康状况以及一位母亲对待健康问题的观念都直接影响个人、家庭乃至整个社会。从小女孩到青春期，再到成年、中年、跨越更年期最后到达人生的暮年，女性的一生都在发生身体和情绪的变化，从幼稚青涩到懵懂不谙世事，从初为人母的喜悦和慌张到中年的沉稳和沉重，从更年期的焦躁和困惑到老年面临日益衰退的体能和精力以及生命中随时可能发生的、完全无法预料的种种变数，我们的身体和精神总是无时无刻不在经受考验。从医21年，在临床摸爬滚打15年，我深切地感受到，很多妇科疾病本来是可以预防的，很多悲剧本来是可以不必发生的。如果有一本书，不枯燥又带有温度，就像说故事一样道出这些积压在心底已久的东西，又能帮助女性真正了解自己的身体，懂得爱护并且知道如何爱护自己，让女性真正掌控自己的身体、命运和生活的方向，不再受到无谓的伤害，不是真正实现了"大医治未病"的硬道理了吗？

该书主要以我本人还有曾经和我并肩战斗在一起的同事，包括协和妇产科的实习生、研究生、博士生和进修生为原型，医疗故事源于现实工作和生活中的真实事例，不存在虚构和编造。但是出于对当事人的保护，当然也有对自己的保护，更为文学作品创作的需要，在人物和事件的讲述过程中进行了相当多的调整。重点是用故事把知识讲清楚，真真假假不必太在意。

文字是有味道的，是内心真情的流淌，也是心灵走出自我时候的模样，在每一个夜凉如水的晚上，那些故事就这样随着指间敲击键盘声流淌出来，集成此书。谈理想是奢侈的，但我还是希望通过本书的写作，让整个社会更加真实地接近和了解这个有血有肉的医护群体。医生是一个特殊的职业，社会对这个群体多持神秘感，再加上近年来医患关系恶化，大众一提到医生甚至不寒而栗。希望我展现给您的不再是穿白大衣、戴着帽子口罩、手持冰冷听诊器、没有表情没有笑容甚至没有个人情感的大夫，而是真正鲜活的医生形象。

在了解了现实生活中这些医生不再是被插上翅膀的天使，而是同为父母所生，也有七情六欲，也吃五谷杂粮，也面临生老病死的普通人之后，我相信大众会更加懂得如何跟医生交流，会更加自觉地参与营造一个宽容、能够相互理解的医患环境，更深刻地体会到医生和病人的共同敌人是疾病。医生就像暗夜中渡你过河的人，医学的复杂性和太多的不确定性就像脚下湍急的水流，医生同样手无寸铁，此时，你给医生"撑一把伞"，说一句鼓励、信任、温暖人心的话，他们一定会付出自己全部的努力，把病魔造成的危害降到最低。

写作是对自己过去的一种梳理，包括情感、记忆和认知。从事写作这两年，我看了很多书，也思考了过去和将来，觉得自己比以前宽广豁达不少，不再过分纠结于女人自己的那点小心思，工作中也多了一份甚至自己都不曾觉察的小温暖和大悲悯。还有一点不得不提的是，涉足写作后，我有机会认识很多文学圈和出版界的朋友，对于单调的医者生活而言，这无异于打开了一扇全新的窗。写作进入实质性阶段以后，虽然时常的"灵感迸发和下笔如有神"令我不时沉浸在一种莫名和出奇的快感之中，但是很快我就发现写作是一件苦差事和体力活。

朋友是人生真正的财富，如果没有他们的鼓励和引导，仅凭我个人是很难完成这本书的。在此我诚挚地感谢那些在一个个寂静的夜晚，用心灵陪伴我写作的亦师亦友的兄长们。

感谢我的先生，多少次我加班晚归，他风雨不误到路边接迎；多少次我执迷写作置家事于不顾，他扎起围裙做饭洗碗；多少次我抱怨博士清苦医生清苦，他总能用最简单也最坚毅的话语鼓励我坚持，感谢多年来温柔的注视。

感谢父母的养育和教育。

张羽

2012 年 12 月 14 日凌晨于澳门

谨以此书献给全天下的女性，也包括我最亲爱的小女儿乐乐。

目 录
CONTENTS
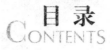

精子的圣战

1973 年的 9 月，我呱呱坠地，我妈说从她肚子疼到我出生，总共折腾了三天三夜，说我不是个省油的灯。

那一年，爷爷去世，面对死亡，全家人悲痛欲绝。转眼间，我出生了，一个八斤多水嫩粉白的大胖丫头，面对生命，全家人又欢天喜地。人类总是这样，其实他们不知道，生命从最开始的一刻，便充满了争斗、攻击和伤痛。

男人每次高潮之后射出来的那几毫升乳白色黏稠液体中，多是前列腺分泌的营养水润成分，真正在"弄出人命"这场战役中冲锋陷阵的是在睾丸产生、在附睾中加工成熟，最后通过输精管到达"人间大炮"，只待主人身心愉悦达到极点再也无法掌控兴奋的阀门时轰然出动的精子。

精子数目繁多，岂止百万雄师过大江，一次射出的几毫升精液中至少有几千万到上亿个精子。射出的大部分精子只是垫背的，射精后很快从阴道流出体外，废了。虽然理论上只要有一个精子和卵子结合就能够完成生育，看似根本没必要制造这么多精子，但在整个动物界，很多精子天生就是要被牺牲掉的，没有这个数量级根本无法让雌性受孕。

极少的一部分精锐部队在射精后的第一时间进入宫颈管，开始了从宫颈到子宫，最后抵达输卵管的漫漫长征路。精子从阴道到达子宫腔和输卵管的过程并不是闷着头只管朝前跑，除了比到底谁跑得快、跑得远，谁能最后跑到卵子身边并且钻入她体内，还有一个重要蜕变要在途中进行：精子头部的顶体表面糖蛋白必须经过女性生殖道分泌物中的 α 和 β 淀粉酶的处理，才能发生膜结构中胆固醇和磷脂比率和膜电位的变化，从而降低顶体膜的稳定性。完成"获能"是受精的基本条件，这个过程大概需要 7 个小时，这和很多"心灵鸡汤"中描述的场景何其相似——不能为了达到终点错过一路风景，精子必须在途中"获能"，否则即使一路狂奔第一个到达卵子的身边，照样是个"无能"的主儿。

输卵管是一根柔软狭长的管道，左右各一根，就像小姑娘头上的两只小辫子，一端连在子宫角部，另一端呈游离状态，辫梢部位像一把张开的小伞，末端又似无数细小柔软的手指，恍如大堡礁中各式顺水摆动的珊瑚虫触角，保证下方的卵巢一有卵子排出，就能在第一时间捡拾并且运送到输卵管内部。输卵管有 8 ~ 14 厘米长，像一条蚯蚓，中间一段略微膨大，叫作壶腹部，管径有 6 ~ 8 毫米，是精子和卵子相遇、结合并在短期内完成分裂分化的"洞房"。

洞房之中，精子的新娘、圆滚滚胖乎乎的卵子姑娘可能已经含羞带怯等待一段时间了。但是，和尘世间的女人不同，卵子姑娘的原则性极强，最多等 24 小时，谁要是放她鸽子，她绝对是二话不说扭头就走。卵子只有一个目的：等待与生命力最旺盛、携带基因最为优良的精子结合，顺利成长为生命力强悍的个体，将传宗接代和物种进化这件事进行到底。

精子一路拼杀，经过子宫腔进入输卵管的壶腹部，也就是洞房的时候，如果正好遇到从卵巢排出又被输卵管伞端准确拾取的卵子在此静静等候，就会发生生命伟大的结合。如果此刻卵子还在卵巢的孵化当中，预先赶来的精子会非常有耐心和风度，毕竟是主动方和追求者，隐忍的精子能够轻松等上三到五天，极品精子据说能等七天之久。

前往洞房的新郎不止一个，精子在前进过程中，沿途受到子宫颈黏液的阻挡和子宫腔内白细胞的吞噬，最后到达输卵管的仅有数十条至一二百条。这时，一群精子包绕围攻卵子，他们迅速而激烈地扭动和寻找着，每一个都试图攻入她的身体。最终，只有一个精子能够利用其头部分泌的足以让女性融化的顶体酶，溶解卵子周围铠甲样的放射冠和透明带，为自己最终进入卵子体内杀出一条血路。

一旦有精子穿过卵子周围的透明带，卵子细胞会自动释放溶酶体酶，引起自身透明带结构的改变，这使她由原来的等待和接纳状态摇身一变成为冷美人。

如果这时候的卵子不能及时改变立场和心态，一旦两个或者更多精子钻入她的身体，就会结合成怪胎，在其后的分化发育过程中也会遭受淘汰，出现胚胎停育和自然流产。

人类的自然流产率占全部妊娠的 10% ～ 15%，其中 80% 以上发生在怀孕前三个月。而早孕期发生流产的胚胎中，50% ～ 60% 都是因为胚胎具有这样或者那样的基因缺陷，也就是常说的"怪胎"或者"畸形胎"。这些怪胎、畸形胎的流产是生命孕育过程最初的自然选择，是优胜劣汰的结果，即使少数经过保胎治疗达到足月妊娠，出生后也可能是弱智、畸形儿，或者是携带某种严重的代谢性疾病。所以，在欧美一些国家，妇产科医生和孕妇对于早期流产都采取顺其自然的观望态度，并不进行过多的干预和治疗，他们相信，好的自然会被留下，有问题的即使保胎也是徒劳，甚至徒增后患以及无穷尽的伤悲。

实际上，大部分流产都是因为胚胎本身的缺陷，根本就是染色体数目不对，或者结构异常的怪胎。除遗传因素外，感染、药物都可能诱发染色体异常，这种胚胎多在三个月之前自然流产，毫无保胎的价值和必要。

小部分流产是因为母亲发生了严重的全身性疾病，例如心率衰竭、严重的贫血、高血压、慢性肾炎或者严重的营养不良等全身缺血缺氧性疾病，此时医生和家属考虑的不应该是保胎，而是保命，孕妇的生命永远应该放在第一位。

早孕期间还有一些少见的出血原因，包括免疫功能异常、创伤刺激、不良生活习惯、环境因素。这些都是很难获得直接证据证明和流产有关系的，即使确认，医生和孕妇也没有太多作为。很多时候我们不是要"与天斗，其乐无穷"，而是要"尽人事，听天命"。

所有早孕期出血的原因中，黄体功能不足是唯一有验血数据可以明确临床确诊的，很多医院都可以化验孕妇血清孕酮水平，正常值应该在 20ng/ml 以上。如果化验值偏低，多数医生会给予黄体酮补充治疗。实际上，只有胚胎正常，只是因为自身黄体分泌不足的孕妇可能会在补充天然黄体酮的治疗中真正受益。很多孕酮不足的孕妇病根就是胚胎本身的问题，这就是为什么同样出血，结果却大不相同的原因。有人出血了没保胎也没事，有人出血了用了几天的黄体酮胎儿保住了，而有的孕妇一出血就开始绝对卧床，除了大小便根本不下地，花大价钱请人到家里一天两遍注射黄体酮，屁股都扎烂了还是没有保住孩子。

目前，包括中国在内的世界上很多国家的医生都对有习惯性流产病史的孕妇进行孕酮的补充治疗，有的可能只是对病人的安慰，或者证明医生是在努力帮助病人和有所作为的，其真正意义和价值还是有争议的。英国已经联合多家医疗机构对此进行大规模调查研究，有望在 2013 年得出最终数据，给出分析报告，提出新的治疗指南。由此看出，即使是天然孕酮，科学家仍然采取非常慎重甚至保守的态度在使用。所以，对于黄体酮以外的、名目繁多的、中西各式的、成分不明的，或者故弄玄虚就是不标明药物成分的保胎药，甚至祖传偏方秘方等等，都应该采取谨慎态度。

胎儿就像树上的苹果，好果子根本不怕风吹草动或是鸟唱虫鸣，反而会在大自然阳光雨露的滋润下、在风吹雨淋的考验下完成春华秋实的历练，烂果子却永远那样孱弱，即使日日晴朗亦无电闪雷鸣，也无小虫子偶来作梗，说不定哪天也会干枯在枝头或者落入泥土碾作尘。

所以，早孕期间不要过分迷信药物的保胎作用，有流产迹象后是否需要保胎以及怎么保胎都要在专业妇产科医生的指导下进行，放松心情，本着顺其自然的态度是真正理性的选择。

人类利用高科技拍摄研究受精过程发现，精子在钻入卵子身体的一刻，卵子表面会出现裂痕，精子完全钻入其中后，裂痕得以修复，这看似一场胜利的会师，实际上也可以说是一次不折不扣的攻击、入侵和占领。那条最强壮、最有战斗力、最有耐力、最隐忍、综合素质最高并且在最恰当的时机做了最适合的事的精子进入卵子，细胞的灵魂——两个细胞核真心相拥，融合成一个新的生命。

一切不怀在子宫里的受精卵
都是耍流氓

一个伟大新生命产生在细小狭长的输卵管里，它能否顺利成为一个有血有肉的孩子，还有怀胎十月的考验，而迫在眉睫的问题是它能否在规定时间内顺利赶回子宫。

　　受精后 30 小时，受精卵随着输卵管的蠕动和纤毛扫帚一般的推扫，开始向子宫腔方向移动，同时也开始反复进行分裂。生命就是这么聪明，细胞不断由一个变成两个，两个变成四个，但是它只分裂不增大体积，为的是让自己在狭小的输卵管腔内顺利移动。受精后第 4 天，它从输卵管进入子宫，受精后第 11 ~ 12 天，彻底在子宫定居成为常驻十月的钉子户。

　　如果受精卵不能如期赶回子宫腔，而是在子宫以外的地方常驻下来，就成了宫外孕。

　　最常见的宫外孕部位是输卵管，受精卵不去子宫而选择在输卵管住下来这件事是非常可怕的。子宫是由平滑肌细胞构成的肌性器官，它可以随着胚胎的生长从非妊娠状态的 50 克长到足月妊娠的一公斤重，内部空间也由没怀孕时候的梨核大小长成一个超级大西瓜，结构和功能决定了唯有子宫能够承担容纳胚胎生长的重任。输卵管只是一个单薄、狭长的管状结构，根本没有随着胚胎长大而增加体积的功能，受精卵按照自身基因的调控一刻不停地长大，势必有一天输卵管将无法承受。届时，疾病和死神将露出原本狰狞的面目。

　　宫外孕有两种结局。

　　一种是输卵管妊娠流产。异位的胚胎从管壁分离，掉入输卵管腔后刺激输卵管蠕动，将之挤入腹腔，胚胎掉入肚子里大多数死亡并且逐渐被身体吸收，但是极偶尔也会有存活者，它可能重新种植到肚子里，例如肠系膜和大网膜等处，获得营养后继续生长，这就是腹腔妊娠。孕妇的肚子也会不停长大，但是胎动时会有腹部的极度不适感，因为胎儿和腹壁之间没有子宫以及羊水相隔，孕妇可以从肚子上很清楚地摸到胎儿的肢体。这种胎儿因为营养供应等问题很难生长到足月，死亡后可被大网膜和肠子包裹形成干尸或者石胎，这经常被新闻媒体个别不懂医学常识，或者不懂也不请教专业人士，或者懂也装不懂只为猎奇吸引眼球的记者当成奇闻轶事来写，也是科幻片中利用高科技制造试管婴儿再种植到男性腹腔让男的也来尝试怀孕做妈妈的科学基础。即使个别胎儿在腹腔里生长到足月，也都会因为没有"出路"而以难产告终，唯有医生通过剖腹取胎的办法取出孩子。这才是不折不扣的剖"腹"产，而被老百姓甚至广大医生多年来一直误传误叫的真正的医学术语应该是剖"宫"产，学名"剖宫取子术"。切开腹部就能取出的孩子原来是罕见的"腹腔妊娠"，切开子宫取出的孩子才是正经八百的"剖腹产"。

另外一种是输卵管妊娠破裂。胚胎在输卵管中一刻不停地生长，终有一天会将单薄的输卵管撑破，如果破裂正巧发生在大血管部位，出血可能会像布鲁塞尔广场挺着小鸡鸡的光屁股男孩于廉撒出的弧形尿线一般高亢，短时间内的快速失血会导致病人剧烈腹痛，如果得不到及时救治，病人将很快陷入休克状态甚至丧命。

宫外孕典型的临床症状是每年妇产科出科必考的题目，答案中有三个关键词学生必须答出来，否则不给分。它们分别是：停经、腹痛和阴道出血。

看似简单的临床表现，只有八个字，但是现实生活中，疾病表现起来可谓是五花八门。病人有以为自己得了胃肠炎去看消化内科的，有以为慢性阑尾炎又犯了去看急诊外科的，还有以痛经、例假不正常等等原因去看妇科内分泌的。总之，具体到每一个宫外孕病人身上，她们的表现都不是完全相同的。

停经就是正常该来的月经不来了。平素月经规律的育龄女性，一旦月经过期7天以上，应高度怀疑怀孕，若停经达到8周，怀孕可能性更大。有性生活的育龄女性即使一直在避孕，仍需把月事时刻放在心上，因为除了禁欲，世界上还没有一种避孕方式能够百分之百保证它的有效性。现在的高科技检验技术已经能够在精卵结合后7天，也就是说根本不用等到停经，就能通过检测胚胎分泌到血液里的一种特殊糖蛋白而确诊怀孕了。千万不要像古装剧中的女人，等到恶心、呕吐、想吃酸的了，或者几个月不来月经肚子都大了才想到自己可能是怀孕了。

人类平均 100 次怀孕中就有一个既坑爹又坑娘的孩子是怀在子宫外头的，而且随着现代人生活方式的变化，宫外孕发病率近年来一直呈上升趋势。

宫外孕病人大多是先停经 6 ~ 8 周，之后开始有阴道出血，常被女性误以为是月经虽然晚些，但是毕竟又来了，还以为没有问题了。实则不然，阴道出血多是宫外孕的胚胎发育不良或者已经死亡的征兆，这也预示着宫外孕随时可能发生流产或者破裂，疾病马上就要显露其狰狞面目了。还有大概 25% 的女性根本没有停经史，月经还是照样来，突然腹痛发作就医才可能被经验丰富的医生通过仔细询问病史、结合腹痛、尿妊娠试验阳性，准确地诊断出宫外孕。

宫外孕的阴道出血经常表现为短暂停经后出现不规则流血，流血量不同于平时来月经，经常是很少，或者呈点滴状，颜色暗红或者深褐，呈酱油色或者淡咖啡色。但是这并不绝对，有些病人在停经后甚至宫外孕已经破裂了都一直没有阴道出血。

腹痛是宫外孕病人就诊的最主要原因，宫外孕即使没有流产或者破裂，增大的胚胎导致输卵管极度膨大，继而出现痉挛和逆向蠕动，也会导致病人出现下腹隐痛或者胀痛。宫外孕破裂时，病人突感腹部撕裂样剧痛，血液积聚在盆腔的最低部位直肠子宫陷凹中，血液刺激直肠导致病人出现肛门坠胀感。以上这段关于疼痛的描述是完全照搬人民卫生出版社供 8 年制和 7 年制临床医学专用的《妇产科学》教材上的话。我上大学的时候，老师就是这样讲的，到协和实习时，教授和带教老师也是这么教的，就我个人而言，关于"肛门坠胀感"的了解和理解也仅止于此，没人和我讲太多，我也从来没有过深入了解，但是工作后的第一个急诊夜班让我对这五个字有了刻骨铭心的深刻认识。

1. 看病就像一场世纪审问

书本只能教给医学生理论，老师只能教给实习生概念，或者分享他们自身也是非常有限的经验，而一个真正会看病、能治病，并且能够敏锐地在第一时间发现问题的临床医生是无数病人用鲜血甚至是生命调教出来的。

在我之前，协和妇产科有一条"不明文规定"，住院医师要在工作一年以后，在轮转了产科、计划生育科、普通妇科以及妇科门诊这四大基础科室之后才能独立在急诊室值班。那一年可能是科里太缺人手了，刚上班半年后的第一个春节，大年初五，我就被赶鸭子上架委以"妇产科急诊室一线值班医生"的重任。我诚惶诚恐，既不敢说自己还不能胜任，也没勇气拿出老皇历旧规矩打着"为了患者医疗安全"的旗号据理力争，只能偷偷带一本妇产科教科书还不能堂而皇之地摆在桌面上让病人看见，佯装镇定地上岗了。

晚上，来了一个大学生模样的年轻病人，还有一个陪着她的女同学，两个人说笑着还挺轻松地走进诊室。

我问她："怎么不好了？"

她说："来月经，痛经，以前吃一片去痛片管用，这次吃去痛片只好了一会儿，又开始肚子疼了。"

我又问："你多少岁了？"

"21。"

才21岁，应该还在念书，18岁念大学，这会儿应该念大三。坐在医生面前，她还和自己的女伴互相捏鼻子扮鬼脸玩，肯定没结婚。但是按照妇产科医生看病的原则，问完年龄，接着应该问婚育史，绝不能想当然地写"未婚"。

"你结婚了吗？"我硬着头皮问。

"啊？没有呀，我像结了婚的人吗？"

她一定在心里嘲笑我，嘲笑我的不接地气、不靠谱和傻帽，竟然问人家学生模样的青春美少女战士婚否之类的问题。

"那你有过性生活吗？"问这个的时候，不知道为什么我自己的脸都红了，因为我自己还没有过性生活呢。

"没有啊，大夫，为什么问这个？我就是痛经，想让您给我开点更好的止痛药，我一直痛经，原来吃去痛片好用，不知道为什么这次不好用了。"

按照妇产科医生看病的原则，接下来我还应该了解她末次月经的情况，急诊妇产科病历上必须有以下几项内容：就诊年月日，急症病人如果是来了就进抢救室的话，记录要精确具体到几时几分，之后是年龄、婚否、孕产史、避孕方式和末次月经的第一天。于是我接着问："你上次月经什么时候来的？"

"记不清楚具体日期了，应该是一个月以前。"

"来的时间和量都正常吗？"

"和平时没有两样。"

"平时月经怎么样？"

"挺正常的，就是经常提前，有时候提前三五天，最多提前一个礼拜，一般来一个礼拜彻底结束。就是痛经比较厉害，我妈妈说她年轻时候也这样，我是遗传的，等结婚生了孩子就好了，但是这次来月经不知道为什么痛得这么厉害。大夫，您快点给我开药吧，这会儿坐在您这里，好像是太紧张了，忽然又疼得厉害了。"

问到这里的时候，可能有的医生已经大笔一挥开具处方了，去划价缴费拿药吧。从病史上，我也觉得这个病人没什么大问题，可能就是痛经，甚至，我在脑海中已经开始盘算给她开什么止痛药了。

初步了解病史后，我应该给她做身体检查。妇科检查中最常用的是双合诊检查，这是盆腔检查中最重要的项目，是指检查者一手示指[1]和中指放入病人的阴道，另一手在腹部配合做触诊检查，目的是扪清[2]阴道、宫颈、宫体、输卵管、卵巢、子宫韧带和宫旁结缔组织以及盆腔内其他器官和组织是否正常，必要时还要做三合诊检查——检查者一手示指放入阴道，中指通过肛门放入直肠以替代双合诊时阴道内的两指，另一只手在腹部配合进行腹部、阴道、直肠的联合触诊检查，目的是弥补双合诊的不足，对于后盆腔疾病尤其是累及直肠的情况能够做出更全面的评估。双合诊和三合诊都是要经过阴道的触诊检查，没有性生活的女孩子处女膜完整，阴道口仅容经血和分泌物流出，最多放个内置式卫生棉条、阴道栓剂或者药片，双合诊和三合诊都是不能做的。如果病情需要，例如青春期女孩也可能发生的急性卵巢囊肿蒂扭转、黄体破裂出血等妇产科急症，医生可以通过肛门进行指诊，虽然不如双合诊和三合诊检查得清楚，但也能凑合着间接了解子宫和附件的情况。

---

[1]示指，医学上把食指叫作示指，食指是中国的叫法。另外，无名指医学上称环指，戴戒指用的。

[2]扪清：医学术语，摸清的意思。

　　她说自己没有性生活，除非万不得已，而且要知情同意并且获得授权，否则我是不能进行双合诊、三合诊检查的。她说自己痛经，正处在月经期，做肛门指诊也不太合适。所以唯一能做的就是摸摸肚子的腹部检查，我让她脱鞋子上检查床。

　　年轻未生育女性的腹部大多紧致，这个女孩估计还是运动员，个子高高的，块块腹肌清楚极了。我让她蜷起双腿，让腹部尽量放松，保证我能以有限的临床经验尽量摸清她肚子内部的情况。

　　痛经在年轻女性中特别常见，吃止痛药和短效口服避孕药都能有效缓解疼痛。痛经和急腹症最大的区别在于腹部查体，痛经的症状可以很重，有的女孩子痛得在诊室里打滚，但是医生在摸肚子的时候往往没有异常发现。这个女孩子不同，她的腹部略微发紧，手放上去会不自觉地产生绷紧和抵抗。我仔细触诊整个腹部，发现在肚脐和右侧髂前上棘连线的中外三分之一部位，手按下去的时候她说好疼，同时面露难色，我把手从肚皮上迅速抬起的时候，她差点跟着我的手一起跳起来，这个特殊部位在临床解剖学上称为"麦氏点"，是阑尾根部在体表的投影部位。这些检查结果落实在文字上应该是"肌紧张，麦氏点局限性压痛，伴反跳痛"，这三者同时存在，表明有腹膜刺激症状，说明肚子里头有情况，一般来说不是炎症就是出血。

　　我的手在她肚子上一摸，直觉告诉我，这个女孩子可能不是原发性痛经那么简单。

　　我示意她的女伴先到诊室外面等一会儿。

　　那姑娘挺仗义，说她是陪朋友一起来的，正等着她检查完扶她起来呢，言语中表露出对我的些许不满，好像在说，你这大夫，我们进来这半天了，不光不给开药，还婆婆妈妈问这问那的，真够事儿妈的。

　　检查床上的女孩对她说："没事儿，我一个人能行，你先出去吧，在外边等我。"

　　女伴一扭头出去了。

　　我再问她："你这次月经来的时间对吗？"

　　"还可以啊，就是时间错后了有 7 ~ 8 天，我以前月经都是提前，这次很奇怪，但是我查过书的，书上说女孩子月经提前或者错后几天问题不大的。"

"那你这次月经的情况和以前都差不多吗？"

"差不多啊。"

"你再仔细想想，月经的量，还有颜色、天数，和以前完全一样吗？"

"您要这么一说，还是有点不一样的，我原来是第二三天量多，后几天量开始变少，这次一直量就不多，而且颜色有点发黑。"

果然被我猜中了，她这次阴道出血可能根本就不是月经，腹痛可能也根本不是痛经，临床医生首先应该考虑除外宫外孕。

我又问了她一次同样的问题："你有过性生活吗？"

"没有，这个您刚才不是问过了吗？"

"刚才是刚才，现在是现在，现在诊室里没有别人，你的同学也被我请出去了，这里只有你和我，你一定要告诉我实情，我替你保密，跟谁都不说。"

"大夫，我真的没有过。"

我开始有些小气恼，难道是我错了？按照老师教的办法，医生应该提供一个私密空间给病人诉说隐私，我做到了呀，我已经把她的女伴请到诊室外面了，还答应保守秘密，她还是说没有，莫非真的没有？没有性生活是不会有宫外孕的，看着她一脸镇定，我开始怀疑自己的第一感觉。

"你现在肚子还疼吗？"

"还是隐约有点疼，不像开始那么严重了，大夫，我能再吃一片去痛片吗？我包里就有药。"

腹痛原因诊断未明的情况下是绝对不能让病人吃止痛药的，这是临床医生的大忌，从学习外科的第一天开始老师就在教这个基本原则，我是绝对不敢忘的。疼痛是疾病发出的信号，医生必须查清疼痛的原因才能对症施治，病因不清的情况下盲目给一粒止痛药简单消灭信号是绝对愚蠢的行为，而且会导致严重后果。例如老年人说牙痛，可能是急性心肌梗死，中年人说肩背部疼痛可能是急性胆绞痛发作，还有人说自己老胃病又犯了，其实可能是急性胃穿孔或者胰腺癌晚期，这样的临床案例不胜枚举。

虽然不盲目给止痛药是行医的原则，但我们必须说清楚为什么不给病人止痛药，为什么要让病人这么疼着，否则病人会觉得现在的大夫怎么一点同情心都没有，人家大老远来医院就是为了肚子不疼的，你却连一粒止痛药都不给开，还指挥病人这里检查那里化验，明摆着过度检查昧着良心赚黑心钱。

"你先别吃去痛片，痛经没什么大不了的，现在的关键问题是你右侧肚子有压痛，要是没有性生活基本可以除外宫外孕，但是我还担心你会不会是阑尾炎早期，这时候止痛药是万万不能吃的，吃了止痛药可能会暂时掩盖腹痛的症状，万一阑尾不声不响地化脓了、穿孔了咱们都不知道，那麻烦就大了。"

"哦。"她一边应承着，一边半信半疑地看着我。

她的个子比我高很多，穿着打扮也比较成熟，是个落落大方的北京姑娘，从进门到现在一直很有礼貌，每个病人都是有气味的，我能感觉得到她是个家庭教养不错的女孩子。

站在她对面的我那一年只有二十多岁，个子不高，语速超快，经常是大脑的思考赶不上伶俐的嘴巴。因为大学时常年打乒乓球打篮球练就轻快步伐和凌厉身形，梳着短短的板寸头，穿着石磨蓝牛仔裤，裤脚还故意磨飞了边儿，膝盖故意戳出两个洞，除了身上一件筒形的白大褂为我笼上一层神圣庄重的职业色彩外，在她面前矮半截儿像个嬉皮士的这个小女大夫毫无威严和震慑力而言。

"你这两天发烧吗？"

"不发烧。"

"你一开始就是小肚子疼吗？肚脐周围有没有疼过？"

阑尾炎病人疼痛最重要的特点是转移性右下腹痛，所谓转移，指开始是肚脐周围模糊和隐约的痛，之后表现为右侧麦氏点局限和清晰的痛。

"肚脐周围没有痛过，一开始就是小肚子疼。"

"肚子疼的时候恶心吗？呕吐过吗？大小便都正常吗？"虽然矮她半头，但是我有医学知识武装，第一次出场我必须站住阵脚，而且我是大夫，我时刻不能忘了自己的身份。虽然她说不清具体哪里痛，但是腹部的按压痛主要在右侧麦氏点位置，她又如此咬定自己没有过性生活，现在我怀疑阑尾炎，开始问一些阑尾炎常见的伴随症状。

"没有啊，都挺正常的，倒是有一点恶心，但是没吐过。最近就是觉得特别疲劳，总想睡觉，不知道是怎么回事儿。"她又恢复了一贯的镇静。

"这样吧，你去化验一下血尿常规，再做个 B 超，结果回来要是没有什么大事儿，我就给你开止痛药。"我把 B 超单子、化验血常规和尿检的单子交给她。

她问："B 超必须要做吗？我以前痛经去我们家门口的医院开止痛药，从来不用做 B 超的，这些化验一共要多少钱？"

我被她说得有点脸红，觉得她好像在说，你这个小大夫会看病吗？不仅不给我开药，还让我查这查那的。于是连忙说："B 超还是要做，如果腹部没有按压痛和反跳痛我是绝对不会给你开单子的，你这次痛经可能和以前不一样，我怕耽误事儿，还是做一下放心，要是真没事儿回来我就给你开止痛药。"我还是不那么理直气壮，甚至潜意识在指示我向她做出承诺，快去做吧，做完了没事儿就给你开药。

"B 超 90 块，验血 10 块，验尿 6 块，钱带够了吗？"

她轻声地哦了一下，转身出去了。

实际上，我开给她的验尿单子并不是普通的尿常规分析，而是尿妊娠试验，英文缩写是 HCG，全拼是 human chorionic gonadotrophin，中文是人绒毛膜促性腺激素，它是一种怀孕后才能产生的特有物质，血液和尿液中都能查到，换句话说，只要查到阳性了，说明一定和怀孕有关。

化验血会更加准确，还能得到具体的化验值，但是需要抽血，等结果的时间也长，周末和节假日急诊还不开展这项化验，化验费也贵得多，差不多是化验尿的 10 倍。相比较而言，化验尿就容易多了，不用抽血，起码不痛，花费才几块钱，几分钟就能出结果，病人也乐意执行。

验尿最大的缺点是只有阴性和阳性两种结果，阳性说明怀孕了，但是没法知道胚胎是在子宫里还是子宫外，也不能判断胚胎的发育情况。阴性说明没怀孕的可能性大，但也不能完全除外怀孕，因为尿中需要聚集一定浓度的 HCG 才能被化验出来，若是胚胎发育不好没有分泌足够的 HCG，或者受孕时间偏晚胚胎还没来得及分泌出足量的 HCG，都可能得出假阴性结果。还有就是化验任意一次尿液不如留取早晨第一泡尿化验更准确。

此外，在中国做医生，一些少见的、无厘头的因素也必须考虑在内，什么试纸条过期了、试纸条变质了，或者试纸条是山寨的敏感性根本不行，叫个大肚子孕妇来化验结果可能都是阴性的，或者试纸条干脆就是假的。

虽然有假阴性可能，而且还只是个定性试验，但不管怎么着，在我高度怀疑但是她死不承认的情况下，我只能背着她利用自己的小聪明铤而走险。我故意把 HCG 三个字写得龙飞凤舞，除了一年 365 天都在辨认不同医生特有笔迹和书写习惯的划价员、收费员以及检验员，病人是很难看懂的。而且化验怀孕和普通尿检的开始阶段完全相同，病人留尿的方法、接尿的杯子、分装的尿管都完全一样，只是检验科医生用的不是尿常规试纸，而是早早孕试纸。

这一招在过去还可以酌情考虑，在适当的时候小用一把，因为都是大夫手写化验单，收据上只有笼统的化验费、中药费、西药费等栏目。现在绝对不行了，都改成电脑打印化验申请和报告了，所有化验项目除了缩写，都有中英文全称对照，化验报告要写国际单位，后边要列出正常值范围，收据都附有具体到每一个项目的收费明细。病人都说了人家是处女，你还给人家开验孕单子，明摆着过度检查，要不就是有意要侮辱病人。要是有阳性结果还凑合，要是检查结果也是阴性那就有口难辩了，要是检查结果是假阴性那更不知道要把事情搞多大了。

40 分钟后，血常规结果回来了，白细胞略微升高一些，其他完全正常。尿妊娠试验化验单上是一个醒目的红色加号。刚才一头雾水的我终于找到线索了，一张阳性化验单给了我新的方向，这个刚刚独立值班的小大夫就像出更的新手刑警发现国际大盗的踪迹一般，心中窃喜兴奋甚至还有一阵阵的紧张。我马上警告自己，记得自己是大夫，要保持镇静。我再次把她的女伴请到诊室外面。

我拿着化验单问她："这个化验报告说明你怀孕了，我感到很意外，所以要再问你一次，你到底有没有过性生活？"

她见铁证如山，终于垂下眼帘承认了："对不起大夫，刚才我没说实话，确实有过，但我们只有过一次。"

"有一次也是有啊，我的姑奶奶，为什么我问了这么多次你都不说实话呢？"

"大夫，我不是故意要骗您，只是觉得没必要告诉您。再说，我们是在安全期那个的，我不可能怀孕的，何况我自己也买过验孕试纸验过尿，试纸上是一道红杠，说明书上说一道红杠就代表没有怀孕。"

遇到一个有文化、会自学、对避孕略知一二、盲目自信还和我斗智斗勇的小病人，我多少有些不淡定了。大年初五，急诊室没有了平日里的熙熙攘攘，妇产科也暂时没有其他病人候诊，出于年轻和职业的双重好奇以及个性中难以控制的征服欲，我决定和她多聊几句。

上大学的时候老师讲过，病人应该对大夫说实话，这是天经地义无须讨论的事情。但事实上，每个人都会说谎，也永远有病人因为各种理由对医生说谎。所以，医生决不能单纯地、全盘地、一厢情愿地相信病人。

刻意隐瞒病史会造成医生误诊，尤其是向妇产科医生隐瞒性生活史，最终误了卿卿性命的悲剧古今中外都有发生，尤其是在20世纪六七十年代，甚至80年代的中国，未婚人士对性生活这件事是超级在乎的，绝对是"打死我也不说"。曾经的中国人可能会因为生活作风问题受到行政处分，生活方式和年轻人的个人名誉、社会身份、学籍、工作，甚至父女、母女关系都是紧密联系在一起的，常常带来一损俱损的悲剧，严打期间还有人因为和多人发生过性关系被判流氓罪锒铛入狱，甚至被判死刑枪决。然而，再保守的社会观念也无法彻底杜绝婚前性行为，年轻人总是难以抵挡对爱情和性的向往和渴望，终因受不了异性身体与自身荷尔蒙的双重诱惑而偷尝禁果。

2. 名誉和生命的较量

上《妇产科学》临床小课时，妇科老师曾经给我们讲过一个真实的故事，说的就是她83级大学同宿舍女生的事。

一个夏天的午后，马上就要放上大学后的第一个暑假了，她的同学突然说肚子痛还有点拉稀，就去校医院的急诊室看病。内科医生觉得像宫外孕，但是她对天发誓矢口否认，坚称自己是清白的，就把她转诊到外科；外科医生也怀疑她是宫外孕，但是她仍然坚称自己是清白的，就把她转到妇产科；妇产科医生仍然觉得特别像宫外孕，将所有陪伴的同学以及辅导员老师都清场到诊室之外，问她到底有没有过性生活，她仍然坚称自己是清白的。结果医生实在没有理由给她进行宫外孕方面的任何检查，只好先按急性胃肠炎吃药打点滴进行保守治疗。

要知道，那个年代让一个没有性生活的大姑娘去验尿看看是不是怀孕了，本身就是对女性病人的极大侮辱，本身就可能让女病人名誉扫地没法面对将来的生活，如果人家父母兄弟在场，冲上前去直接给医生一个大嘴巴子，得到的都将是"为保家族名节这样的莽撞行为可以有"之类的拍手称快。

校医院是给学校内部人员和家属开设的小诊所，平时就没什么人住院，她一个人被安排住在走廊拐弯的最里面一间病房。当天晚上碰巧附属医院总部那边有个产后大出血病人，值班的医生和护士都被调过去帮忙了。看门的老头据说是学校后勤某要职人员的亲爹，不光耳朵聋眼睛花，还因为前列腺肥大，半夜里总是一趟一趟出去上厕所弄出各种叮里咣当的乱响，早就引起值班人员的不满，但是迫于人情和权势没人敢言声儿，偏巧那天就奇了怪，老爷子根本没起夜。不知道是他睡得香根本没听见病人呼救，还是这年轻的姑娘临死前根本已经没有能力呼救，总之，值班医生清晨赶回校医院查房时，发现她摔倒在地上，身体已经凉透了。

她死的时候全身上下干净极了，一点血都没有，校医院虽然怀疑是宫外孕破裂内出血，但始终拿不出可靠证据。家长不依不饶，怎么解释都不行，就要学校还人家的黄花大闺女，双方各执一词争执不下，最后达成一致同意进行尸体解剖。

法医剖开她肚子的时候，据说血是迸出来的，她的腹部鼓得像一座小山，整个腹膜都被血液染成了黑蓝色。法医报告显示，她死于宫外孕，还不是最常见的怀在输卵管壶腹部的宫外孕，而是怀在输卵管进入子宫角部位的宫外孕，也叫间质部异位妊娠。此部位的输卵管不再是一根孤零零的薄壁管腔，而是被子宫角部肌肉层层环绕，血液供应极其丰富，妊娠往往持续 3 到 4 个月才发生破裂，一旦破裂，内出血迅猛，除非晕倒在医院立刻得到有效救治，否则必死无疑。

后来，所有经治医生都受到处分，甚至有的因此黯然离职，学校给予家属一笔在当时看来非常可观的巨额精神赔偿，抹平此事。

每一年同学聚会时，大家仍然会八卦死亡女孩的男友是谁。时至今日，不论同学们如何八卦和猜测，无论那个男人如何自责和愧疚，对当事医生如何惩罚以及是否公正，对失去女儿的家庭如何经济补偿，年轻女孩最宝贵的生命已经一去不复返了。老师说，那个女生就是太爱面子，家教又是出了名的严格，陪她去看病的除了同宿舍的同学还有一个特别马列、做事超级认真的辅导员老师，一直到她住进医院都是前前后后陪着她不曾离开一步。不过也怪她自己看不开，当她转诊到妇产科时，其实大夫都清场了，唯一一次说出真相救活自己的机会她也没能把握住。她运气也真是不好，当天晚上正赶上总部抢救产后大出血的病人，医生护士都调走了，没有人按时巡夜，只留一个耳聋眼花的看门老头儿在医院，还碰巧他前列腺肥大的毛病突然好了，整个晚上一次都没起夜，一次都没去那间离她病房才几步路的卫生间。

这就是命啊，也许是她压力太大了，也许是因为爱情她要维护背后的男人，又或者担心父母为之蒙羞，会提出和她断绝关系，甚至会把她赶出家门不要她了。

而医生也在一而再再而三的追问之后，放下了对宫外孕的警惕，甚至受制于当时的社会风气，没有勇气把自己的荣辱暂时放在一边继续努力追查下去。总之，上述任何一个环节如果不是被这样或者那样的理由——错过了，女学生可能真的不会死。

要是她还活着，一定会笑自己当年为什么那么想不开。

中国这些年来意识形态的变化多快啊，没过二十年，在中国这样一个传统道德根深蒂固的社会，人们的行为模式发生了剧烈的变迁，尽管性自由仍未成为社会道德的主流，但社会对于性行为，尤其是婚前性行为已经宽容多了。人与人之间的性行为只要不妨害公共秩序和社会安全，也不会被刑法定义为流氓罪。

不用二十年，可能就又是一条好汉了，何必以死相拼呢？

实际上，也许不能都怪她自己，除了女孩对自己身体的一无所知、迫于现实生活各个方面形形色色的压力一直没有机会说出的真相，还有男人的虚伪和退缩、医生的失职，甚至父母对她毫无包容和宽容的爱、严厉的家教都参与进来，一起杀死了她。

3. 天下没有绝对安全的安全期

忘掉那个可怜的女孩，还是看看眼前这个北京女孩怎么样吧。

"你能说说什么是安全期吗？"我问。

"安全期就是前七后八，月经之前 7 天和月经之后 8 天都是安全的，不会排卵，就不会怀孕。"她有板有眼地回答我。

"这是哪儿学来的？"

"宿舍里的同学都这么说。"

"听同学们的传言来指导自己避孕，这样对待自己的身体是不是太草率了呢？"

"大夫，这不光是传言，我看过讲避孕的书，书上有专门讲安全期避孕的章节。"

"书上介绍的女性避孕方法可不是一种两种，有安全套，有避孕药，还有杀精剂、避孕环等等，你为什么只信这个呢？"

"避孕药我肯定不吃，我妈说她们那个年代很多人吃避孕药把身体都吃坏了。安全套是用来预防艾滋病和性病的，我和我男朋友都是初恋，都是干净的，所以也用不着。还有您说的那个杀精剂，书上说药物成分可能会引起过敏，我从小就是过敏体质所以不敢用。另外，我觉得避孕环是生过孩子的女人才用的，而且上环后还可能腰酸肚子疼，做女人要对自己身体好一点，不能这么折腾自己，我将来就算生了小孩也不会上环的。看来看去还是觉得安全期最好，只要算清楚日子，不花钱不吃药不打针对身体又没副作用，为什么不选呢？钱还是次要的，关键是自己到柜台去买避孕用品多难为情啊！"

这女孩思路清晰，对答切题，貌似还掌握了不少避孕知识的"精髓"，总之她把自己对几种常见避孕方式有失偏颇的理解都提纲挈领数落了一遍。不管对不对，她愿意开口和我说话是件好事。这女孩平时还真没少做功课，第一次性生活绝对是"有预谋犯罪"，算是知道对自己身体负责的女孩，比起我进入临床工作以来眼见耳闻的大多数女孩子都理智，虽然她一开始没说实话，但我还是禁不住对她心生好感。

"心生好感"并不是因为她说的对，而是因为见过太多太糊涂的女孩子。很多女孩子根本不知道性生活需要避孕这回事，就偷尝了禁果。有的几个月不来月经，坐在消化内科大夫面前还说自己最近压力大脾胃失调，结果内科大夫一摸肚子都大起来了，说你去看看妇产科吧，还不敢说可能是怀孕了，怕姑娘一时接受不了慌神儿，甚至要编造一个"你肚子里好像有个囊肿"必须去看妇产科的借口。

还有的女孩子一厢情愿认为自己是第一次，男的就是第一次，或者觉得这段时间他只和自己一个人在一起，于是什么安全措施都不采取，频繁怀孕做人流伤身体不说，得上淋病、滴虫性阴道炎还有尖锐湿疣的比比皆是。滴虫和尖锐湿疣虽然听上去可憎可恶，治疗起来倒相对容易，也没有太多后患，而淋病就很麻烦，淋球菌最容易感染输卵管管腔内壁的柱状上皮和移行上皮，引起高烧、腹痛和输卵管积脓，导致严重的输卵管黏膜结构和功能破坏，发生输卵管管腔堵塞和狭窄等后遗症，一次感染就可能给日后埋下宫外孕以及不孕症的巨大隐患。

最虐心的是十四五岁的女孩子说肚子疼，家人叫了救护车，车上大夫一掀衣服都在肚子上看到胎动了，知道这根本不是普通的肚子疼而是马上要生了，随口说了一句"这孩子是不是怀孕了"。结果女孩的父亲上来就是一耳光，并且大吼道："我的女儿很纯洁的，她白天在学校上课，晚上在家里睡觉，怎么可能怀孕？你还有没有医德？要是再胡说八道，小心老子废了你。"结果还没等救护车到医院呢，胎头已经从下边露出来了。

最悲惨的是女孩子不仅不知道自己怀孕了，还不知道自己怀的根本不是胎儿，而是葡萄胎。医生拿到 B 超报告单交代病情时，孩子身边的母亲不是和医生一起讨论下一步怎么办，而是跳起来先把躺在检查床上的女儿暴揍一顿，一边揪着女儿的头发把脑袋往墙上撞，还一边疯魔般地大叫着"我打死你得了，就当我没养过你，我也不想活了"的鬼话，声泪俱下拳脚相加直到把孩子打得下身出血还不罢手。本来葡萄胎是需要充分术前准备到手术室进行麻醉再做清宫手术的，这回可好，母亲当场的教训造成急性出血，择期手术一下子变成了急诊，医生为了抢救病人，还得忙不迭地把女儿从母亲的拳脚之下抢出来往治疗室推。结果是女儿在治疗室里因为刮宫痛得大呼小叫，母亲在治疗室外因为精神崩溃大声哭嚎，医护人员本来就不够用，一边要照顾手术台上的小病人，一边还要安抚百般不靠谱的母亲，乱作一锅粥。

安全期确实是一种避孕方法，也叫自然避孕法，它不用任何药物和工具以及手术方法，是女性顺应自然的生理规律，利用不同的生理信号识别自己是处于"易受孕期"或"不易受孕期"，从而选择性生活日期以达到避孕目的的方法。民间确实有前七后八的说法，分别指月经之前 7 天和月经之后 8 天（从月经来潮的第一天算起）不会排卵，是相对安全的性生活时期。

但这种说法只是针对月经非常规律，而且月经周期在 28 到 30 天的女性而言的。对于月经周期过短的女性，这个"后八"是绝对不靠谱的。女性的月经周期各不相同，短至 21 天、长达 37 天都属正常的生理范围之内，但不管月经周期多长，排卵的日期是相对固定的，一般发生在下次月经前的 14 天。卵子排出卵巢后能存活 1 ~ 2 天，受精能力最强是在排卵后 24 小时，精子在女性生殖道能够存活 3 ~ 5 天，所以，排卵前后 4 ~ 5 天都被认为是易受孕期。如果女孩子的月经周期是 27 天，那么排卵日应该在第 13 天，月经后第 8 天如果有性生活，此时进入女性体内的精子最长能够存活 5 天，正好在强弩之末的前夕等到排卵，就可能怀孕。

和"后八"这个时间段相比，"前七"还是相对安全的，卵子一旦排出，最多存活 1 ~ 2 天，如果女性能够通过测量基础体温准确观测到排卵，甚至可以说排卵后两天一直到下一次来月经之间的 12 天时间都是安全的。即便如此，仍然有可能怀孕，因为女性随时可能发生意外排卵。可见在理论上，天底下根本就没有绝对安全的安全期。

我说："安全期只是相对安全，你的月经经常提前，有时候还提前一个礼拜，如果按照月经周期 25 天计算，你排卵应该发生在第 11 天，刚才你告诉我，你的月经要一个星期才干净，就是说要月经来潮 7 天，你是第 8 天性生活的对吗？"

"对啊，我们两个事先算好了的。"她的小嘴巴一撇，还挺小得意。

"你知道吗？进入你体内的精子最多能存活 5 天，就是说一直到月经的第 13 天，你体内仍然可能有使你受孕的精子活着。"

"啊？！怎么可以这样呢？是不是我们计划在月经前 7 天就安全了？"

"即使你们把性生活计划在'前七'，也不绝对安全，卵巢是个动摇派，你知道吗？排卵受情绪、个人生活变动、性活动、健康状况以及外界环境等多重因素干扰，时而还有加班加点额外排卵的情况，安全期避孕的失败率高达20%，理论上讲，根本不存在绝对可靠的安全期。"

"啊？"她又用手掩着口鼻轻声尖叫了一下，幽怨地看着我说，"可是那时候我的月经刚刚干净，我的子宫内膜还没有来得及长好呢，就算有性生活也不会怀孕吧？"

"你知道的可真不少，要是参加我们妇产科出科考试绝不会吃鸭蛋，但是你不知道的更多，精子和卵子根本不是在子宫里面结合的，而是在输卵管，精子能够在输卵管里耐心等待卵子长达5天，精卵结合后还要在输卵管里暂过4~5天的蜜月期才回到子宫大本营，在这段时间里，子宫早就准备好等待他们的温床了。"

"天啊！这也太坑人了！这些知识我怎么没看到呢？"此刻，她终于彻底被我说服，接受了安全期不安全、自己有可能怀孕的事实。

4. 好妈妈该是女儿危难时最强大的依靠

"你先上我们妇产科专用的检查床吧，我得给你补做一个妇科检查。"其实我更想让她去照B超，看看胚胎到底在哪里。但我时刻记得老师的教导，先查体后做化验和辅助检查，永远不能忽视妇科医生亲手进行的盆腔检查，这是很多高精尖检查项目包括B超、CT甚至核磁都无法完全取代的。

按照老师讲过的步骤，按照临床路径和疾病诊治指南行事，才能保证医生和病人都安全。

"不行，我现在正来月经呢，还流血呢，书上说月经期不能游泳和性生活，也不能做妇科检查。"

这孩子确实看过不少书，知道的真不少。

"咱们必须得检查，你现在的出血可能根本就不是正常的来月经，而是不规则的阴道出血，你放心吧，垫子和手套都是一人一换完全无菌的，不会感染的。你现在有腹痛和出血，按照原则必须做阴道检查，医生需要帮助你除外流产或者宫外孕等等情况。"

经过解释后，她同意了，说："对不起啊，大夫，血还不少呢，不会弄脏了您吧？"

"放心吧，我会戴手套的，我们就是干这个工作的，你不用替我担心。"

我对她的好感又多一层，多善良的姑娘，自己吉凶未卜，还替医生担心呢。

我用蘸了润滑液的阴道窥具轻轻撑开她的身体，一些暗红色的血液随即流出。我用钳子夹了无菌棉球擦净阴道内的积血，仔细观察宫颈。对阴道和宫颈的视诊是特别重要的，停经、阴道出血和腹痛并不都代表宫外孕，还可能是宫内孕的自然流产，这时候如果医生能够看到宫颈扩张，甚至发现大团胚胎样组织堵塞的宫颈口，就可以基本排除宫外孕诊断自然流产了。如果能够及时钳出组织物，病人的肚子马上就不痛了，如果再做B超确认子宫里已经没有残留物，问题就解决了。

她的宫颈很光滑，没有异常发现。下一步是双合诊检查。我戴了无菌手套的左手示指和中指放在她的阴道里，右手放在她的腹部，阴道里的两个手指一边向上托举宫颈，一边观察她的面部表情，她很平静。我问她疼不疼，如果疼就叫宫颈举痛阳性，说明盆腔内有炎症或者出血，她说不疼。我又摸了子宫，感觉稍稍大一些，软一些，子宫右侧输卵管的部位有一些压痛，但是摸不清具体的包块。这一方面是因为我的个人经验有限，另一方面还和她的配合有关，双合诊检查对于女性来说经常是令人尴尬的，并不是人人都乐于接受并且能轻松对待的。尤其是她这种第一次上妇科检查床的小姑娘，本来把两腿分开高高架起的姿势已经让她十分难堪了，而且又是刚刚得知自己可能怀孕了还可能是宫外孕，虽然我一遍遍地学着老师的样子让她深呼吸和放松，她仍然紧张得根本无法很好地配合我。这导致我根本没有摸出什么阳性的、结论性的发现。

我只好说："你下来吧，喝水憋尿去做B超，检查暂时没有太多异常发现，要好好看看右侧输卵管有没有问题。"

"大夫，宫外孕会怎么样？也能做药流吗？"

"先别着急问这些，我们先确诊是不是宫外孕再说，从现在开始你要是肚子痛突然加剧，或者阴道出血特别多，超过平素的月经量，第一时间告诉我或者分诊台的护士。"

"还好，现在不怎么痛，只是隐约有点不舒服的感觉。"

"喝水做 B 超之前，你要先去护士台建立静脉通道。"

"什么通道？朝哪边走？"

"不是什么通道，是输液，我们要让护士在你胳膊上留一个套管针，万一有紧急情况我们好抢救你。"

"抢救？大夫，我会死吗？"

天啊，真该死，我又危言耸听了，虽然事实如此，但是临床医生永远不该这样向病人表述问题。应该说，在工作的最初，我整天都在犯各种各样不同的错误，有的错误甚至愚蠢至极。这一方面源于医学知识的博大精深，小大夫永远是井底之蛙，一方面源于医学绝非单纯的医学知识，而是一种复杂的"人学"，医学是人类善良的一种表达，是一种人际的互动，不论是客观的病情交代还是仔细的医嘱叮咛，都是人和人在打交道，不同的是一个人有医学知识，另外一个人正因生病而命犯他手。想想自己这二十几年走过来，从一个毛手毛脚的医学生成长为初步成熟能够担起一摊事的高级职称医生，其间既无经验，又无机巧，大错也有，小错不断，盖因心中有爱有善，凡事以善意和尽心为上，才不曾闯出大祸。

例如我刚才就不应该向一个惊魂未定的姑娘说"静脉通道"这样的专业术语，不应该把只是可能发生的、以备万一之用的"抢救"这种恐怖用语毫无遮拦地说给一个年轻的病人，毕竟她还只是一个大女孩。

在意识到自己的错误之后，我赶紧尽力弥补："不会死的，只是以防万一，别害怕，快去吧，扎个小针，一点儿也不疼的，我给你开方子，你去缴费然后去治疗室找护士就可以了。"

20 世纪 90 年代的协和是国内首屈一指的现代化医院，但是说实话，它一点都不现代，不仅因为它豆腐渣工程一般毫无医院设计感的新大楼，更在于病人的整个就诊流程。

"不以病人为本，也折腾临床大夫"是当时很多大型三甲医院的通病。就比如建立静脉通道这件小事，不是我给护士下医嘱就可以了，我要先给病人开一式两份的纸质处方和输液治疗单，病人先拿处方和治疗单去收费处缴费，再去药房领回 500 毫升一大袋子的生理盐水，然后到治疗室排队等护士，交上缴费的治疗单，才能扎上针输上液。一共才几块钱的事儿，病人至少要折腾四个地方。一次输液多、需要接连输液几天的病人更不方便，要领一大堆的盐水袋子和葡萄糖瓶子，家属经常是叮叮咣咣、连搬带抱地腾不出手来。外地病人从药房小窗口取了瓶瓶罐罐后干脆直接放到麻袋里背着，然后蹲在治疗室门口等着输液，让人不禁联想到县医院和小城镇卫生所。后来，药房做了些许人性化的改动，只发小卡片和贵重药品，不用再让病人倒腾玻璃瓶子输液袋子，化药的盐水和葡萄糖放在治疗室，护士按照医嘱直接拿过来就给病人输，病人好歹在负重方面方便了一些。

女孩做 B 超去了，又有新病人来，我继续接诊。过了半个多小时，那女孩拿着 B 超报告回来了。B 超报告提供了以下信息：子宫略有增大，子宫里面没有看到胎囊，右侧输卵管可见 2 厘米的包块，盆腔无游离液体。现在诊断基本明确，这是一个发生在右侧输卵管的宫外孕，没有盆腔积液，说明目前一切平安，宫外孕尚未发生破裂或者流产。

我问她："你感觉怎么样？"

她说："还好，不怎么痛了。大夫，B 超大夫做检查的时候告诉我可能是宫外孕了，怎么办？我很害怕，要是我妈知道了怎么办？"说着，她扑簌簌地掉起了眼泪。

"今晚你得在医院留观，不能回家了，宫外孕是个不定时炸弹，不破裂的时候你和好人一样，一旦破裂，血液就会从输卵管流到你肚子里，这和割腕后血液流到身体外是一个道理，如果出血过多人就会休克，甚至有生命危险。"这个时候，我不能再对她进行无谓的安慰和宽心了，必须义正词严地晓之以利害。

"那我留在医院干什么？"

"也没什么特别的，就是留观，留下来进行医学观察的意思，等彻底查清楚了再进行治疗，万一炸弹爆炸了，也能保证医生在第一时间对你进行救治。"

"一定要等炸弹爆炸了你们再救我吗？能不能在它爆炸之前就拆掉它？像电影里的拆弹专家那样。"

"你的逻辑不错，宫外孕的治疗时机就是趁着这个不定时炸弹尚未引爆，安全地拆掉它，宫外孕就是人体内的私搭乱建，必须拆除。目前的治疗方法有两种，一种是手术治疗，就是开刀把那个长在输卵管上的东西切除；还有一种是药物治疗，就是利用药物把宫外孕的胚胎杀死，病就好了。"

"还是不要做手术吧，我晚上不回家我妈肯定会发现的，这事儿千万不能让我妈知道，您能现在给我开药吗？我们用药物的办法把它杀死吧。"

这是大多数女孩子的共同想法，出了事以后千万不能让父母知道，之后就是琢磨如何神不知鬼不觉地把事抹平，就像小猫拉屎一样，找土给盖了。除了父母，她们或者坐在诊室里默默哭泣没人可求，或者给外公外婆打电话拉来一对颤巍巍的老人，或者给闺密好友打电话招来一个遇事还没她成熟冷静完全做不了主的姑娘。总之，直接并且果断地给家长打电话求助的女孩子少之又少，甚至，好像在这个世界上，她们最怕的并不是宫外孕破裂后死掉，而是被爸妈知道这件事儿后自己没法交代。

"药物治疗听上去确实很美，它的实际杀胚功效也是非常迅速，疗效肯定，副作用小，还不增加你以后怀孕的流产率和畸形率，尤其是对你这种还没结婚的女孩子，绝对是不二选择。但并不是所有病人都符合治疗条件。我们要求病人至少符合以下五种条件才能考虑药物治疗：一是宫外孕还没破裂，病人的一般情况良好；二是宫外孕的包块不能超过 5 厘米；三是血 HCG 不能超过 5000；四是宫外孕的胚胎没有胎心搏动；最后，病人的身体情况良好，心肝脾肺肾功能完全正常。最常用的杀胚药物甲氨喋呤（MTX）是一种化疗药，虽然用于宫外孕治疗的剂量要比化疗时小得多，但是如果病人的肝肾功能不好，药物打进去出不来的话，仍然会发生严重甚至致命的副反应。"

"大夫，那我合格吗？"

"目前看，你还没有不合格的地方，但是我们需要客观事实说话，你要先去做一套化验，包括肝肾功能、血型、凝血功能等等。这套化验有两个目的，一是全身评估，看你能不能接受药物治疗，二是做后备之用以防万一，从现在开始任何时候你的宫外孕都是可能发生破裂的，我们要随时准备着把你推进手术室做手术，这些都是术前必查的项目。还有，那个对你最重要的血 HCG 检查需要正式上班后才能抽血，急诊化验室不能进行这项特殊检查。如果 HCG 指标不高，你的包块也不大，可以药物治疗，屁股上打一针，成功的话就算顺利拆弹了，要是 HCG 的化验值太高，那代表怀在输卵管里的胚胎活性很高，无法轻易被药物杀死，治疗的失败率会很高，我们就会建议你尽快手术拆弹解决问题，我说明白了吗？"

"明白了。"她一边点头一边还在抹眼泪。

"还有，发生这么大的事儿，你必须得给你妈打电话，你还没结婚，得有人为你负责任，不论药物治疗还是手术治疗，都得有人给你签字。"

"我不能给我妈打电话，她知道了会气死的。我让我男朋友来签字行吗？"

"那怎么行，你们还没有结婚，他做得了主吗？万一是全麻手术，你就没有意识了，什么也不能自己判断，什么也没法自己做主了。"

医疗签字涉及法律问题，老师以前也教过的，结婚的让丈夫签字，没结婚的让父母签字，没父母的必须委托有民事行为能力的成年人签字，而且最好是阿姨舅舅或者叔叔大伯之类的近亲。

"我不能让我爸妈知道，尤其是我妈，她不会给我签字的，她会打死我的。"

"你不要害怕，你妈平时教育你说的话可能就是吓唬你，不会打你的，你现在是病人，随时有生命危险，你要相信你妈妈，她会帮助你的。"

她不说话，也不出去打电话，只是一个劲儿地掉眼泪，同来的女孩也没有了主意，一声不吭，急诊室里陷入了僵局。

"或者你给你阿姨或者舅舅、爷爷奶奶打电话也可以。"

这个以前老师也教过，先让她放松警惕，给亲属打电话，一般来说亲属得知消息后立刻就会变成我们的线人，本着以大局为重和对孩子生命负责的态度，第一时间通知她的家长。唉，当医生真是一个技术活儿，为了引着病人尽快往正路上走，什么招数都使得出来。

"大夫，我们家在北京没有亲戚，我爸妈是大学毕业来北京的，都不是坐地户，我的叔叔阿姨都在外地，我能让我男朋友签字吗？我们高中就是同学，谈恋爱已经很多年了，虽然没有结婚，但我们都是成年人，有权力决定自己的身体，大不了就切除子宫以后不生孩子呗，这没什么了不起的。"

"你男朋友多大了？"

"我们是一个系的，他也 21 岁。"

"原则上，你们确实都是成年人，可以决定自己的身体，要是他愿意接受你的委托和授权给你签字，愿意承担一切责任也是可以的，但是最好让你爸妈来，因为你们毕竟没结婚，将来会有很多说不清的问题纠缠的。你先去做全套的化验检查吧，先把血抽了等结果，再好好考虑考虑，我等你的消息。"

　　她拿着我开的一大堆化验单走了，刚过 10 分钟又回来了，红着脸低着头说："对不起，大夫，我钱没带够，不能做这些化验。"

　　"那可不行，化验必须得做，能向和你一起来的女同学借一点吗？"

　　"她也没有了，刚才的钱就是我们俩一起凑的，我们都在北京上大学，生活费家里控制得很严，每月的生活费都是月初现给的，没有多余的钱。"

　　"所以说你还是要赶紧告诉你爸妈，这种时候他们即使打你骂你，但一定是这世界上最愿意也最有能力帮助你的人。再者说，现在都什么年代了，你的父母不会那么迂腐的，好好解释一下，他们会以大局为重的。"

　　"您不了解我的父母，我爸妈都是大学教授，对我一直特别严格，我从小学习成绩好，从来没有做过让他们生气的错事。这件事上他们也是早就旁敲侧击地教育过我，说我要是做了什么丢脸事，就不要我这个女儿了。"说完，她又捂起脸来哭上了。

　　人世间总有惊人的相似，隔着千山万水，她父母对她说过的话竟然和爸妈曾经对我说过的话一模一样。

　　我妈是个女强人，童年的记忆里好像她整天都在忙她的革命工作，我 8 岁那年，经常被一个人锁在家里自己和自己玩。有一次，我太饿了又找不到什么吃的，就干嚼了一大瓶 100 片的酵母片，结果被我妈抱到职工医院急诊室去洗胃。出院那天，我妈办好出院手续，我爸一手拎着装满杂物的塑料网兜，一手抱着我，兴高采烈地准备回家，下楼时，路过急诊室，看到好大一堆人正围着我曾经进去洗过胃的那个急诊抢救室看热闹。

　　门口挤满了人，我爸抱着我，我们一家三口只好透过一排花玻璃中不知为何坏掉而凑合装上一块透明玻璃的窗子朝里看。一个不省人事的大辫子姑娘躺在我曾经躺过的那张铺着蓝色塑料布的床上，医生正用一把大大的黑剪子剪她到处都是呕吐物的衣服和裤子，除掉衣物外，她马上就光不出溜了，整个人就像一只大大的白条鸡躺在那里哼哼唧唧，偶尔才扭动一下身体。一个护士戴着大大的塑料手套端起一大盆水哗地一下浇在她头上，连抓带挠地帮她清洗着污物。意识不清的姑娘就这样全身赤裸地暴露在看热闹的、送她来抢救的亲友，还有救助她的医护人员面前。之后是插管子，洗胃，一盆一盆的水，进进出出的护士，湿滑的地面，阴湿诡异的空气，难以形容的农药味道。

　　回家的路上，我爸问向来能够在最短时间内打听到小道消息的我妈："那姑娘怎么了？"

　　"才18岁的大姑娘，听说没结婚就怀孕了，男的是个有妇之夫根本没法娶她过门，她一气之下喝了农药。"

　　我妈接着说："这种喝农药的死法也太丢人了，真死了也就罢了，要是抢救过来，以后拿什么脸面见人？"

　　我问："妈，为什么没脸见人了？"

　　"光不出溜的被那么多人看热闹，还有什么脸面活着？听说还是下面一个乡里送上来的，回家后农村妇女的唾沫星子就能淹死她！你这丫头以后长大了可给我老实点儿，咱们可是多少代的清白人家，丢不起这个人！要是做了什么丢脸事，就别进这个家了。唉，养活丫头就是操心。"

　　这是我妈对我最初的"恐吓式性教育"，话语虽然不多，也不一定具有多强的目的性，或者完全是"说者无心"，但是让小小的我从此深知以下诸多不可冒犯之大忌：女孩子结婚之前不能怀孕，不能和有妇之夫谈恋爱，喝农药自杀会死得很惨，我要是做出这等下作丑事会给家族蒙羞，我妈铁定不要我。

　　在进入青春期以及之后的很多年，我都时刻告诫自己，这样的错误女孩子可千万不能犯，代价太大，输不起。

　　学医后我才知道，喝农药自杀的人多发生呕吐，病人身上如果沾有农药或者呕吐物可能会经过皮肤吸收导致中毒进一步加重，当年职工医院的大夫往那姑娘头上和身上一盆一盆地泼水，剪开并脱光她的衣服，应该都是为了减少农药的吸收，增加抢救的成功率，本是无可厚非。只是那个年代的医生可能更着眼于救命，至于病人的隐私、对病体适当和必要的遮挡等等这些并没有过多地放在心上。

　　这个我是有亲身感受的，吃100片酵母片之后肚子里闹腾急了，翻江倒海就跟三个三头六臂的哪吒各自脚踩风火轮在里面大耍混天绫和乾坤圈一般，哇的一声，我就吐了一身一地。吐出来的东西主要还是酵母片，酵母片吃进去的时候是类似高粱米颜色的粉白药片，吐出来的时候夹杂着我的胃液和胆汁，像盛夏里一锅过夜之后散发着腐败臭味儿的高粱米粥，还有一些小片片好像还没有来得及化开，一定是我太饿了，吃得太匆忙，没来得及细嚼就咽下去了。

我妈在言辞逼供下立即得知我吃了一瓶子酵母片，第一时间脱掉被我吐脏的外套，用一个绒线毯子裹了我扛起来就往职工医院的急诊抢救室跑。医生当时把我放到一张蓝色不透明塑料布包裹着的床上，让我脸朝外躺下，随手要把裹着我的毯子拿走，我不松手。医生说："孩子快放手，一会儿洗胃的时候会弄脏的，多好看的毯子，弄脏了怪可惜的。"

当时我根本不知道什么是洗胃，也不知道那块毯子是我爸出差从上海买回来的金贵物件，更不知道还有药物过量、中毒、死亡之类的事情。现在回想，实际上可能根本没那么严重，说不定我都没必要洗胃。但那时候的我根本不在乎这些，我从小不怕大夫，也不怕吃药打针，我觉得到了医院，医生护士都是帮助我和保护我的，而且，我妈带我来的地方是不会伤害我的。但是我万分惧怕她们把毯子拿走，因为那是我整个上半身唯一的遮挡，我发疯一般地从医生手里往回抢毯子。我太怕赤身裸体暴露在陌生人面前了。

医生力气大，还是把毯子扯走了。我干脆一下子跳下床，双手抱着肩膀躲到我妈身后惊恐地大声喊道："妈，我要回家，咱回家吧。"

我妈和医生说："没事儿的，不就是一个毯子嘛，快给她盖上。"

她从医生手里拿回毯子，把一半毯子铺在冰凉的塑料布上，又把我抱回床上，她环抱着我，确切地说是用胳膊夹着我，我的小脸紧贴在她胸前几乎喘不过气来，我闻到她身上那股熟悉的温热、香甜、带着一点点汗味的母亲味道，我好像不那么害怕了。

我妈折起另一半毯子盖住我的身体，然后俯下身子摸着我的头说："小羽，别怕，你吃了太多酵母片，医生怕你中毒，要给你洗胃。洗胃就是一根小小软软的管子从你的小鼻孔插进去，把里面的药给弄出来，然后就没事儿了，妈陪你。"

无论当年还是现在，不论是当年我这个 8 岁的小丫头，还是那个 18 岁的大姑娘，在陌生人面前袒露身体都是一件耻辱的事，哪怕是在救命，我们也不见得就愿意。那时候的农民估计更不懂什么病人隐私，家人觉得姑娘闹出这等丑事什么报应都得承受，大夫要是能把喝药的女儿救活过来就千恩万谢了，哪里还敢在隐私不隐私、尊严不尊严这件事上责怪医生或者和医生计较。

诊室里宫外孕的女孩虽然生活在北京，比我小两三岁，但是类似的家庭教育方式让我感到异常地熟悉和亲切，好像一下子没有了距离。我说："你必须得做化验，你在这儿等我，我回宿舍取钱先借给你，以后你再还给我就行了。"

急诊室距离住院医师宿舍走路只需几分钟。我回到宿舍时，我的室友石琳琳已经洗澡上床准备睡觉了，我打开壁柜，数了数包里的现金，只有 800 块，我问琳琳："借我 200 块钱。"

琳琳说："大半夜的，你不是在值班吗？要这么多钱干什么？"

"你先别管了，有急用，快给我 200 块钱。"我很着急，一半是为了筹钱，一半是担心自己暂时的脱岗会耽误急诊室的大事，万一此时有警车开道、出租车送过来一个胎头已经出来一半的急产孕妇生孩子怎么办？

"出什么事儿了？大半夜的做什么慈善啊？1000 块可不是小数目，咱们一个月的工资加奖金啊，别什么事儿你丫都动恻隐之心，很多悲剧都是社会问题，你管不过来，达才能兼济天下，你这种穷人还是独善其身吧！"琳琳虽然什么也不知道，但是她凭着对我往日的了解和大概的猜测企图劝我收手。我知道她凡事替我着想，就怕我傻里傻气地吃亏上当。

"你别瞎猜了，不是慈善，是借钱给一个病人。"

"病人能还给你吗？急诊都是流水和过路的，记得留下身份证号码、家庭住址和电话，别让人家骗了回来找我哭诉。"琳琳下了床，从柜子里拿出 500 块钱塞给我说："去吧，小心行事。"

"谢了，你就是刀子嘴豆腐心，绝对的好人，下夜班了我请你吃麻辣烫啊。"

"别忽悠，我是刀子嘴冻豆腐心，就算你被骗了，这 500 块也是要还我的，听见没有？"

我一边应承着，一边接过钱，赶紧回到急诊室。

我把钱交给女孩说："快去做检查，记得病看好了还给我，这可是我一个月的全部收入，我也是刚毕业上班不久，全凭这个养活自己呢。"

她反复道谢后，轻轻地带上门出去了。她没有主动给我写借条，我也没好意思说这事。我想，她可能连借钱要写借条都不知道，一朵温室里的花，估计不会骗我的。

又过了 30 分钟，一个满脸大汗足有 1 米 90 的小伙子进了诊室，他进门后一把抓掉头上的绒线帽子，抹了一把汗说："阿姨，我是小妍的同学，我们做了错事儿，阿姨您批评我们吧。"

原来这是宫外孕女孩子的男朋友，我这才知道女孩的小名叫小妍。

我又简要地把刚才和小妍讲过的重点内容和男孩子重新说了一遍，把留观的目的、留观期间可能发生的紧急情况，以及万一宫外孕发生破裂需要做手术的各种手术方式和手术风险一一向他讲明。

他脸上的汗珠子更多了，在听到如果手术中发现宫外孕的一侧输卵管破损严重，可能会切除整条输卵管的时候，我看到他的嘴唇抿得紧紧的，握着笔准备签字的手在发抖。

"切除一侧输卵管以后会怎么样？"

"生育能力会有一定程度的下降，但是只要还有一侧，仍然是可以怀孕的。"

"如果只是把宫外孕的东西切除，保留输卵管，是不是就不会影响生育了？"

"不能这么理解，保留输卵管的开窗取胚手术虽然保留了输卵管，但是后期功能恢复成什么样子还不好说，即使怀孕，再次发生宫外孕的机会也是普通人群的 10 倍。"

"您是说小妍以后还会得宫外孕？"

"比正常女孩子发生宫外孕的风险要高，但并不代表一定会再发生宫外孕，如果不打算生育，一定要注意避孕，不让精子和卵子相遇就不会得宫外孕了。"

"那以后要是结婚了打算生小孩呢？"

"要想怀孕生小孩就得解除避孕，那就有再次宫外孕的风险了。"这男生想得还真够长远的，我才只替他们想了眼前的事。

他接着问我："医生，这些文件都会永久保留吗？"

"是的，这不是普通的文件，医疗文件具有法律效力，医院是要永久存档保留的，不论人物大小、病情轻重。协和医院的病案室是协和三宝之一，存着很多历史名人的老病历呢。"刚上班时，我的协和情结和自豪感真的不一般，时刻不忘为协和骄傲，为协和歌功颂德吹大牛，没想到这次发错了力、用错了对象。

听了这个，他好像更紧张了，不知道是不是害怕留下法律罪证，他没有签字，而是转头对小妍说："小妍，对不起，我……我不能签字。你……你还是给你家人打电话，让你爸妈来吧。"

小妍在一旁听到了我们的全部对话，她是个非常清醒的女孩子，什么话都没说，只见眼泪吧嗒吧嗒地往下掉，听不见一丝的哭声。这个男孩子为了爱情风尘仆仆赶来保护他的爱人，但是在面对死亡、生育能力下降、再次发生宫外孕，和自己具有法律效力的签字会被永远留存等等事件时，他可能意识到自己是无力担当和承受的，这个1米90的大高个男生退缩了。

我当时多少有些义愤填膺，一方面是生气，一方面还有些纠结和迷茫，甚至已经开始盘算着如何找个机会教训一下这个男孩子，起码告诉他成年人要敢作敢当，起码负起一个男人应该担当的责任，起码不能让自己的女人受伤。但是理智告诉我，医生应该抱着解决问题的态度处理问题，而不能意气用事或者只想着泄一己之私愤。

我对小妍说："你也别哭了，我们总得解决问题，还是快给你妈打电话吧，相信我，关键的时候能够帮助你的只有你的家人。要是你自己不敢说，干脆把电话号码给我，我给你妈打电话。"

这时，小妍忽然面露难色，说："大夫，我突然觉得肛门往下坠，想大便，我要去趟卫生间。"

我又开始盘算如何给小妍她妈打电话，怎么说才能让她妈尽快来医院，还不至于打她骂她和她脱离母女关系，当时根本没把小妍这句话放在心上，于是，随口说了一句："嗯，你去吧。"

5. 宫外孕就是绑在你身上的不定时炸弹

小妍出去后，她的女同学和男朋友都坐在我的对面，一言不发。我想找个新的谈话切入点，但是很难。10分钟过去了，小妍还是没有回来，我开始有些担心，对她的女同学说："你去卫生间看看，她怎么还不回来？"

片刻，只听一个惊恐的尖叫声传来："救命啊！来人啊！"

我赶紧蹿出诊室跑到女卫生间，只见小妍晕倒在厕所里，脸色苍白，一点血色都没有。

我的第一反应是：完了，宫外孕破裂了，不定时炸弹引爆了！

紧急情况出现后，我想起老师教过的应急方法，自己尽力救助病人的同时最重要的就是大声求救，不能做孤胆英雄。我朝着急诊护士台的方向大喊："妇产科的病人晕倒了，快来人！"

幸好她的男朋友身高力大，一下子就把小妍抱起来放到了护士推过来的平车上。我测了她的血压只有 80/40mmHg，心率 120 次 / 分，小妍休克了，好在她的心率是增快的，说明她的心脏正在强有力地加紧泵血进行代偿，还有救。当我把手指搭在她手腕上感受动脉的跳动时，清晰地体会了什么是传说中休克状态下的"脉细速"。

谢天谢地，小妍的手上有静脉通道，否则慌乱中现扎针现补液不知道要耽误多少宝贵时间。而且病人一旦陷入休克状态，尤其是失血性休克，血管都是干瘪的，技术一般的护士根本扎不进去针。急诊科护士在抢救病人方面特别有经验，根本没用我说，就以最快的速度换上了一袋新液体，她一把将挂液体的输液杆子拔高，一边双手举过头顶，两只手像拧毛巾一样把塑料输液袋子拧成麻花状，只见输液管中间膨大的透明小壶中，液体由最开始的滴答、滴答变成一条没有间断的直线，在没有加压输液器的时候，这种手工拧麻花的挤压方式对迅速补充病人血液容量是最管用的。

此时，我的上级医生车娜已经闻讯赶到急诊室，在向我简要了解情况后，她向护士要了一个 5 毫升的注射器，用两根蘸了络合碘的棉棒快速消毒了右侧麦氏点部位，根本没打麻药，照着小妍的腹部直接就是一针，她拔动注射器的活塞，针管里都是红色的不凝固血液。

"内出血诊断明确，必须马上手术，否则就没命了。她的家属在吗？签字了没有？一切都不能按常规流程走，赶紧通知手术室麻醉医生和护士准备全麻，我亲自推病人到手术室，记得让她家属签字，手术可能要切除一侧输卵管，这个必须交代。"

我赶紧汇报："车老师，病人的爸妈还不知道呢，只来了一个男朋友，我已经和他谈了半天，他不愿意签字。"

"什么？病人都在急诊室晃悠这么长时间了，她的父母还不知道病情？你在瞎忙活什么？"车娜愤怒地瞪着我，语气十分强硬。

我知道她在责怪我，又不是单纯在责怪我。

她的大脑在飞速运转，在不停地想对策，帮我堵漏洞："这种没结婚没爸妈在场的病人做宫外孕手术是最容易出医疗纠纷的，但是眼下救人要紧，想不了那么多了，让产科的值班医生帮忙写一个简单的病情摘要送到医院总值班办公室备案，然后让她在这儿帮你盯着急诊。你把配血的事儿搞定后赶紧来手术室帮忙，对了，病人的血型知道吗？"

"知道，早查好了。"我干脆地回答道。我的天，幸亏我借给了小研 1300 块钱让她抽了血，否则血型和 Rh 因子两项化验在常规情况下至少需要 40 分钟。要是没建立静脉通道也没查化验，车娜没准会一脚踹死我的。

此时，另外一名妇科病房的值班医生也下来帮忙，估计车娜一听到呼叫，就已经通知了各路人马同时前来救急。

幸亏在化验血型的时候，我嘱咐护士多抽了一管交叉配血用的血样留在血库，这使血库得以在最短时间内配好 800 毫升血随时听命待用。

我对那个高个子男孩说："快，赶紧打电话把小妍的父母叫来，不能再隐瞒了，别太把自己当回事儿，脸面什么的都暂时放到一边，小妍的性命最要紧，她爸妈来了以后就在手术室门口候着，哪儿也不许去，听我们的消息。"我急得脸红脖子粗，肾上腺素剧烈地分泌和上蹿着，恨不得变成三头六臂，这使我完全忘记了自己不到 1 米 60 的身高，仰着头跳着脚用手指着 1 米 90 的高个子男生鼻子大声叫道："去，去打电话，现在就去，让她的父母马上来！"

"还有你，别光顾着哭，每个人都得行动起来，你去老楼 322 房间找医院总值班办理欠费手术的手续，别怕，你只要签个字留个联系地址就可以，不用负什么责任的。"我得把每个人都动员起来，我指使一直陪着小妍的女同学，让她去办理欠费手续。重压之下没有勇夫，只有懦夫，总有人在责任面前退却，我只能连哄带骗了。

之后，我拿出百米冲刺的速度一溜烟跑进手术室。

因为事先打了招呼，手术室早有准备，麻醉医生已经抽好大小数管不同颜色和容量的各色麻药，准备好气管插管和吸氧面罩，我进门的时候，正在开始对小妍进行全身麻醉。手术室护士又给她建立了另外一条静脉通道，一边是平衡盐溶液，一边是和人体血浆成分相差无几的人造胶体溶液，都在以直线速度迅速进入小妍的血液循环，补充血液容量，对抗失血。

我瞄了一眼监护仪，血压已经上到 90/60mmHg，心率仍然是 120 次 / 分，虽然迅速补充血液容量能够在一定程度上弥补失血，拉住病人休克的脚步，但是如果不尽快手术，不从源头上解决问题，不立即拧紧正在冒血的水龙头，再多的补充和扩容都是杯水车薪、无济于事。

我刚想去刷手准备给病人进行腹部消毒，就见车娜趁着麻醉医生做气管插管，拿过整整一瓶 500 毫升的络合碘，拧开瓶盖后哗地一下泼到病人整个腹部。器械护士紧跟其后把四块手术巾依次铺在病人腹部，只露出切口部位。手术台上器械护士对外科医生手术习惯的了解比我这个刚来的专科医生强多了，一切都是顺滑和默契的，一句废话、一个废动作都没有。

从手术巾的铺开方式看，车娜打算做横切口。

此时，整个手术间里，在抢救失血性休克方面，任何一个人，包括护士都比我有经验，都比我强一百倍，我几乎被吓傻了。

时间就是生命，此时就看手术医生跑得快还是死神跑得快，片刻的迟疑和拖沓都是犯罪，一切按部就班的手术步骤，例如术者刷手两遍、手术部位消毒两遍、按照逆时针顺序规规整整严丝合缝地铺手术巾等都已经被极力简化。

泼完消毒液后，车娜迅速穿好手术衣戴好双层消毒手套，已经站到了手术台上，我也赶紧以同样的方式穿戴整齐站到她的对面。这是我有生以来看见过最快的切皮和开腹，没有平时在病人肚皮上拿专用尺子和马克笔绣花一般的切口部位设计和标记，没有针对皮下脂肪每一处血管谨慎细致的电刀止血，没有平常手术台上术者和助手完全和手术无关的谈笑风生，也就几秒钟的时间，车娜一把锋利的手术刀还有伶俐的十根手指已经快速地切开皮肤、皮下组织和筋膜，分离筋膜和肌肉之间的结缔组织，并且顺利找到两条腹直肌之间的缝隙，车娜示意我和她向两侧用力拉开肌肉，这个瘦瘦的女孩子腹肌下方根本就没有什么脂肪沉积，我已经清晰地看到她完全被血液染成蓝色的腹膜，内出血确诊无疑。

"快，准备负压吸引器，要把这些流到腹腔的血液收集起来，再回输给病人。"车娜一边用两把血管钳分别钳夹腹膜的两侧，一边简明扼要地命令我干一些力所能及的事，引领我给她帮一些小忙，而不是光在对面傻站着。

我只顾着紧张、害怕和内疚，都忘了宫外孕病人短时间内的新鲜出血是可以进行自体回输的。还是巡回护士有经验，她已经干脆利落地把 8 层纱布做成的简易过滤装置准备好，并且帮我接好墙壁上的负压泵，调整到适当的压力值。

手术刀轻轻划开病人的腹膜后，我赶紧插入负压吸引器管收集满肚子的新鲜出血。

车娜的左手伸入病人的盆腔，朝着病人右侧输卵管的解剖部位于血泊中轻轻向上一托，我们都看到了正在飙血的右侧输卵管。车娜眼疾手快，右手接过器械护士递过来的卵圆钳，一钳夹到正在冒血的输卵管壶腹部位。

咕咚咚冒血的水龙头被拧紧了，整个世界静止了，我们扼住了命运的咽喉，病人得救了。

这时，巡回护士和麻醉医生已经开始在为手术结束后谁去买夜宵的事打情骂俏了，我转头看了一眼麻醉机，血压升到了100/70mmHg，心率降到了90次/分，电子监护仪上动态显示病人各项生命体征的指标都在趋向平稳，我再也控制不住自己，也不想再控制了，眼泪哗地流了下来。

车娜一边清理积血一边问我："傻丫头，哭什么，吓着了吧？"

我说："是的，第一次经历，太惊险了，吓坏了，就怕她死了。"

巡回护士拿了一块纱布说："知道替病人掉眼泪的小大夫，都是有情有义的人，这年头不多见。姐这么多年都是在台下给专家大腕擦汗的，来，今儿特供，给你擦擦眼泪。"

我把头扭过去，将脸背对着手术台，护士把我的口罩摘下来，用纱布轻轻擦去眼泪，又顺手捏了一把我的鼻涕，把口罩重新帮我系好。

"这种情况确实不常见，大部分宫外孕即使破裂也都是缓慢地渗血，要是凝血机制好的话甚至能够自动止血。我比你工作的时间长，也是好几年没碰到过这么凶险的内出血了，这病人命大，也算你我命大，要是花季少女因为宫外孕死在咱协和急诊室的厕所里，事儿可就大了，你我都得受处分，要是背上个医疗事故或者医疗官司什么的，就别想在协和混下去了，一辈子抬不起头来。"

原来车娜自始至终也紧张，也是扛着巨大压力的，只是她必须迎头而上和镇静从容，这些我在当时是全然看不出来的。

"知道了，都怪我不好，我早一点向您汇报就好了，我太自负了，我本来想着把谈话签字搞定了再向您汇报的。"

"行了，别检讨了，你算不错了，第一次值急诊班，碰到可疑宫外孕的病人知道一而再再而三地审问性生活问题，还知道悄没声儿地给她查个尿HCG，有点儿花花肠子。明确诊断后还知道建立静脉通道，做全套术前检查，这些都为抢救争取了最宝贵的时间，算是基本合格了。这病人也够倒霉的，破裂正发生在上厕所的时候，要是一时半会儿没人发现，可就惨了。"

"不是的，车老师，不是碰巧有人发现。她说有肛门下坠的感觉，想大便，要去上厕所，我眼看着她从诊室走出去的，因为半天都没回来，我就让她同学出去找她，结果发现她晕倒在厕所里了。"

"啊？是这样啊，这就是你没经验了，病人是你救的，也是你漏的（漏诊）。下次记住，妇产科有两种病人说要去厕所你得派人跟着或者自己跟着，一种是孕妇生孩子宫口快开全的时候，这时候她根本不是真想大便，而是胎头压迫盆底肌和肛提肌产生的排便反射，这是身体在告诉她要像拉大便一样往下使劲儿生孩子了，她要是不懂，你当大夫的再不拦着，过一会儿孩子就可能生马桶里了，是医疗事故，你吃不了兜着走。还有一种就是宫外孕，如果病人突然产生强烈的肛门坠胀感想大便，往往意味着已经有小股的渗血发生了，人往高处走水往低处流，血液一定是积聚在盆腔最低的部位，也就是直肠的前方，血液刺激肠壁就会引起病人想大便的感觉。病人哪里知道这些，就真的往厕所跑，蹲下去以后万一出血不止就再也起不来了，甚至发生严重的磕碰和外伤，这都不要紧，就怕没人发现，要是正巧是一个鸟不拉屎人烟稀少的地方，都有可能死在厕所里头。厕所历来是急诊重症发生和犯病的重灾区，老年人用力大便后发生心肌梗死脑出血的、滑倒摔伤各种骨折的常有发生。人家发达国家的医院连厕所里都有呼叫警铃，咱们国家还差着十万八千里呢，平时又不注意疾病预防和健康宣教，疾病来得凶猛，出了事儿的话家属比厉鬼都穷凶极恶。所以，为了病人，也为了自己光明锃亮的前途，你可得多上一份儿心啊。"

车娜语重心长的一番教育，听得我各种怕、各种吓、各种悔、各种恨，顿时化作全身上下一阵一阵的白毛汗。

内出血的龙头被我们拧死，手术终于可以慢下来了。清理积血后，我们仔细探查了病人的整个盆腹腔，除了几乎从中间完全断裂的右侧输卵管，她的整个生殖系统完全正常，一点炎症和粘连都没有，到底是什么导致了宫外孕？

车娜说："这姑娘真够倒霉的，肚子里头光溜溜的，什么毛病没有，怎么就宫外孕了呢，年纪轻轻的鬼门关走了一遭。"

"车老师，书上不是说宫外孕最常见的原因是盆腔炎症导致输卵管腔内皱褶粘连、部分堵塞，或者输卵管扭曲、僵直和伞端闭锁粘连吗？为什么她的输卵管看上去好好的，却宫外孕了呢？"

"说的没错，盆腔炎症是大多数宫外孕的病因，这姑娘看来没撒谎，真的是第一次性生活，干干净净的一个处女盆腔。"

"处女盆腔？这个我还是头一次听说，车老师，什么意思？"

"你刚开始工作，当然不知道。处女盆腔就是还没有开始性生活的女性盆腔，因为还没有遭受各种细菌、病毒和微生物的侵蚀和破坏，干干净净，光光滑滑，一点粘连都没有的意思。"

"车老师，我明白，这些理论我们学过的，大多数盆腔粘连、输卵管不通畅、扭曲变形都是因为盆腔炎性疾病，而盆腔炎性疾病和性活动明显相关，尤其是性卫生不良的女性，例如经期性生活，使用不干净的月经垫，性伴多，性生活开始过早，性生活过频以及伴侣有性传播疾病等，都容易造成病原体侵入生殖道黏膜发生盆腔炎症，而在初潮前的小姑娘、处女和绝经后性生活渐渐没有的人群中是很少发生这些问题的。"

"《圣经》里色欲就是七宗罪之一，因为纵欲导致的一系列疾病是上帝对人类毫无节制、疯狂追逐性爱快感的惩罚。"

这回弄得高深了，从科学一下扯到宗教上去了。"车老师，您说的有道理。19世纪法国三位大文豪，都德、莫泊桑和福楼拜据说都死于梅毒，真是做鬼也风流。"

"都德？咱们上学时候念过的《最后一课》不是他写的吗？天啊，竟然死得如此不体面。"车娜虽然总结得精辟，但是知道自己钟爱的文学大师竟然成了最直接的反面教材还是略显惊讶。

"现在有安全套可以预防梅毒的传播，有青霉素可以在早期治愈梅毒，但是又出现了无法治愈的艾滋病，作为对纵欲又不懂得保护自己的人的惩罚。但是我就不明白了，车老师，这个病人好好的处女盆腔为什么就宫外孕了呢？"

"天底下没有无缘无故的爱恨，也没有无缘无故的宫外孕。刚才我们说的那都是大多数情况，还有一些少见原因。例如有的女孩子输卵管先天就比别人长得长，受精卵本来走4～5天的路就能回到子宫里，她的才相当于走了一半，结果受精卵走不动了，或者开始个头越长越大，通不过去，就卡在半路成了宫外孕呗；还有的人输卵管上先天性憩室，就是管腔下面凹下去一个小窝，受精卵向着子宫的方向正前进呢，没想到脚底下一个陷阱，掉进去就出不来了，卡在那里慢慢长大也成了宫外孕；还有，受精卵有时候不走寻常路，瞎溜达，本来从输卵管已经回到子宫里了，但是没有种植下来，又从子宫爬进另外一侧输卵管成了宫外孕，或者干脆还有不往子宫方向前进，反着走的受精卵，直接从伞端跑到肚子里头去了，可是它还能从子宫外头绕一圈进到另外一侧的输卵管里头去，结果也宫外孕了。这在书本上是有医学术语的，分别叫受精卵内游走和外游走。"

"我的天，这也太悬乎了，这些都是女人完全无法控制的事儿啊，谁知道受精卵它要往哪边儿溜达呀？这些都怎么解释呢？"

"没什么好解释的，如果你非要一个解释，只能用倒霉二字形容了。另外还有一种说法，这可是教科书上写的，不是我瞎编的，女性精神过度紧张本身就会导致输卵管蠕动异常或者痉挛，就会发生宫外孕。每年的五一、十一还有元旦春节过后，都是宫外孕的旺季，家庭欢聚男女相遇的日子，他们干柴烈火过后，就该咱们妇产科大夫忙活了。"

"那有什么办法可以预防和控制吗？我们大夫除了收拾残局，就没有别的作为了吗？"

"没有办法，你当受精卵是小磁珠儿呢，岂是你在肚皮外头拿个吸铁石就能控制它往哪边儿走的。"

车娜把我说笑了，麻醉大夫和护士们也都跟着笑了。

"其实也有办法，要是不打算怀孕就好好避孕，压根儿别让精子和卵子碰面，一旦碰上你就说了不算了。还有就是洁身自爱，别年纪轻轻的谁的当都上，女孩子要懂得保护自己，别还没怎么着呢就先弄自己一身病，或者年纪轻轻的总做人流，哪天时来运转终于找到个富贵人家可以生个儿子继承祖业母凭子贵的时候，偏又哭天抢地地生不出来了或者总弄宫外孕。我说的那些什么输卵管憩室或者输卵管先天过长的毕竟占少数，大多数宫外孕还是和炎症有关，脚上的泡都是自己走的。还有，年轻人尽量少找刺激，人家《新婚指南》上早就写了，性生活需要一个温暖舒适安全静谧的环境，那可不是说着玩儿呢，别动不动就瞎寻欢乱刺激，非得热闹大街寻得一隅犯罪感般地痛快一下不可，听说外国人还有把车停高速路上在后座乱搞结果被大卡车给掀翻了轧死的，多危险啊。

就算不出交通事故，紧张兮兮的万一得个宫外孕也会死人的。"

车娜这主治大夫真不一般，读万卷书不如行万里路，行万里路不如阅病人无数，见多识广就是这么来的。打那以后，我成了她的马仔，她的话我都信，什么不懂都去问她。

"对了，手术还没签字呢，张羽，你出去看看病人的父母来了没有。让她爸妈签字，右侧输卵管完全破裂，不能再要了，除了再次宫外孕没别的用处，你去和家属谈话，我建议做输卵管切除。记住，别吓唬人家，告诉家属说另外一侧输卵管还有子宫都特别好，将来怀孕没问题。快去吧。"

我推开手术室的大门，小妍的男友、女同学还有一对中年夫妇赶紧围了过来。

"大夫，小妍她怎么样？我是她妈妈。"一个和我妈妈年龄相仿的中年女性最先说话，她眼镜后边的眼睛已经哭得又红又肿。

"别担心，虽然进手术室的时候已经休克了，但是出血已经被我们迅速止住，生命没问题。"

"谢谢大夫们，协和真是我们全家的救命恩人，太感谢了。"

"这是我们应该做的，出血确实是难以想象的凶猛，协和妇产科最近很多年都没有收治过这么严重的病人了。"我现买现卖，装作很沉稳很有经验的样子，一方面给自己装装脸面，另外，更重要的是我要让家属信任我，尽快签字，做出正确决定，不是我们等不起，关键是病人在手术台上吸着麻药等不起。

"小妍的生命虽然没有危险了，但是她宫外孕一侧的输卵管破损得太严重了，已经没有什么保留价值了，我们建议切除右侧输卵管，这样也能有效防止再次发生宫外孕。"

"切了输卵管，那她以后还能怀孕当妈妈吗？"她妈妈一边擦着眼泪，一边关切地问。

车娜确实有经验，生命无虞后，生育就成了家长最关心的问题。我按照车娜的嘱咐说道："别担心，我们在手术的时候检查了子宫和另外一侧输卵管，都特别好，再怀孕没问题的。现在发生宫外孕的右侧输卵管破损严重，要是不切除可能会后患无穷的，再次发生宫外孕的几率会是别的女孩子的 10 倍。"

"好的，好的，我们签字。"她妈妈听了我的交代非常果断地拿了主意，旁边的爸爸一直紧蹙眉头仔细听着，一句不曾插话。这位妈妈绝对地强势，什么都能做主，和我妈不相上下。

返回手术室，我更换新的手术衣和手套，在车娜的指导之下，完成了人生第一台输卵管切除术。

输卵管切除术并不复杂，只要切断输卵管系膜和连在子宫角的根部，再一一用手术线结扎断端就可以了。我独立进行切除后，车娜说："输卵管的根部留得太多了，还要再截除一点，留得太长还可能再次发生宫外孕。"

我当然是按照上级医生的指示行事，没有想太多，甚至觉得天下哪有那么巧的事儿，多留了一小截输卵管难道还会宫外孕。多年后，当我成为主治大夫，大半夜飞奔到急诊室救急和平事儿的时候，就碰到了类似的病例。

病人说自己几年前因为宫外孕已经在国外切除了左侧输卵管，同时结扎了右侧输卵管，于是，我的一线医生彻底将宫外孕排除在外，结果病人内出血晕倒在诊室，差点休克。我们通过腹腔镜进行急诊探查之时，发现就是病人左侧残留的不到 1 厘米的一小截输卵管残端发生了宫外孕，而且已经破裂，正在飙血。

行万里路不如仙人指路，我再次被车娜折服，临床医学是经验医学，谁看得多谁的见识就广，一点不假。所以，协和医院里多年来论资排辈，甚至不唯职称论，而是唯年资论，不是没道理的。临床是最需要踏踏实实的东西，破格提拔的医学天才不是没有，但多数只是传说。

20 世纪 90 年代初，腹腔镜微创手术逐渐进入了中国人的视野。先是打一个钥匙孔大小的洞进行单孔腹腔镜的探查手术，只能简单地看看肚子里头怎么回事。之后有了三到四个孔的治疗性腹腔镜，开始只是进行输卵管通液、病灶烧灼之类的简单操作，后来达到在腹腔镜下治疗全部良性疾病，例如卵巢囊肿剔除术、卵巢输卵管切除术、子宫肌瘤剔除术、全子宫切除术、输卵管吻合术、盆腔脏器脱垂的修复性手术。再之后，医生们尝试通过腹腔镜进行恶性肿瘤的根治性手术，甚至有人提出腹腔镜在妇产科手术中是无所不能的。进入 21 世纪，老美甚至鼓捣出了机器人腹腔镜，并且已经用于临床，在商业利益的驱动下开始向全世界，包括医疗发展极度不平衡、医疗人均投入居世界末位，甚至还有很多人因为没钱看病在家等死的发展中国家贩卖。当我们终于把单孔探查性腹腔镜发展到多孔的治疗性腹腔镜，老美又在研制单孔的治疗性腹腔镜，期望在解决问题的同时，将创伤和切口减少到最低限度。更有甚者，一直有人执着尝试和研发经自然腔道内镜手术（NOTES），例如通过口腔食道插入胃镜，切开胃壁，手术器械进入腹腔进行胆囊切除术，从嘴中取出胆囊后，再缝合胃壁，人不知鬼不觉在毫无手术痕迹的情况下完成手术，还有经过阴道切除阑尾的，经过阴道切除肾脏的。虽然手术问世至今一直饱受批评和质疑，但谁能保证它不会像腹腔镜技术那样成为将来至关重要的治疗手段之一呢。谁知道 NOTES 技术是不是微创治疗的"第二次革命"呢？

　　从参加工作至今，我是眼看着腹腔镜在协和妇产科以及整个妇产科学界逐渐发展起来的。腹腔镜进入协和妇产科的最开始，只有几个医生有资格使用腹腔镜，而且有专门的护士管理器械，大多数医生以及夜班急诊是根本无权拿出来使用的。同时，因为器械有限，消毒不过关，有肝炎、梅毒、艾滋病等传染性疾病的病人也无法享受腹腔镜的微创手术。后来，随着技术的进步和资金的增长，医院专门为感染病人准备了一套腹腔镜器械和专门进行特殊消毒的设备。目前，任何时候，在协和医院妇产科，任何一位主治医生以上职称的医生都有能力为病人提供微创手术治疗。

　　清点了所有纱布、手术器械后，车娜带着我一起缝合了腹膜，对合了腹直肌，又缝合了对于整个伤口愈合至关重要的筋膜层。一边缝合我一边问车老师刚才一直困惑但是没有机会问的问题："这么重的内出血休克病人，按照常规应该采取纵切口，为什么您做了横切口？"

　　"那还用问，横切口漂亮啊，所有腹部切口中横切口是最顺应人类自然皮纹生长方向的开刀方式，也是手术后最有利于切口愈合的。病人疼痛小，疤痕纤细美观，要是病人不是疤痕体质，而且毛发茂盛，横切口的伤口愈合后只是浅浅一道线，甚至可以隐藏在阴毛中完全看不见，病人将来还能穿比基尼呢。"

　　"横切口虽然好，但是比纵切口耗费的时间长啊，操作也相对复杂，记得外科实习的时候，老师说为了争取抢救时间，急诊大出血病人都应该选择纵行探查切口。"

　　"你丫理论学得还真不赖，动不动就一套一套地考老师，是个好学生，怪不得老郎今年收了你这个小本科生当住院大夫。有句话不太中听，但是我得说给你听，那就是'住院大夫什么都懂，但是什么也不会干'。横切口的操作确实稍显复杂，但那也分手术是谁来做，你姐姐我做横切口剖腹产的速度在全科里也是数一数二，这边儿我把孩子和胎盘都捞出来了，隔壁手潮的主儿就算做纵切口，还没打开腹膜看到子宫什么样儿呢。"

"如何在保证美观和争取抢救时间之间求得平衡呢？"

"大前提你是要明白的，保证美观不能以耽误抢救病人为代价，要是病人死了，伤口再漂亮有屁用。我选横切口一是因为我对自己的技术有信心，二是病人的病史你已经审得一清二楚了，肚子里头的出血除了宫外孕没跑儿，我心中有数才敢横着切的。要是不能除外恶性肿瘤的破裂出血，或者复杂情况下还是需要做纵行探查切口的。安全永远是第一位，在此基础上再追求美观。"

"我明白了，要综合考虑多方面因素对吧？"

"对，将来你也会做主治大夫，也要自己拿主意，除了要了解病人和病情，更要知道自己几斤几两，不能什么都跟别人学，量力而行最重要，别看别人可以，换了你可能就不可以。以后就看你自己的本事了，否则几次不良事件之后，你就会被停掉手术，再也没有瞎做主、乱当家的权力和机会了。"

车娜说这些话时，虽然言语中不无傲慢偏激和盛气凌人，但我想这都是人家多年来血雨腥风的积累和沉淀，人家就是有资格这么牛。所以，在心里我是除了佩服还是佩服，将这些默默记在心中，希望将来也成长为这么牛的人。

协和是个有历史有传承的百年老店，那个年代急诊手术做横切口的话，医生还是需要相当的勇气才能做出这个不无离经叛道之虞的决定的，并且要对自己的手术能力有相当的信心。这个美丽又有情怀的医生，虽然面部表情冰冷，话语中经常显得有些不留情面，但是她有一颗柔软的心和对自己手术完美的苛求。我想，看到21岁女孩子光滑结实的小腹，她无论如何是不忍心竖着划下一刀，终生留下一个蜈蚣脚样又宽又丑的手术疤痕在上面的。不用送红包，不用熟人介绍，如果一切不是向着完美的方向，她过不了自己那一关。

缝完筋膜，车娜摘了手套脱了手术衣下台了，临走时告诉我说："皮下和皮肤你就自己慢慢绣吧，我得回产房看看去，刚才有一个胎位不好的，不知道这会儿生出来没有。刀口是我们手术大夫留给病人一辈子的印迹，肚子里面的手术做得再漂亮病人都看不到，只能看到这一层，一定要好好缝，别丢我的脸。"

整个过程，我都小心仔细极了，一边缝还一边想，老天保佑，伤口一定不能坏掉，要长得漂漂亮亮的，要给我争气，也要给带我做手术的上级医生负责。

缝完最后一针的时候，巡回护士已经把收集到的腹腔内出血经过过滤和抗凝处理后挂在输液架上了，血浓于水，那些曾经差点害掉她性命的血液一大滴一大滴经过输血器的小壶，汩汩暖流一般重新回到她的体内，成为救命的软黄金。护士给血库打电话，备好的血不需要了，病人进行自体血回输了。

这样真好，不会有输血反应，不会传染疾病，把宝贵的血液留给更需要的病人，省钱又安全。

小妍被推进手术室的时候已经休克，出来的时候她还活着，而且是排除了炸弹以后的好好活着。把她推出手术室的一刻，我内心说不出地激动，就像我在产科把剖腹产的产妇或者新生儿推出去的时刻一样，那种成就感是人世间任何东西都无法替代和比拟的，那种荣誉感和幸福感也是旁人无法体会的。

我像罂粟花一般隐秘地兴奋着，那一刻，没人懂我，我也不需要别人懂得。

小妍已经醒了，睁开眼睛看到妈妈的一刻，大滴的眼泪流了下来，沙哑地说："对不起，妈，我做错事儿了。"

她妈也是泪流满面："傻孩子，别说这个了，妈都知道了，都是妈对你太严厉，以后你有什么难处一定先和爸妈说。"

一家人在冬天的走廊里哭成一团。

刚刚开始职业生涯的小医生什么大风大浪都可能会碰到，各种急症重症不会因为值班医生是个刚出道的小大夫或者菜鸟而有丝毫收敛。一个小医生遇到什么样人品的病人，在什么样的上司指挥下作战，和什么样的队友并肩，还有最后的大结局，都可能会影响她日后甚至一生思考问题的角度和处理问题的方式。

通情达理的小妍一家人，不仅还了我的 1300 元钱，她的家人还在手术开始后痛快地补签了手术知情同意书，没有出院后一走了之赖掉我一个多月的工资，更没有钻法律的空子状告我们没有尽到知情同意就上了手术台、开了刀的法律责任，并且从此和我成为一生的朋友。

后来的日子里，我在自己亲手绣花般精心缝合的手术疤痕上又切了一刀，不同的是，这是喜悦的一刀，我亲手捞出一个 7 斤重的胖姑娘，小妍凭借一条输卵管也顺利当上了妈妈。当然，爸爸不是那位关键时刻没有挺身而出勇于担当的高个子男生，而是一个其貌不扬中等身材的小男人。男人和爱情这两样东西都很奇怪，高大的往往不威猛，看着阳刚十足的往往没担当，表面的帅气或者流氓假仗义等等虚浮的东西往往让女孩子向往、迷恋，甚至飞蛾扑火，而最终真正生活在一起，像一条欢唱向前的小溪一般每天给予自己实实在在清新和快乐的男人，往往和初恋时候的男子完全不是相同的模样。也许，年轻的时候，我们真的就是不懂爱情，再或者，命运就是这么捉弄人，更或者，改变的根本就是我们自己。

我的上级医生车娜，在第一时间赶到急救现场，一针腹腔穿刺就在最短时间内拿到了病人内出血的确凿证据，在没有家长到场和手术签字的情况下，没有过多地考虑自己是否会被医疗官司缠身，就亲自把病人推进手术室。主刀医生像一艘大船的舰长，引领整个手术小组和死神作战，抛开一切日常的流程和繁文缛节，化一把锋利的外科手术刀为剑，用养兵千日练得的一手凌厉刚猛，无坚不摧之剑法于劲敌恶魔出现之时沉着应战，最精确、最快捷地找到致命的出血部位，扼住命运的喉咙。

甚至不由分说就出手相助 500 块钱的我的好哥们儿琳琳，使得小妍在第一时间做了全套的术前化验；还有很多没有留下姓名和我始终战斗在一起的同事们，第一时间换上液体并且把输液袋拧成麻花样为小妍加压输液的急诊室护士；第一时间给小妍开通另外一条救命通道的手术室巡回护士；深知每一位主刀医生的手术习惯，保证自己递出的每一把手术刀、血管钳都是那么及时和恰到好处的器械护士；第一时间为小妍进行安全快速的全身麻醉并且在手术结束后第一时间将她唤醒、重返人间的麻醉医生；还有帮我完成备案文件、替我暂时盯班的妇产科同事。应该说每一个环节都在争分夺秒，像接力，又像拔河一般把她从死神的手中一点一点地抢夺回来。

多年后，我也成了母亲，也生了女儿，职责和天性让我时时刻刻以自己的方式保护和照顾着我的孩子，我会清楚地告诉女儿在什么年龄应该做什么事，不该做什么事，如何保护自己也保护别人。不同的是，若是哪天她真有了难处，就算是再没脸面，再穷途末路，我也不会再像自己妈妈那个年代的母亲一样说出"你做出这等丑事，咱家可丢不起这个人，我不管你了"的话。

我的女儿，我的孩子，不论将来发生什么，不管碰到多大的挫折，不管陷入多深的泥潭，记得珍爱生命，永远不要害怕，任何时候，记得只要回到妈妈身边，一切都有办法。

产房是女人最危险
也最温暖的地方

我的室友兼铁哥们儿石琳琳和我是同一年进入协和妇产科的战友，我们一起被扔进产科病房，共同接受了半个月没日没夜的魔鬼训练，这期间除了学会观察产程、学会最基本的引产方法，还要在上级医生的指导和带领下做剖宫产，独立进行会阴侧切和缝合，独立接生，学会清理新生儿呼吸道协助他们第一声响亮的哭喊。

　　产房里来不得半点马虎，比起内科大夫看肠炎老胃病、皮肤科大夫看牛皮癣白癜风、神经内科大夫看帕金森病和老年痴呆，产科绝对是立马就能检验出一个大夫行或者不行的地方。滥竽充数混上好几年，等到换了明君才露馅儿的南郭先生的故事在产房是绝对不存在的。

1. 千万小心胎盘早剥和脐带脱垂

　　就拿最简单的人工破水来说，其实说白了就是医生用钳子或者长针把气球一样的羊膜囊弄个口子，让羊水流出来。人工破水不仅能刺激和加强子宫收缩，有经验的医生还能通过羊水的颜色、黏稠度以及内容物大致判断出子宫里头胎儿的一般状况。

　　标准的人工破水应该是两个医生配合进行。首先让孕妇排尿，外阴消毒后将产床调整到头低臀高位置，目的是抬高孕妇的屁股。一个医生先听胎心，确认胎心正常后由另外一个医生进行破水，需要趁着宫缩间歇期，也就是肚子不疼的时候夹破羊膜囊。之后，破水的医生保证一只手继续留在阴道里协助羊水缓缓流出，刚才负责听胎心的医生再听胎心，确认正常后，才算人工破水顺利结束。破水后要叮嘱孕妇，为避免脐带脱垂，一直到胎儿娩出都不能再下床活动。

做不好的，一钳子下去不光夹破羊膜囊，连孩子头皮都给夹破了，还顺带拽下几缕胎发。虽然小孩子的新陈代谢飞速，没几天新头皮和新头发就长出来了，但要是碰上个不依不饶的家长，他的孩子被夹掉胎毛，就会让你的脑袋鼓起大血包。

遇到分不清解剖结构和内外层次的大夫，一钳子下去，没见流出羊水，却鲜血如注，原来根本没夹对地方，把柔软无辜、血运丰富的宫颈给夹破了。

这都不可怕，或者说还有机会弥补，不会造成特别严重和恶劣的后果。最可怕的一是胎盘早剥，二是脐带脱垂。这也预示着产科工作瞬息万变的特点，未来永远具有强烈的不可预知性。顺产难产之间往往只差一步，险情总是突如其来，毫无征兆，你永远无法知道下一步会发生什么事。

破水后胎盘早剥最主要的原因是羊水流出后，羊膜腔内的压力骤然减小，引发子宫收缩，使得胎盘在胎儿娩出之前就从子宫肌壁上剥脱下来，胎儿的氧气养料都来自胎盘，胎盘相当于汽车的油箱，一旦剥落，胎儿危在旦夕。

人工破水后发生脐带脱垂的情况非常罕见，最常出现在臀位或者胎头很高的时候，如果碰到动作大的冒失鬼大夫，事先根本没有把孕妇的屁股抬高，又没有选择高位破膜，还偏偏在有宫缩的时候下钳子，这时，阴道里流出来的可能就不光是羊水了，脐带也可能跟着脱出来了。脐带脱垂是最急的产科急症之一，眨眼间顺产变难产，脐带持续受压如果超过5分钟，胎儿必死无疑，再一眨眼，难产变灾难。

再说会阴保护，如果不掌握动作要领，会阴保护得不好，孩子生出来之后，一个七裂八半的会阴将会毫不客气地呈现在面前。最严重的会阴撕裂伤可能会一直撕到直肠黏膜，此时，病人的直肠和阴道连通了、贯穿了，如果后续的修补手术再不给力，就会有一个大便时不时从阴道里完全不受控制地排出体外的可怜忧郁女子终日萦绕在你身边，或者在你的脑海里，让你一辈子不得安生。

胎头娩出时，要学会有效地挤压鼻腔和口咽部的羊水，以免发生吸入，然后协助胎头外旋转和复位，之后在耻骨联合下方娩出前肩，在会阴后联合上方娩出后肩，最后胎体下肢顺势而出。此时，要再次清理新生儿呼吸道，帮助他们响亮地发出生命的第一个声音。他们要是哭了，大夫就笑了，他们要是不哭，该轮到大夫哭了。

电影看多了，别以为孩子生下来以后，一把在火苗上烤热了的大剪子咔嚓一下剪断脐带就完事了，重头戏在后头，结扎脐带可是一项技术活。

国外都用专门的脐带夹子，简单易学，任欧美男大夫多么粗犷笨拙的大手都能"咔哒"一声搞定。唯一的缺点是价格昂贵，一个脐带夹子进口的好几百块钱，国产的也要七八十块，而国内三甲医院的接生费还不到 100 块钱。

协和产科多年来秉承老祖宗流传下来的消毒气门芯套扎法结扎脐带，最大的优点是便宜，一根一米长的气门芯切成两三个毫米宽一段，去掉损耗也够几百个孩子用的，便宜得简直没法再便宜了。最大的缺点是比较考验大夫，考验大夫是否心灵手巧。

结扎脐带时还有一些细节必须做到，否则事后的麻烦都会源源不断地找上门来。首先，结扎之前需要注意眼下这个胎儿脐带中是否有两根脐动脉和一根脐静脉走行，最常见的问题是少一根脐动脉，也称为"单脐动脉畸形"。缺一根脐动脉倒是不影响孩子的健康和生长发育，但是有单脐动脉的孩子特别容易合并其他可能会影响甚至严重影响孩子健康以及生长发育的心血管畸形，必须及时进行筛查，及早发现、及早治疗，否则就漏诊了，等孩子长到六七岁再发现的话，很可能就失去了理想的治疗时机。

着手处理脐带之前，必须保证双手的无菌性。经过一番撕心裂肺的鏖战，产妇的大便、小便经常会跟着孩子一起排出体外，此时的接生台可能已经凌乱不堪，一定要重新铺无菌巾，最好再次更换无菌手套，否则细菌万一污染脐带，入血后会发生严重的脐炎和新生儿败血症，后者会要了孩子的命。

结扎脐带后要用高锰酸钾溶液涂抹脐带断端，主要是进行烧灼、止血、消毒和收敛。这时要注意，千万不要在棉棍上蘸太多药水，否则滴下来落在新生儿稚嫩的皮肤上可是吃不消。要是作为新手的你在这边手忙脚乱，新生儿在那边手蹬脚刨，完全不听你摆弄，搞不好一来二去把高锰酸钾溶液滴到孩子清澈精灵的眼珠里可就成人间悲剧了。

　　结扎和处理断端后就是包扎脐带。一定要保护好包裹脐带的纱布，千万不要染到接生台上的血迹，否则将不利于新生儿的产后观察。你接生的孩子轮到下一班的医生巡视时，若发现脐带包是鲜血模糊的，人家就无法区分是脐带部位结扎不牢导致的新鲜出血，还是染血在先。要是拆开查看，可能白白耗费人力物力，还徒增人家家长的恐惧心理；不拆开查看的话，万一是新鲜出血，漏诊的麻烦更大，新生儿全身的血液平均才300毫升，最怕失血。

　　我的主治大夫庞龙说："你刚参加工作，一定要加倍小心，这个孩子即使没有你这个产科大夫也能生出来，到了咱们医院是要保证他们生得更好、更安全，千万别因为你的疏忽，给孩子造成伤害，懂吗？"

　　这话我一辈子都会记得。

　　弄好孩子之后，你以为大功告成了吗？不，接生可不是光接孩子，还要接胎盘和胎膜呢。如果三十分钟内，它们乖乖地自动娩出，那么检查胎盘胎膜的完整性就成了重要一关。合格的产科医生要学会火眼金睛辨认眼前这个胎盘是不是完整的，是不是完完全全都排出来了，因为哪怕是一小块胎盘残留在子宫里，都可能会导致子宫收缩不良继而引发严重的产后出血。有时候，呈现在医生面前的是一个大如满月、看似完完整整的胎盘，但是一定要注意观察它的边缘有没有断裂的血管。因为个别产妇会有"副叶胎盘"，也就是说在这个大胎盘以外，还有一个巴掌大的小胎盘，如水墨画中同根生出的大小两片荷叶，如果"小荷叶"遗留在子宫里，又将是一个定时炸弹，随时可能引爆导致产后大出血。

　　要是碰上胎盘死活待在子宫里不出来，千万不能心急，更不能暴力拉扯露在外面的脐带。最常见的情况是把脐带拉断了，结果，唯一露在体外的牵拉没有了，和胎盘之间彻底失去了联络。最可怕的情况是把子宫拉成内翻，此时产妇满头大汗、腹部剧痛，一旦发生盆腹腔大血管断裂，是会死人的。

　　碰上滞留在宫腔无法自然娩出的胎盘，大夫只能"手取胎盘"。此时，产科医生一只手伸进阴道，再通过宫颈伸进子宫，将手掌弯成半圆形，把胎盘从子宫肌壁上一点一点"片"下来，再整个掏出来。要是这胎盘用手片也片不动，用手掏也掏不出来，完成孕育使命也不肯从革命宝座上下来，一副要打持久战的架势，那就是"胎盘植入"了，愁死个亲人，实在没办法，甚至要去手术室连着子宫一起端了。

胎儿和胎盘娩出后，子宫内膜组织也会随之脱落，而切开后敞露的会阴就像一片裸露的肥沃土地，如果路过的子宫内膜恰好遗留在这片土壤中，而这些内膜细胞又有超常的生命力，就会停留并扎根生长在这里，经年累月最终长成一个硬硬的"肉疙瘩"，这就是会阴子宫内膜异位症。

会阴切口缝合之前有一个关键步骤，就是使用生理盐水彻底冲洗会阴切口，一是为了局部清洁，有利于伤口愈合，二是为了避免会阴子宫内膜异位症。如果大夫偷懒，不按流程办事，或者敷衍了事，随便那么一糊弄，冲洗不彻底，都可能增加会阴子宫内膜异位症的机会。正常女性来月经的时候，子宫里的内膜组织脱落、出血，之后随月经血经过宫颈、阴道排出体外，所谓通则不痛。而在会阴这个弹丸之地藏身的异位子宫内膜细胞同样会在经期出现肿胀、脱落和出血，却上天无路入地无门，所谓不通则痛，于是，走投无路它们只能在局部挣扎、咆哮，这就导致了病人的奇特病症：别人来月经肚子疼，她来月经屁股痛。剖宫产后，同样会引起腹壁子宫内膜异位症，结果是别人来月经肚子疼，她来月经肚皮痛。

还有就是缝完的侧切伤口，到了72小时就要拆线，要是缝合技术不过关，埋头在产妇两条不会太瘦的腿之间、在探照灯下艰难辨认可能已经嵌入肉中的一针针黑色丝线再逐一拆掉后，立马会有一个像涂了劣质口红的嘴巴样的伤口呈现在大夫面前，糟了，伤口裂开了，此时两眼一黑大叫一声倒地晕厥都无回天之力。

2. "五分钱硬币"原则

接生处处都是学问，而且不论大事小情，什么都有讲究，连什么时候洗手、什么时候穿手术衣、什么时候打开产包准备上台接生都有窍门。

上台早了，孕妇那边完全还没到火候，一点胎头还看不到呢，接的什么生？你举着两只无菌小手又不能放下，又没有活干，还早早地打开无菌产包，延长那些刀子剪子镊子缝线在并不完全无菌的空气中的暴露时间，徒增产褥期感染的机会，罪过，罪过。

慢性子更吃不消，孕妇那边眼瞅着胎头都快出来了，你大夫这边还没弄好接生的台子和各种物件，措手不及，狼狈，狼狈。

在没有深厚的功力判断合理的上台时机时，我选择笨鸟先飞，相信有些事宁早勿晚。于是，就会经常出现我全副武装举着两只消毒小手，傻傻地站在孕妇两腿之间，目光呆滞，伴随每一次宫缩，内心都在热切盼望胎头的出现。

庞龙对于站在两腿之间傻啦吧唧两眼直勾勾还真的是一本正经盯着产妇屁股的我，总是嘴角一撇轻轻的嘲笑，并不说话。

我说："领导，我是不是又上台早了？"他只是呵呵一笑，让我慢慢体会。

一直到 15 天后，我要独立值班了，他才告诉我他的"五分钱硬币"原则。

他说："你看孩子快生出来的时候，先是孕妇使劲的时候能看到胎头，不使劲的时候胎头又缩回去了，是吧？"

"是啊，一般这个时候我就上台了，我就怕孕妇一使劲儿孩子就窜出来了。"

"傻丫头，你当生孩子是火箭发射呢。这是一个循序渐进的过程，这时候上台明显太早，事实也证明，你经常在台上傻站着是不是？"

"是，像个木头桩子一样傻杵在那里的时光我是受够了。"

"罗马城还不是一夜建起来的呢，生孩子也是慢功夫，尤其是咱们协和，90% 以上都是初产妇，第一次生孩子艰难着呢。随着孕妇不停地跟着宫缩用劲儿，我们能看到的胎头部分是不是越来越多了？"

"对啊。"

"再后来，等到没有宫缩的时候，你也能在阴道口看到胎头了，是吧？"

"嗯。"

"这个时候再上台完全来得及。"

"啊？原来要等没宫缩也能看到胎头的时候再上台，那看到多少胎头为准呢？"

"这就是我要告诉你的五分钱硬币原则，没有宫缩的时候，当你从阴道口能看到五分钱硬币大小直径的胎头时正合适，一分钱太早，碗口大的时候就晚了。"

"龙哥，你怎么不早告诉我？"

　　"早告诉你也没用，临床这点事儿就是要你熬着、泡着，很多东西就算开始都一股脑告诉你，你也不见得往心里去，很多知识要是没有切身体会在里面，没有经过你自己的思考和琢磨，那知识还是知识，还是书本上的铅字，还在别人的头脑里，不属于你。马上值夜班了，这就要求你独当一面，你要是过早上台了，就相当于暂时把自己套牢，要是再来别的急诊病人怎么办？产房里再有别的事儿怎么办？一旦上了台你就分身乏术，要想保证病人不出事儿，就得叫二线干你一线的那份活儿，时间长了或者老这样的话，你就招人烦了。"

　　"第一次值班，真有点害怕。"

　　"害怕是好事儿，说明有责任心，知道自己几斤几两，就怕小大夫傻大胆儿，什么都不在话下，什么都敢上手。谁也不是天生就会接生，慢慢学呗，摸着石头过河，在游泳中学会游泳，在开车中学会开车，都是这么过来的。记住，按照医疗常规办事，就能保证病人的安全，病人安全，你就安全。"

　　"心里没底儿。"

　　"你这才哪儿到哪儿啊！你现在只是学接生，都是生理条件下顺其自然的事儿，将来到了病理产科那边儿，全国各地的危重孕妇都往咱这儿转，想要心里有底儿，哼，尚需时日。我比你早工作十年，高年资主治大夫，好多事儿也不敢说心里有底儿啊。"

　　我说："师傅，你别走了，陪我值班吧，你在我就不害怕了。"

　　"小羽，别怕，兵来将挡水来土掩，当大夫总要一个人独立值班的。来了假临产的，你就劝她们回家，什么时候肚子真疼了再来，来了真临产的你就接生。只要是能顺利怀孕的，首先说明人家生孩子那套零部件基本齐全，大多数人都能顺利把孩子生下来，新生命蓬勃欲出，挡都挡不住，你这个小产科大夫，别把自己看得多了不起，你就是在一边帮助、抚慰，并且在非常必要之时进行医疗干预。过去没有新中国的产科大夫，咱中华民族多少伟大母亲都是在自家炕头上生孩子，不也是照样人丁兴旺才子佳人辈出嘛。"

　　"还是紧张，害怕，要是来个急产怎么办，刚刚检查完宫颈口才开8指，转头她就把孩子生床上了怎么办？万一来个脐带脱垂怎么办？万一新生儿窒息孩子就是不哭怎么办？"

　　"咱们那么多产科急救原则我都白教你了？不论肩难产、产后出血还是子痫抽风，第一条救治原则永远都是 A，A 就是 ask for help（求助），能处理的就独立干，碰上大事儿、急事儿赶紧向二线、三线汇报，他们处理不了自然会向他们的上级汇报，北京城里还有四线呢，他们也弄不了的还有大小主任和书记院长呢。记住，整个医院上下顶数你们一线最小，别死要面子活受罪自己死扛，碰上不明白的事儿你就向上汇报，大声喊人，千万别自作聪明，砸在自己手里的话谁都救不了你。做一线的最重要的是不偷懒，有呼叫第一时间到现场，你死盯在孕妇身边，出不了什么大事儿的。说一千道一万，终究是师傅领进门修行在个人，老跟着师傅什么时候能长大？我得回家做饭了，明天早晨还得送孩子上幼儿园呢，祝你好运，我走了。"

"哦……"我一边应承着，一边怀着一颗忐忑的心，揣着两个礼拜以来在产科学到的全部皮毛，哆哆嗦嗦地接班去了。

3. 别被假临产吓破了胆

半个月前，我还是个凡事跟在老师屁股后头的实习医生，半个月后，我成为一名独立值班的产科医生，成为整个晚上产科急诊、产科待产室、产房以及产前、产后病房的第一道门户，角色转变之快让人猝不及防也容不得商量。

孩子能顺利生下来的当然皆大欢喜，生不下来的那部分孕妇才是我们的工作重点。我们首先要判断她的产程出了什么问题，为什么宫颈口扩张停滞了或者迟缓了？为什么胎头下降放慢了或者阻滞了？为什么生得这么拖沓？问题出在哪里？

要是子宫没力气（宫缩乏力），我们可以人工破水，羊水流出后一部分孕妇的宫缩自然就起来了，或者直接给催产素加强宫缩的强度和频率，换言说就是让她们肚子疼得更剧烈，并且让阵痛来得更加频繁。

碰上孕妇没力气的我们除了在她们耳旁大声呐喊鼓励加油，就是让她们大嚼巧克力快速摄取能量。有的孕妇生得一副不省人事的样子，我们就学老师们的样子拍她们的嘴巴子，让她们振作、振作再振作，现在可不是歇着的时候，等孩子生出来让你睡个够。

产道不够宽敞的我们就做侧切，帮孩子快点生出来，千万不能把祖国的花朵憋坏了。再不行的我们还有产钳和吸引器，十八般武艺都用了还不行的话，我们还有最后一招就是剖宫产。

总之，要让大小两条生命都平安，要让孩子好好哭，要让家长好好笑，我们就平安了。我们能做的就是充分调动全身上下每一个细胞，打起十二万分精神，保持十二万分警惕，并且倾注全部的身心包括爱心、真心和细心，当然还有自尊心和虚荣心，干不好活的话会被领导臭骂，被同事耻笑，这也是我认真工作的主要动力之一。

回想那些初出茅庐的日子，真替自己和经治过的每一个大肚婆后怕，只是当时也没有别的选择，大家都是这样的过来的，甚至连担心害怕的工夫都没有，往烈火中一扔，没本事或者运气不佳就烧死了，活着的就继续干，最后百炼成钢。

第一天一个人独立值产科的夜班，我战战兢兢地上岗了。协和有一套系统保证病人的医疗安全，一线搞不定的时候，我们上头还有二线、三线和四线。但是，他们的呼机我们小的是不敢随意呼叫的。

原因之一是他们很忙，他们不是在产房里接生，就是在手术台上做剖宫产，或者做宫外孕、卵巢囊肿蒂扭转等最常见的妇科急诊手术，给不全流产的病人刮宫，或者，给当天白天做了大手术现在血压下降心率增快的病人全面查找病因，或者，随时准备抢救肿瘤病房癌症末期的病人。

原因之二是如果大事小情都呼叫人家，会被严重小看。协和的传统是只要下级医生发出求助信号，就说明目前有他力不能及的医疗事件，上级医生一定要回应，而且，一旦回应了，责任立马转嫁给上级医生扛着。要是被呼叫后不回应，属于失职，责任更大。只要拨通那个院内呼叫的总机号码，报出呼叫号码，就一定会有上级大夫赶来帮你处理你自认为处理不了的事情，帮你做你自认为做不了的决定。但是时间长了，你自己就学不会任何担当，技术上不进步不说，还会给上级大夫留下一个很差的印象。看值班表的时候，人家眉头扭成一朵大雏菊，嘴巴一撇，在心里嘟囔，怎么今天急诊的一线又是这个烂泥！要是时间长了，所有上级大夫都觉得你是烂泥，就会打破这种只在心里说话的界限，交班的时候，如果你不在场，上级大夫甚至会公开议论，哎，今天的急诊又是那个谁谁谁，算是甭想消停了，我都想亲自替他守着那摊子事儿了，免得一趟一趟地往楼下跑。得，还什么一世英名，算是全毁了，只能一辈子当咸鱼，这身断是翻不过来了。

协和所处地段寸土寸金，产科床位极其有限，每天晚上值班医生的一个重要任务就是区分真假临产。需要把真临产的孕妇留下，收到病房的待产室等待分娩，把假临产的、产前检查一切正常的孕妇劝回家去，让她们摒除一切私心杂念，回家闭眼睛好好睡觉，什么时候肚子真疼起来再来医院不晚。

这种说服在最开始的时候，尤其是从一个小大夫的嘴里说出来，还能得到顺应和认同是非常不容易的。1997年时的我又瘦又小，身高不到160厘米，体重不到100斤，医院里最小号码的白大褂穿在身上还像套了个水桶。近看是一个毫无曲线和腰身的稚嫩天使，远看就像一根顶着白色罩衣漂泊摇摆的竹竿，再加上我梳着接近板寸的短头发，走路又轻又快，说话又脆又亮，活脱脱一个高中逃学出来坐在急诊室装模作样的淘气大女孩。

那些马上要为人母的成熟女性摸着小山一样的大肚子，拿怀疑的目光反复扫描和评估我的斤两，继而说出她们最常有的担忧："大夫，您就收我们住院吧，我怕真疼起来就来不及了，我家离得远。"我用从龙哥那里学来的套话一一对答，开始还磕磕巴巴，渐渐就对答如流了。开始一说话脸就红，渐渐地，只要没人扇我大嘴巴子，我的脸绝对不红。在和三教九流的陌生人日复一日地过招后，在受过领导无数次声色俱厉的训斥后，我终于失去了"一说话就脸红"的美好品质，这比失去处女膜的完整还让人懊恼，因为后者还能无数次地修补，只要不怕花钱不怕折腾自己身体就行。而前者，确实是一去不复返了。

"没事儿的，不要担心，您这是第一胎，初产妇从真正的肚子疼到开始使劲儿往下生，平均时间是11～12个小时，经产妇也需要6～8小时，您从北京任何一个郊区赶过来都来得及。"

"大夫，您还是让我住院吧，在医院里我就放心了。"

"不行，医院里的床位有限，您这是假临产，待产室要留给真正要生的孕妇。而且晚上总有生孩子的，大呼小叫的会影响您休息，您要是休息不好就会影响产力，等真正要生的时候就没劲儿了。我刚才已经给您做了胎心监护，孩子在肚子里好好的，放心回家吧。"经过这些解释，即使不心甘情愿，大多数孕妇还是会在家人陪同下，乖乖回家。

这点问题，要是在别的医院，根本就不是问题。好多医院根本不缺床位，缺的是病人。很多医院，大肚子一切正常，离预产期还一个礼拜呢，大夫就给开了住院条，说住院吧，住院保险，有什么事的话大夫和护士看着呢。

有钱人还能通过内部关系包一个屋子，病房变成了宾馆的标准间。孕妇没什么事，整天挺着大肚子在病房里遛弯，中午、晚上，连假都不请，就跑出去吃饭，要是让个车碰了刮了的，医院早晚有一天吃不了兜着走。家属，或者是个老太太，或者是个老爷们儿，也跟着在病房里吃喝拉撒的。早晨大夫查房，推开门，一股子被窝味儿直冲面门而来。大肚子勉强从床上坐起来，打着哈欠、揉着惺忪的睡眼说，大夫早啊，我还没动静，挺好的。再一看旁边床上的大老爷们儿，正四仰八叉地打着幸福的呼噜沉于梦乡，倒是让大夫们感觉自己像闯入别人幸福家庭的莽汉。

既然早早住院了，也不能闲着，得有检查和治疗啊。大肚子多是年轻人群，一般没什么大毛病。血压、胎动都正常，那就天天做胎心监护，更有甚者一天做两回监护，早起和睡前各一次。

胎心监护就是把电子探头绑在孕妇肚皮上，通过监测仪把胎心的跳动描录成一条连续的动态曲线，同时记录胎动。要是临产后肚子疼了，还能描记宫缩的压力变化曲线。

给没临产的孕妇天天做胎心监护纯属过度检查。一次监护的结果正常，产科术语叫"有反应型"，对于胎动正常、没有内外科合并症的孕妇来说，基本可以保证宝宝在一个礼拜之内没有宫内窘迫之嫌，没有胎死宫内之虞。这不是我说的，这是《威廉姆斯产科学》说的，全世界产科大夫都读的权威著作，这些知识都是我翻译这本巨著时顺带学到的。

过早住院的孕妇就有可能接受过度检查，过度检查就有可能带来过度治疗，这种过度甚至可能是灾难性的。重灾区中，首当其冲就是胎心监护。

胎心监护就是把一个探头放在孕妇肚皮上，这边一按开关打开机器，那边就有心电图一样的曲线描记出来了。作为一项没有创伤、隔着肚皮就能得知胎儿安危的检查手段，自发明至今，应该说对于及早发现胎心异常、指导医生及时做出医疗干预、降低围产儿[1]死亡率做出了不可磨灭的贡献。但是，我们需要记住一点，科学技术永远是双刃剑，舞弄自如的高手能够杀敌如麻，自己毫发无损，如果功力不够，或者练的方向不对，很可能走火入魔，损人不利己。

要耍好胎心监护这把利剑，一要注意发力时机，二要学会科学解读。

胎心的节律和频率调节是在 30 周以后才逐渐成熟的，此时，大脑皮质才开始对胎动和睡眠产生调节作用，所以，一般等到怀孕 32 周以后进行胎心监护才有意义。如果没有特殊情况，千万不要过早进行监护。那时候的宝宝尚处于幼稚阶段，他的大脑和胎心还没有能力跳出教科书上的合格曲线，如果就此给胎儿扣上一个可能有问题的帽子，再大笔一挥白纸黑字在病历右下角诊断一个胎心监护"无反应型"，进而解释为"胎儿宫内窘迫"或者"宫内缺氧"，简直就是灾难。这个时候的孩子才 7 个多月，上不上、下不下，几个字顿时让人家一家人跌入深渊。

耳闻，曾有医院想购入此"先进设备"，院方说没这笔经费和开支，但是政策上允许妇产科大夫以及后勤人员，甚至包括亲戚朋友都来集资购买。如此一来，就连卖鸡蛋的小贩都会计算，需要做多少次监护才能回收机器本钱，算上维修保养以及耦合剂、记录纸等耗材的费用，需要每个月做多少次监护，才能在机器报废之前尽最大可能赚钱。

这种行为，一下子让全体妇产科医生都不得不面对这样一个成本回收以及经济利润最大化的现实问题。结果，门诊逮到 30 周以上的大肚子妈妈，都给开个单子做监护，孕妇躺在床上，肚皮上绑着电子探头，听着自己孩子哒哒哒奔马律[2]一样的心跳声，正沉浸在对未来生活美好幸福的极度憧憬之中时，还没等翻身下床就被告知，自己孩子做出来的曲线是"无反应型"，不合格，这可咋办？孩子宫内窘迫了，心跳出问题了？是不是需要赶紧把他从子

---

[1] 围产儿：围产期在我国是指怀孕满28周至产后7整天的这段时期。围产期内的胎、婴儿叫作围产儿。这段时期对孕妇和胎儿来说是最危险的时期，很多孕妇可能出现某些并发症，威胁着自身及胎儿的安全，影响胎儿的健康成长和发育。

[2] 奔马律：正常成人心脏跳动有两个心音，称为第一心音和第二心音，奔马律是出现在第二心音后的附加心音，与原有的第一、第二心音组合而成的韵律，酷似马奔跑时马蹄触地发出的声音，故称为奔马律。成年人心跳出现奔马律是心肌严重受损的重要体征。而胎儿的正常心率比成年人快，为120~160次/分，听诊时类似马奔跑四蹄敲地的频率，这是正常的生理现象。

宫里抢救出来呢？

这个周数的宝宝不管是生还是剖，绝对是个早产儿，体重还不到 4 斤，全身上下没有一个地方成熟了、长好了。别的还不要紧，骨头皮肉都可以生出来以后慢慢长，胎肺不成熟最要命了。宝宝在妈妈肚子里是不呼吸的，胎肺是实心的，还没有气体交换的功能，胎儿需要的氧气养料都是通过胎盘顺着脐静脉到达胎儿的。出生后，气温、体温及血氧浓度的改变刺激新生儿的呼吸中枢产生兴奋，开始人生的第一次呼吸。外界空气顺利进入新生儿的双肺，并且进行氧气交换的前提，是那些原本呈闭合状态的肺泡能够像无数小气球一样迅速膨胀，这种膨胀和极佳的顺应性必需一种重要的脂蛋白的参与，这就是肺表面活性物质。早产儿缺乏的恰好就是这么一点物质，肺泡不能充分打开，出生后不能很好地呼吸。

这些早产儿可能需要注射 8000 多块钱一针的从猪体内提取的肺表面活性物质，甚至一针还不够用，结果两针就把普通老百姓一年的积蓄打出去了。新生儿本应待在妈妈温暖的子宫，但是现在他们不得不住进暖箱。他们的小嘴没有强大的吸吮能力，不会吃奶，或者吧嗒两口就吃不动了，可见，吃奶的劲儿可不是谁都有的，喂养困难甚至需要医生插鼻饲管，把奶水直接打到胃里。孩子他妈应该是最着急上火的人，情绪紧张再没有奶水的话，这小可怜很可能吃不到软黄金一般的初乳和母乳，遗憾终生。就算花上几万块钱在新生儿重症监护病房把早产儿养到 5 斤以上，可以出院了，妈妈还担心他将来的智力体能发展问题，未来那长长的路，真是一辈子操不完的心。

要是不中止妊娠，医生得向孕妇解释清楚缘由吧，要是说实话，说现在的曲线不太好，可能是孩子还不太成熟，不到检查的时候，那您还给人家乱检查什么呀，这不是自己打自己的嘴巴吗？

或者说，可能孩子还小，应该没有太大问题，过两个礼拜再来复查一次，说不定就合格了。孕妇回家后，指不定终日以泪洗面，恨不得天天跑来医院听胎心，做监护，连吃饭睡觉的心思都没有了。醒着的时候啥都甭想，就数胎动，孩子一动就兴高采烈，孩子一不动就愁眉不展，多沉重的心理负担啊。

听说还有医院员工集资买 CT、买核磁共振机器的，这种行为可能会在医疗经费不足的情况下，提高当地的医疗水平，让一部分病人受益。但是，一旦涉及金钱、利润和红利分成，总会有个别人主动降低自己本来已经很低的道德底线。

胎心监护的另一个重要问题就是专业的解读。即使32周以后相对成熟的孩子，也不是个个心脏都能跳出理想的曲线。龙哥最常训导我们的就是：胎心监护好，孩子是好的，胎心监护不好，大多数孩子也是好的。

真正的宫内窘迫，是指急性或者慢性缺氧危及胎儿健康和生命的情况。在非高危妊娠，也就是啥毛病没有的孕妇肚子里，已经七八个月的胎儿是很少发生宫内窘迫的，是低概率事件。

医生需要利用自己的专业知识，结合孕妇自身状况，综合分析监护结果"无反应型"的可能原因，找出那部分确实发生窘迫的极少数，首先想方设法帮助他们改善处境，尽量让他们熬到足月后再出生。如果不可行，就只剩一条路，帮助他们尽早脱离险境，或生或剖，人为地制造一个医源性的不得已的早产，虽然这结果并不理想，但是此乃天灾，非刚才所述的人祸，谁摊上谁都得认命。更多的时候，医生是为那些本无险境而言的孕妇打消顾虑，让她们产检后微笑着回家。

胎心监护"无反应型"最常见原因就是宝宝在歇着，或者正在打盹儿，或者呼呼睡大觉。这时可以使用刺激或唤醒胎儿的方法，例如用手轻轻推动胎头，或者让孕妇出去溜达一圈，要是饿了，吃点东西再重复检查。我们当住院大夫时最常用的方式是声振刺激试验。很简单，就像卖艺的敲堂锣一样制造声响，我们因陋就简，最常使自己听诊器的铁头敲自己在食堂吃中饭的不锈钢饭盆。

在产房轮转时，我和琳琳自觉分工，胎心监护都归我做，琳琳宁愿收新入院的孕妇写大病历，也不愿意做胎心监护。她说："我最恨这种'敲堂锣'行为，一点都没有当医生的尊严，看上去傻啦吧唧的，在孕妇跟前感觉特没面子。"

她的理想比我远大，虽然我不知道她在追求什么，但是我知道我的追求是什么。我的愿望就是不挨领导骂，敲完了堂锣，曲线满意了，孕妇高兴了，她好我也好。什么面子不面子的，一个月才赚800块钱的人，就是一个光脚的，有什么面子。

假临产，也叫先兆临产，是生孩子之前子宫的准备活动。人世间万事万物都非一蹴而就，传说中一次胜过一次的阵痛、能把孩子从妈妈肚子里挤出来的宫缩绝不是听谁一声令下就排山倒海涌来的，子宫需要进行准备活动，甚至预演。

　　生孩子到底是怎么回事，分娩这件事到底是如何发动的？到底是谁下的准生令，子宫下段如何就从一个狭小的管状结构一点一点变成一个长桶形的康庄大道让胎儿通过？宫颈口怎么就从针尖样的一个小眼儿一点点扩张到10公分允许胎儿娩出的？各路学者提出的学说纷纭，有子宫下段宫颈成熟学说、神经介质学说、免疫学说、内分泌控制学说乃至机械性理论都搞出来了，近年来风头正劲的是妊娠稳定失衡学说和缩宫素诱导学说，产科学界开大会大吵，开小会小吵，吵来吵去，谁也不服谁，总之，目前还没完全弄明白生孩子是咋回事。

　　大家看了一定很失望，现代医学，怎么连生孩子都没整明白呢？是的，综观内外妇儿四大科，还有耳鼻喉科、眼科、传染病科、精神科、神经内科、口腔科、皮肤性病科一共七小科，林林总总成千上万种疾病，真的没有多少疾病的发病机制是清楚的。医学，有太多的未知。我们摸黑前行，无数人呐喊、助威和加油，但是，他们的手里同样没有火把。

　　随着宝宝一天天成熟，预产期临近，孕妇常会感觉到不规律的宫缩，其实这种子宫的收缩从怀孕的12～14周就开始了。随着妊娠周数的增加，收缩的频率和幅度也相应增加，特点是有一搭没一搭，强度很弱，经常是不被发觉的，孕妇也不觉得痛，宫颈也不会有扩张等变化，国外教科书中称之为希氏宫缩（Braxton Hicks contraction）。晚孕期间，孕妇开始能够感觉到肚子一阵阵发紧，有时候也会有下腹部的轻微胀痛感，但是强度不会越来越强，常于夜间出现，多不影响孕妇入睡，清晨自然消失。

　　第一夜，我就成功地把一个先兆临产，也就是假临产的大肚子收住院了。大肚子办住院手续的时候还肚子疼呢，住进待产室后就呼呼大睡，第二天还一脸从容地和查房的许教授说："教授您早啊，我昨晚睡得不错。"

　　教授转过身来，先让我当着大伙的面背一遍什么是临产。我背得挺流利。她让我再背一遍什么是假临产，我也答上了。本以为背得好就能逃过去呢，后来才回过味儿来，许老太就等着我对答如流呢，要是连理论都背不出来，老人家估计都没心思骂我了，我得直接夹包走人了，哪儿来的回哪儿去。

　　许老太又让我背了一遍鉴别诊断，如何识别真要生的孕妇收入院，如何识别干打雷不下雨的孕妇劝她先回家观察。这我也背出来了。许老太问我："小张大夫，理论学得不错，那你说这个孕妇是假临产，还是真临产啊？"我憋得满脸通红，不敢吱声儿。

"真正临产需要具备三大要素，一是子宫规律收缩，5分钟至少要有一次肚子疼，每次宫缩不少于30秒，进入第二产程后，10分钟内通常要有三次宫缩，另外两大要素就是宫颈口的扩张和胎先露[1]的下降。"

"嗯，记住了，对不起，我下次注意。"

"没事儿，刚进临床都会犯错的，记住以后不要再犯同样的错误。咱们协和的床位宝贵，只有五张待产床，两张生产床。你前半夜收了个假临产的占了一张，后半夜就可能来个真临产的，咱就得让人家在走廊过道临时搭行军床，要是这时候外地再转来一个危重病人，咱把人家往哪儿放？耽误病人治疗是要死人的，咱们产科和任何一个专科都不一样，经常是一尸两命啊。"

这些理论我们都懂，欠缺的就是理论联系实际的功力，没办法，灰溜溜跟在领导后面继续查房。

琳琳趁机朝我挤眉弄眼外带撇嘴，我知道她是在安慰我。她挨收拾的时候，我也是这副德行笑话和宽慰她的。戏谑式的相互安慰，让我们在战术上重视领导的批评训诫，战略上忽视掉那些令人无法身心愉悦的部分，化悲痛为力量，保证不重蹈覆辙的同时，也不至于颓丧消沉抑郁。当然，我们刚绕过这个坑，另外一个坑正在不远处朝我们暗笑和招手呢。

值一晚上夜班，第二天可以回宿舍补觉的，整个妇产科只有产房有这个待遇。查完房，我去换衣服洗澡，忙活完已经十点多了，正打算回宿舍，龙哥叫住了我，他递给我200块钱说："打电话订餐，中午你跟我们吃完了再回去睡觉吧。"

产科是24小时不能离人的，聚餐一律叫外卖，保证产房有什么事的话医生能够第一时间出击。

打完订餐电话，我目光呆滞一言不发。龙哥看出我闷闷不乐，对我说："挨骂很正常，别难受了，你看看我们，哪个不是被骂大的，别往心里去。"

---

[1] 胎先露：分娩时最先进入骨盆入口的胎儿部分称为胎先露。

　　我鼻子一酸，眼泪打转，但是我不愿意哭出来，更不愿意在自己看重的人面前掉眼泪，我也不愿意轻易跟别人说，自己今天难受过，因为，说了也没有用。

　　龙哥点了一支烟，说："真假宫缩最大的区别就是强度，真宫缩一旦发动，会越来越强。假宫缩除了不规律，强度也很弱，一般不会太疼。"

　　我说："理论都懂，你看我回答许教授的时候不是背得挺顺溜吗？"

　　龙哥抽了一口烟，鼻子一哼，冒出两股白烟，说："要有足够的量变才能达到质变，别着急，这点小问题对你来说，很快就会变成毛毛雨。"

　　我还是不争气地抹了一把眼泪："理论都懂，就是不知道要等到什么时候，才能有那份功力。"

　　龙哥往可乐罐里弹了一下烟灰说："丫头，你读过《绿化树》吗？"

　　我用手背又抹了一把眼泪："读过，张贤亮的，上大学的时候看过好几遍呢。"

　　"张贤亮在《绿化树》的《序》中这样写：在清水里泡三次。在血水里浴三次，在碱水里煮三次。说的虽然是那个年代残酷的思想改造，但我觉得同样适用于你们小大夫的成长。当大夫绝不是学了医学课程就会看病的，你们需要走出象牙塔，把自己扔到病房中去历练，反复的实践、感受和印证，这是一个漫长的过程，需要时间，就跟广东人小火慢炖才能煲出好汤是一个道理。"

　　我又抹了一把眼泪："道理都懂，就是不知道猴年马月才能泡出来，整天累得要死，还当众挨骂的感觉很糟糕，我都觉得没有勇气走下去了。"很不争气，我还是哭出了声音。

　　龙哥递给我一张面巾纸说："别抽抽搭搭的了，痛快地哭吧，哭完就没事儿了。你刚进协和，这才哪儿到哪儿啊。"

　　我说："那你告诉我秘诀，你是怎么学得那么好的。为什么许教授从来不骂你？难道我不是学医这块料？"

　　龙哥说："傻丫头，哪有什么秘诀，学医的根本没法抄近道儿。再说了，许教授当然不会当着你们这些小住院大夫批评我们主治大夫了，总要留些面子和尊严的，我们还要在你们面前当老大呢。我们要是犯错，许教授也会找我们谈话的，性质比当众修理你们一顿严重多了。"

从缭绕的烟雾中，我似乎感觉到他散发出的一股淡淡的无奈。

"我告诉你，看病不是简单的你问我答，你上床我检查，它像福尔摩斯探案一样，你要想明察秋毫，除了进行客观检查，还要注意察言观色，任何蛛丝马迹都不能放过。再遇到这类问题，除了摸宫缩、听胎心、查宫颈，你还要注意看大肚子的脸。她要是温文尔雅，进诊室知道问好，做胎心监护的时候还幸福地拉着老公的手闲聊天儿，说什么家里花没浇呢，鱼没喂呢，一般都不是真临产。真正临产的产妇一般都是疼得谁都懒得理，见谁都烦。"

我抹着眼泪从龙哥那儿取得真经，在以后的工作中屡试不爽，再没因为这个问题挨过骂。

挨了这顿收拾以后，很长一段时间里，我都发自内心地害怕许教授，见了她就像老鼠见了猫，能掉头就掉头，能靠墙就靠墙，能溜边儿就溜边儿。直接的后果是，工作中我丝毫不敢懈怠，病人的事永远比天大，必须做好，我会千万分地小心，但求不要撞到同一个枪口上。

这种害怕或者也可以称之为敬畏，像一股无形的力量，像一把小鞭子时不时抽打一下我年轻混沌的心灵。有时候，我甚至分不清自己全情投入和认真仔细是为了病人得救，还是为了自己少挨骂。总之，白大褂一穿，我就醍醐灌顶。

4. 循序渐进：分娩就像建座罗马城

生孩子是个一气呵成的连贯动作，每个女人生孩子都有专属于自己的节奏和步调，也就是说有快有慢。快的前后不到三个小时就能搞定，慢的可能要二十几个小时甚至更长。人世间万事万物都有各自固有的运行规律，中庸之道最保险，超出这个大致界限的要么是凶险，要么是极品。

千万别以为生孩子越快越好，肚子疼的时间短了看似少受罪，最大的危害在于一切来得太快，让所有人猝不及防，孩子大人都危险。从肚子疼到孩子出生不到3个小时的叫"急产"。听老辈医生讲，过去穷苦人家连饭都吃不饱，不让孕妇饿着就不错了，哪儿还有精力和财力补充营养，很多孩子生下来也就4～5斤重的样子，像只弱不禁风的小猫。尤其是已经生过几个孩子的经产妇，胎儿瘦小加上经产妇的产道松弛，临近预产期肚子一疼，产妇还以为自己要拉屎，蹲厕所里使几次劲，就可能把孩子生到粪坑里，摔坏了没钱治的，或者直接溺死的都有。现代社会里，时不时也能见到孩子生到马桶里摔伤的，把孩子生到出租车上、火车、汽车、飞机、轮船上的报道，这多是"急产"惹的祸。

生孩子是个循序渐进的过程，分娩不是英雄母亲咬牙瞪眼一用力就能应声落地一个大胖小子的。分娩需要逐渐积累，产妇的每一次屏气用力，都促使胎头下降，对产道产生压迫，阴道缓慢并且充分地扩张和延展，会阴逐渐拉长和变薄，之后在专业人员的保护和协助下，新生命诞生。急产省略了这些缓慢艰难的步骤，孩子迅猛冲出产道的一刻，母亲的身体可能遭受严重的撕裂。

生孩子是个连续的过程，医生人为地将其砍成三大块，分别叫作第一、第二和第三产程，目的是更好地观察产程进展。

第一产程是指从临产到宫颈口开 10 指，也叫宫口开全，这个过程产妇待在待产室，不用使劲，就熬着，感觉类似度日如年，时间的脚步却一刻不曾停止，怀胎十月的生命迫不及待，即将离开子宫来到新环境。

第一产程又分为潜伏期和活跃期。从临产到宫颈开到 3 指，称为潜伏期，这个过程是生孩子过程中最慢，最耗时间的，平均 8 小时。开 3 指后，产程飞速进展，从 3 指到 10 指，称为活跃期，平均 2 ~ 4 个小时搞定。

第二产程是指从宫颈口开 10 指一直到娩出胎儿。这时，产妇将要真正踏入产房，爬上产床。每一次子宫的收缩，都是吹响生命的号角，每一次都要借助宫缩的力量，一切力气朝下使，将孩子娩出体外。这是考验孕妇体力和爆发力，考验胎儿耐力和贮备力的最关键时段。

孩子生出来后，胎盘胎膜会紧随胎儿娩出，这是第三产程。所以生出孩子还不算生产完事，生完了胎盘胎膜才行，该过程不超过 30 分钟。

由此我总结，在成为一名真正的产科医生之前的我的小小前半生里，在电视电影屏幕上看到听到有关生孩子的张牙舞爪、大呼小叫，其实都是在上演第二产程。

别看那些涉及医学题材的影视剧里各种大穿帮、小混乱，尤其是生孩子的镜头，动不动就从产房里慌慌张张跑出一个大夫，拿"保大人还是保孩子"来拷问和探索人性，可唯独在演生孩子到底生多长时间这件事上是尊重客观事实的。因为人类从开始使劲到真正娩出胎儿一般不超过两个小时，也就是说再伟大的母亲，只需要坚持用力120分钟，差不多都能把孩子生出来。说到最后，还是广电总局对国产电影时间的限制，保证了编剧导演的靠谱精神。

国外有《白色巨塔》《急诊室的故事》《豪斯医生》和《实习医生格雷》，偌大的中国却没有一部好看的医学剧。总结下来就是编剧胡编、导演乱导、演员瞎演，一切源于这个浮躁的时代，没人肯定下心来好好做事。投资人花大钱买剧本，花大钱找名角，却不愿意花很少的钱去请专业人员对专业的事情进行校对和把关。演员更是不体验生活，以为穿上白大褂就能扮演医生，以为两手背身后一脸严肃，以及自以为深邃的目光就能体现医者仁心。抢救病人时一出口就要"给病人注射10克速尿[1]"，要知道一支速尿是20毫克，1克等于1000毫克，您这医嘱一下，护士那边不用干别的，闷头儿掰碎500支玻璃安瓿[2]算算要多长时间，病人早一命呜呼了。要不就是"抽200cc血送化验室检查"，要知道一般的化验检查只要2到5毫升血就足够了，抽出200cc送化验，您当这是西方医学蒙昧时期的放血疗法吗？病人要是本来就失血性休克，您再放200cc，就是压倒骆驼的最后一根稻草，直接成谋杀犯了。

无论是在急诊室、待产室还是产房，产科大夫是对时间和数据要求最严格的。每一个临产的产妇在产科医生心中都是一个不停转动的表盘，这只表盘一旦开始走针，就只许前进，不许后退。产程是否按照自然规律按部就班地进展，医生需要时时有数。新手能看好一个表盘就不错了，经验丰富的大夫能同时看管十个八个从不同起点开始，以不同节奏运行的表盘，还不耽误自己吃饭喝水上厕所。

超过产程时限的，一定存在病理产科因素，医生必须及早发现，积极查找产程停滞或者缓慢的原因，及时去除病因，或者通过外力给予纠正和扭转，最终目标是保证生好每一个将要成为社会主义接班人的小娃娃。要是临产后超过

---

[1]速尿：速尿通用名为呋塞米，利尿剂，适用于一、二级高血压，尤其是老年高血压或并发心衰者。临床上用于治疗心脏、肾性水肿，肝硬变腹水、降压等症。其利尿作用迅速、强大，如果过量使用，会造成病人脱水和衰竭。

[2]安瓿：安瓿就是针剂瓶子，类似宝林球外形的玻璃瓶。（扁平形状，下端是玻璃体而上端是橡胶塞的则是西林瓶）拉丁文ampulla的译音。

24 小时，孩子还没通过我们的十八般武艺，或者打催产素加强宫缩，或者人工破水促进产程进展，或者手转胎头纠正胎位，或者用吸引器、产钳，当然还有众所周知的一招剖宫产生下来，第二天交班的时候是无论如何都说不过去的。

很多时候，产妇只要看到宝宝安全降生，是不会和我们计较这些专业人员都要背上很多天才能一一记住的各个阶段的时限规定，时刻保持和我们较真，而且真正有能力和我们过不去的是产科的教授大佬们。

*　　*　　*

协和产科每天早、晚例行两次的交接班制度从建院之初延续至今，年轻医生称之为"过堂"。

教授大佬们坐在桌子的最里圈，屁股底下有凳子，胳膊下边有桌子，手里头有笔，一边听交班，一边记录。他们看似漫不经心，还可能偶尔私下里交头接耳，但是交班大夫若有一句模棱两可的话，或者哪个临床步骤没处理妥当都是逃不过去的。教授任何时候的打断和提问，绝对让那些没有充分思想准备，或者夜班里偷懒，或者不论主观不努力还是客观没能力，总之没有真正把活干好的夜班小大夫万劫不复。

协和医院寸土寸金，不光表现在东单和王府井之间那块巴掌大的地盘上，表现在住院大楼总共不到两千张的床位上，表现在普通病房一个大屋子动辄要住六到八个病人，表现在协和大院里东一处西一处始建于不同历史时期迷宫般的"私搭乱建"上，还表现在医生的工作空间上。

能混到交班室大方桌子最里圈就座的，都是有头有脸的人。进修大夫和来晚的只能坐外圈，经常是三个人坐两把椅子，要是做记录就得把小本子放自己大腿上，或者搭在前排座位的椅背上。至于实习大夫，一般都是站在第三圈打立正的，屁股底下连把椅子都捞不着。

协和妇产科一共有四个独立病房，每个病房不超过四十张病床，除了个别有行政职务的科室主任和副主任才可能有自己的独立办公室，别的不论你是全国知名专家、学会委员，还是正、副主任医师，都只能凑合挤在一个无比狭小、通风采光均差、各种报纸书籍杂乱堆砌的小办公室里，甚至好多医生办公室是没有窗户的"小黑屋"。资历尚浅的副主任医师、主治大夫以及之下的住院总医师、住院医师、进修医师、实习医师就只剩下一间大交班室。

病房里的这间大交班室是名副其实的"多功能厅"。早晚用来交接班，白天住院大夫问诊病人、写病历、随时向家属交代病情变化，所有的手术知情同意书、输血知情同意书、委托书、创伤性检查治疗知情同意书等等重要医疗文件都在这里签署，病危通知书甚至死亡通知书也都是在这里下达和交给病人家属。除此之外，专业组业务学习、手术病人的术前讨论、危重病人的全院多科会诊、死亡讨论等等医疗活动一律都在这里进行。

京城大，买房贵，挣钱不多的北京人一不小心就住到大兴、顺义、通州等郊区去了，再不小心就住到河北燕郊去了。除非租房，能住在医院附近王府井皇城根儿的大夫几乎没有。所以，差不多所有大夫护士都在医院吃中饭，有人从食堂买饭，有人叫外卖，有人从家带饭，最后差不多都集中到这个大交班室里吃。吃了中饭，手头有活的打着饱嗝儿、强忍饭后大部分血液直奔胃肠而去、大脑缺血缺氧带来的阵阵困倦继续工作。手头没活的若是足够幸运，说不定能搜罗到三五把椅子拼在一起，再找一本大部头著作枕在脑袋底下，美美睡个小觉，补充能量以备下午再战。

在协和，主治医生以下级别的医生连一张属于自己的办公桌都没有，甚至一个带锁的抽屉都是奢望，每人只有铁皮文件柜中的一个格子，大小和殡仪馆里存放骨灰盒的格子差不多，只放得下书包，以及书包里并不贵重的私人物品。病房里也是寸土寸金，铁皮文件柜以前只能去占用消防通道，后来因为不符合防火安全撤到病房的外走廊，后来因为连续几次撬门别锁案件的发生，又挪回内走廊，后遇病房整体化改建，一度挪进了大交班室。

于是，处理各种严肃医疗事件的大办公室又陆续出现诸多不严肃事件。这边大夫正和家属进行手术前的谈话签字，正讲到麻醉意外、心跳呼吸骤停、术后伤口感染裂开以及羊水栓塞、产后大出血、母儿双亡等等不幸事件的可能，那边一位大夫打开铁皮小柜子，取出一个鼓鼓囊囊的大红包，喜笑颜开地交给另一位大夫，还嘻嘻哈哈拍着对方肩膀祝哥们儿新婚快乐；这边医生正和家属交代胎儿宫内窘迫，需要马上使用产钳把孩子拉出来，那边下夜班的小大夫正对着铁皮柜子小门内侧巴掌大的小镜子描眉理鬓，准备出发去见新介绍的对象；小女大夫这边刚采集一半病史，中途和病人说声抱歉我要出去一下，再从装着听诊器的白大衣兜里摸出一把异常单薄的小钥匙,打开铁皮柜子从花书包里拿出一片卫生巾,迅速并且略带羞涩地揣在兜里出去上厕所了。

离不开人间烟火的医务人员这些太接地气的行为举动,病人无论如何是不愿意看在眼里的。

最后,铁皮柜子终于找到自己的归宿,去了配膳室,和热水炉、微波炉、冒着热气泛着芳香的开饭车在一起。经历了日复一日桑拿般的熏蒸之后,劣质油漆发生脱落、柜子内外斑斑驳驳满是岁月的痕迹,大夫们要在柜子里垫上报纸或者塑料布才能保证不弄脏自己的书包。

医生上班,第一件事是脱掉外套,换上白大褂,更衣室在哪里?协和医生的字典里是没有这个词的。医生的白大褂都挂在交班室门后的挂钩上,自己的衣服,尤其是冬天,各种羽绒服、棉大衣、绒线帽子、毛手套一律扔在值班室床上。下班晚的医生悲了个催,眼瞅一个个铁钩上早已超负荷挂了好多件白大衣,怎么也找不到属于自己的那一个钩。于是,为了防止白大衣口袋里的图书证、工作手册、便签纸、钢笔、铅笔、圆珠笔、钥匙串、护手霜、买饭卡等等零七八碎散落一地,只好将白大衣卷起来随便放个地方。第二天上班,大夫小脸收拾得白净漂亮,身上却套着一件皱巴巴的工作服,新病人见了难免惊诧、嘲笑,甚至产生几分鄙夷和不信任。医生的着装、言谈和举止在很大程度上影响病人的信任度和治疗的顺应性,这是有国外大批量调查数据支持的结论。

妇产科还算好的,个别内科病房甚至连值班室都没有,值班大夫每天晚上要从护士长那里临时领了被褥,利用几把椅子临时搭建床铺,或者干脆睡在大办公桌上。

实习大夫更惨,他们连临时放私人物品的柜子都没有,交班的时候打立正站在最外围,身上穿着严肃的白大衣,肩膀上却挎着花花绿绿各式各样的书包,里面一般是教科书、随身听、装着不锈钢勺子的饭盒、钱包,还有纸巾润唇膏之类的小东西。交接班的间隙,偶尔会听到个别毛手毛脚的孩子弄出来的饭勺碰撞饭盒的声响。

*   *   *

这些"不严肃"都不影响教授眼神的严肃,每天早晨的交接班,都是一场关于到底如何才能把一个陌生孕妇的生孩子过程安排得更完美的"窝里斗"。方桌会议多年如一日，早晨 7 点 45 准时开始，夜班大夫要把这一晚上发生的医疗事件，来了几个孕妇，都是什么原因收住院的，该不该收，收了以后做了什么治疗或者处理，现在孕妇的情况如何了，白班医生有哪些注意事项等一五一十说清楚。

重头戏在于夜班一晚上生了几个孩子，生的还是剖的，为什么要剖，都要一一交代。那些顺产的，还有手术指征[1]明确一定要做剖的都不是大问题，最怕的就是生孩子生到一半改做剖宫产了，这事是一定要"过堂"的。这令所有夜班医生胆战心惊，不论你是一线、二线还是三线、四线。

琳琳交代完昨晚中途改剖宫产的病例后，许老太眉头一皱，转头问管病房的主治大夫庞龙："这个月咱们病房的剖宫产率是多少啊？"

庞龙说："今天 29 号，还没最后算呢，初步估计大概 40% 吧。"

"都 40% 了？世界卫生组织对剖宫产率设置的警戒线是 15%，好嘛，咱们这儿翻了一倍还多，你分析一下，怎么回事儿？"

"最近的剖宫产率确实有点高，我们一直努力在控制，但是，我觉得拿世卫这个 15% 的硬性指标说话，也是很危险的，20% ~ 30% 的剖宫产率可能对我们协和来说更合适。"

"愿闻其详。"许老太是个向来没有废话的人，插话也插得极其简洁。

"和各大妇产医院、妇幼保健院不一样，咱们协和是综合医院，以病理产科为主，很多来协和生孩子的都是有特殊问题的，不是先天性心脏病或者风湿性心脏病已经心功能衰竭的，就是严重心律失常，还有甲亢未控、妊高症抽搐、红斑狼疮病情活动等等，这些内科合并症肯定是及时终止妊娠赶紧剖了最安全。另外，咱们产房以初产妇为主，占 90% 以上，发生难产的机会肯定比经产妇高，所以剖宫产率也会相对增高。还有，咱们协和没有常规开展无痛分娩，产妇娇气、怕疼也是不可忽视的因素。京城白领越来越多，先奔事业后生孩子的高龄

---

[1] 手术指征：所谓手术指征，也就是手术适应症，是指当某种疾病符合诊疗常规所规定的标准，采用非手术治疗方式无法治愈疾病，采用手术方式将有助于疾病的治疗时，所应采用的手术方式。任何一项予手术的疾病都有一定的标准，比如剖宫产的手术指征适用于孕妇不能经阴道分娩，或阴道分娩危及孕妇或胎儿的安全时。

产妇也越来越多，经常有40多岁来生孩子的，高龄初产也在很大程度上增加了我们的剖宫产率。还有几代单传，花了十几万做了好几回试管婴儿才成功怀孕的珍贵儿，这些都增加剖宫产率。对了，提起试管婴儿，动不动植入2～3个受精卵，直接导致双胞胎多了，大多数也得剖。最后，还有人情问题，有时候上头下来的口头指示比红头文件还有执行力和威慑力，手术的时候连院长都要亲自到现场关照的产妇，岂是咱们一介草民能控制住的？"

许老太咂巴几下嘴，没再搭腔，将话题一转质问值班医生："宫口都开了8指，怎么还剖了呢？新生儿体重多少？"

琳琳答："3100克。"

许老太说："孩子不大啊，怎么就没生下来还让孕妇遭了二茬罪呢？"

琳琳说："活跃期停滞，开了8指以后，两个小时了宫颈口一点进展都没有，还是8指，胎头下降也不满意。"

许老太接着问："那宫缩好吗？"

琳琳答："开始不好，频率不够，强度也弱，开6指的时候，我请示二线后做了人工破水，羊水清亮，破水后观察了半个小时，宫缩比以前好多了。"

"既然宫缩已经通过人工破水得到了加强，为什么还是出现活跃期停滞了呢？请石医生给我们分析一下原因。"

这下完了，许老太看来要发飙。她平日都是喊"小石头"或者"琳琳"，稍微严肃一些的时候无非是喊"小石"，正经八百尊称一声"石医生"的时候，八成是要出事。我在心里暗暗替琳琳捏了一把汗。

琳琳说："开8指的时候，产妇就嚷嚷着要大便，我几次都误以为宫口开全要生了呢，检查时发现胎头仍然很高，胎头也变尖了，估计是胎位出了问题，马上报告了二线。"

琳琳这招成功转移了矛盾，就是简要回答教授的问题并且也提出问题，然后把问题推给自己的上级大夫。

许教授把眼神和疑问投向二线。

被推到前台的二线是车娜，她一副大义凛然和满不在乎地说："琳琳分析得对，产妇过早产生便意，活跃期宫颈口不再扩张，有先锋头，胎头下降不满意，都提醒我们可能存在胎位异常，最常见的就是持续性枕后位。"

　　绝大多数孩子都是大头朝下在妈妈肚子里待着的，肚子不疼的时候怎么待着都行，但是一旦临产，胎儿的后脑勺一定要朝前才好生，还不能朝向正前方，左前方或者右前方都行。胎儿后脑勺朝后的话叫枕后位，也能生，但是特别容易发生难产。

　　许教授问："那你们都做了哪些处理？"

　　琳琳可能是转移了矛盾后又有不忍，或者已经意识到夜班里的一线和二线本来就是一根绳上的两个蚂蚱，跑不了你，也蹦不了我，所以还是同舟共济吧。她赶紧接回话茬，正面回答许教授的提问："我们把孕妇拉到产房，做了阴道检查，确实是枕后位，此时宫口已经接近全开了，但是胎头很高。我们就和孕妇以及家属做了交代，告诉他们胎位不正，继续生下去可能会很费劲，好在胎心一直很好，还有时间进行选择。一种办法是医生通过阴道徒手旋转胎头，纠正胎位，这样的好处是如果胎位能转过来，很快就能从阴道顺生，免了剖宫产这一刀。如果产妇不愿意尝试，那就直接去手术室做剖宫产。"

　　许老太接着问："孕妇和家属什么意见？你们有没有手转胎头？"

　　手转胎头是产科的一项传统助产技术，说起来挺吓人的，医生要把整个一只手都伸进孕妇的阴道，然后像《射雕英雄传》里梅超风用九阴白骨爪抓住骷髅头一样抓握整个胎头，通过外力旋转胎头纠正胎位，最终要把胎儿朝后的后脑勺转到前面来，才算成功。手转胎头是项技术活，原则上只有二线才有资格做，琳琳赶紧给车娜使了个眼色，好像在说，对不住啊老兄，又该你了。

　　车娜是个说话做事都非常利落的人，也一向没有废话，她说："孕妇和家属都不同意手转胎头，我们就给她剖了。"

　　"胎位异常是产程阻滞的原因，既然知道原因，就应该对症施治，为什么不试试纠正胎位？"许老太穷追不舍。

　　琳琳赶紧说："领导，不是我们不想试，是我们交代了手转胎头可能出现的各种危险以后，产房外头一个爱人四个老人一致表示不愿意再折腾了，坚决要求剖宫产。"

　　"你们两个人，一个是干了十几年的高年资主治大夫，一个是刚刚进门一切从头学起的住院大夫，为什么不能从纯学术的角度回答我的问题？怎么都在拿家属说事儿呢？家属知道什么？还不是你们大夫怎么谈话，怎么引导，人家就怎么签字。你们倒是给我学学经过，到底是如何跟家属交代病情的。"

琳琳说："我……我指着谈话签字单上的字说，首先，徒手进入阴道和宫颈的操作可能会造成会阴、阴道和宫颈的撕裂。交代了第一条后我一抬头，看见五个家属都咧着嘴。第二，过多的阴道操作可能增加产褥期感染，交代完了这条，一个老太太已经开始抹眼泪了，我估计是孩子他姥姥，产妇的亲妈。我接着说第三条，生孩子生到最后阶段，胎头和骨盆之间几乎没有缝隙，不是我们五个手指头想抓握胎头就能抓得到的，需要利用宫缩间隙先将胎头用力上推，抓住胎头后等到下一次宫缩来临的时候配合产妇用力，进行旋转，很可能就在这上推的瞬间，脐带会水蛇一般顺着我们制造的临时缝隙滑脱而出，脐带脱垂一旦发生，只有 5 分钟的抢救时间，胎儿九死一生。交代到最后，包括产妇的老公，几个人都近乎瘫软，只有一个老太太还保持理智，还有能力和我对话。

"她问：'你们能保证一定把胎位转过来吗？'我说：'我们会努力的，但是不能保证百分百的成功，只能说是试试。'她问：'要是胎位转过来就一定能生吗？'我说：'生孩子这事儿，不到最后一刻孩子呱呱坠地，谁都不敢保证一定能生下来的。'她没再追问下去，叹了口气说：'现在国家都计划生育了，两口子就生一个孩子，既然生得这么不顺，干脆剖了算了，不就是肚皮上挨一刀嘛，反正以后也不生了，产妇冒这么大风险，你们医生又没有十足把握，实在不值得，还是剖了吧。'"

"那你们有没有告诉家属，这个时候做剖宫产的种种危险性？"

琳琳说："许老师，时间很紧，再加上产妇那边一有宫缩就惨叫，大声哭喊着说大夫快给我剖了吧，求求你们了，我受不了了。说实话，我看了她一晚上的产程，她真的是很坚忍表现很好，听到她一阵阵的哭嚎我都快崩溃了。再说，我一张手术谈话签字单已经把她四个家属都谈趴下了，真的来不及说太多了，就赶紧联系了手术室。"

这个火候做剖宫产，虽然是一种选择，或者说是最后的出路，但手术难度是相当大的。宫口开全的剖宫产和那些根本没开始肚子疼、压根没开始生的择期剖宫产是有天壤之别的。此时的胎头上不上、下不下，处于极度尴尬的位置。从下边生，头还太高，从上边剖，头又太低。这种马上要生了却又生不出来，胎头卡在产道里的剖宫产是最考验医生手术技巧的。

切开腹部和子宫后，如果短时间内不能捞出孩子，直接结果就是窒息，如果捞的手法不对，不光捞不出来孩子，还会造成损伤。胎儿可能发生软组织损伤甚至骨折，母体的子宫下段可能遭到撕裂，这种撕裂有时候会非常严重，甚至一直延展到宫颈，甚至撕裂附着在子宫前方的膀胱。

另外，孕妇已经破水了，胎膜是保护胎儿与外界完全隔离的一道屏障。破水以后，胎头通过扩张的宫颈已经和阴道以及外界发生接触，这些环境都不是绝对无菌的，把已经部分进入阴道的胎头捞上来，再从子宫切口和腹部切口这条路径分娩出来，非常容易引起沿途脏器的感染。

"都长本事了是不是？剖宫产越做越好，什么都不怕了是不是？车医生，你说说当时是怎么考虑的？"许老太仍在发问。

车娜说："许老师，我明白您的意思，您是怪我们没有做最后的努力就草率剖宫产了。这个问题我是有我自己的看法的，我自己也生过孩子，当时就是枕后位，是半夜里把您从东堂子胡同的家里请来，亲自帮我手转胎头，我家女儿才顺利生下来的，在这件事儿上，我是终生感激您的。但是您知道吗？在没有分娩镇痛的情况下，那种疼痛是无法忍耐的，简直太残忍了，这么多年来，我做噩梦每次都少不了这个事儿。说实话，我本人从骨子里是抵制这种产科技术的，我觉得这种技术应该废弃。"

许老太脸拉得老长，除了心肺参与呼吸和心跳，浑身上下包括眼珠都是一动不动，整个交班室陷入了僵局。整个协和的妇产科，从林巧稚开始，到我们这层最小的住院大夫，下级医生对上级医生的意见从来都是"无条件服从"。今天这阵势，真是开了眼了。

下级大夫凡事听上级大夫的，并非官大一级压死人，而是因为医生这行当最重要的就是经验，谁在临床泡的时间长，谁见的就多，谁的见识就广，就该听谁的，而且，这样的总体性价比是最高的。另外，协和多年来的传统是任何时候不让小大夫出头顶雷，任何医疗差错的最终负责人，也就是担当者，永远是上级医生。如果小大夫自作主张，一意孤行，一切后果只能自己负责。曾有台湾医学生把医院里医生上下级之间的行为态度一律总结为三个字，拍马屁，简称PMP，执行得好的叫拼命拍马屁，简称PMPMP。此话虽有调侃，却十分真切地道出了医院这片江湖的行为法则。

敢公然和教授顶牛的医生少之又少，比大熊猫还稀有，基本可以分为两种情况，一种是破罐子破摔的混不吝[1]，还有一种是独立思考、特立独行并且敢于表达自己的人，车娜属于后者。在心里，我又替她捏了把汗。

庞龙率先打破僵局，他一边翻病历一边问："手术顺利吧？孩子怎么样？有没有窒息？"

琳琳赶紧接茬："捞胎头的时候确实费劲儿，我们叫了妇科的值班大夫来帮忙，让她通过阴道从下向上托胎头，车娜才勉强从子宫里够着孩子的脑袋。孩子出来哭得挺好，切口也没撕裂，出血不多，现在唯一担心的就术后感染，我已经给她用上了预防性抗生素，今早我给她查了血常规，也过去看过产妇，她体温还好。"

庞龙一定是知道夜班这个难产虽然过程曲折，但是孕妇和孩子的结局都不错，才故意这么提问的。庞龙比车娜早几年进协和，车娜对他是几分崇拜几分爱慕，他对车娜是几分教导几分呵护，是科里公认最纯洁的一对蓝颜知己。他提问的目的其实并非质疑，除了打破僵局，更是在打圆场、和稀泥。他的真实意图是"反正大人孩子都挺好，老太太您就别较劲，别难为夜班大夫了，人家一伙人大大小小的也是干了一晚上活儿没闭眼，没功劳还有苦劳呢"。

许老太的脸仍然拉得很长，一把拿过病历，前后翻了5分钟才开腔："庞龙你别当和事佬，我不是非要批评谁，也不是不批评人就不会讲话。他们夜班之所以有时间把孕妇推到手术室，又打麻醉又消毒又找人帮忙托胎头，自以为行云流水挺麻利，都得亏了这个孩子在他妈肚子里一直争气，都得庆幸这个孩子命大，他没有出现缺氧，没有出现宫内窘迫。我看病历记录了，从决定手术到打麻醉捞出孩子一共30分钟。别以为你们剖宫产技术好，别以为没撕裂子宫没大出血就英雄了，要是当时胎心不好，掉到七八十次持续十分钟都不恢复，我看你们来不来得及去剖宫产。你们要把大肚子折腾到平车上，坐电梯送到手术室，就是不打麻醉只用局麻药，再加上和家属谈话签字的时间，动作再快也得十分、二十分的吧？出来的孩子要是重度窒息一声儿不哭，看你们傻不傻眼！"

---

[1] 混不吝：混不吝是北京方言，有股子啥都不在乎的味道。

　　谁都不吱声。说实话，真要碰到许老太说的这种情况，我们就都得傻眼，老北京话也叫"瞎咪"了，想哭都找不着调。阴道助产需要过硬的基本功，一旦孩子有宫内缺氧，必须马上娩出的时候，如果医生能够手转胎头纠正胎位并且配合产钳或者吸引器，绝对是能把孩子最快生出来的真功夫。

　　"生孩子哪儿有不疼的，你生过你就有发言权了？"庞龙打破了僵局，许老太却没有歇火，反而更猛烈地开炮，"我没生过孩子，也没当过母亲，但是作为一个产科医生，我知道分娩的阵痛是暂时的，若是留下后遗症却是终生的。如果你们不重视阴道助产，不会转胎头纠正胎位，只会一味地剖剖剖，真要是哪天碰到胎心不好的孩子就因为你们技术不熟练，或者是像你这样本身就抵触阴道助产的产科医生，因为缺氧窒息日后发生脑瘫等后遗症怎么办？你有没有想过这些家庭往后的日子怎么过？到底是哪头儿大，哪头儿小？手转胎头是残酷，是疼，可是这技术救了多少孩子的命你知道吗？旧社会炕头上因为胎位不正生死多少孩子你知道吗？活活憋死多少大人你知道吗？你自己疼过也怕孕妇疼是剖宫产的理由吗？你这是在替自己的不作为找借口，真正懂得心疼病人的大夫不是这样的，你这是妇人之仁！妇人之仁！"

　　许老太说最后四个字的时候，用右手食指的第二指间关节响当当地敲着木制办公桌，在窄小的办公室上方，她因为激动而略微颤抖的声音和着敲击桌子的当当声搅扰在一起，绕梁不去。

　　当时的我二十出头，凡事追求完美，对于一个从小就处处希望大人表扬的女生敏感的小心思来说，每每遇到这样的场景，感觉都非常残酷，内心也相当地难受。哪怕批评的不是自己，都会在梦里重复听到那指间关节敲在木头桌子上"当当当"的声响，任凭多少岁月流年滑过，都淡化不掉，挥之不去。

＊　　＊　　＊

　　交完班，因为心里替琳琳和车娜各自捏着一把汗，使得围观的我一点都不轻松，小脸吓得煞白，小心翼翼地跟在领导后面查房。查完房，我到办公室找庞龙签病历首页，小心翼翼地问："庞老师，您说万一碰上百年不遇的脐带脱垂或者胎心突然就不好了，咱们把产妇从八楼弄到一楼的手术室，先打麻醉，再等药物起效，那孩子不就九死一生啊？将来真要碰上这些万分紧急的情况可怎么办才好啊？"

"这都是中国特色和协和特色，产房、新生儿科还有手术室分别离着八丈远，多少年解决不了的问题。发达国家的产妇生孩子都有分娩镇痛，一旦临产，后背上扎一针，留个管，麻醉医生可以随时根据产程进展情况给麻醉药进行分娩镇痛，产房隔壁就是产科专用手术室，有专门为产科紧急情况应召的手术室团队，院内紧急呼叫广播一响，全体人员就位，几分钟就能把胎儿从子宫里捞出来，还怕什么？"

"庞老师，今儿早晨琳琳和车娜够惨的，咱们是不是该安慰她们一下？"

庞龙说："没事儿，就事论事而已，骂完就完了，都是为了产妇和孩子。你们当小大夫的既往心里去，又不要太往心里去，记住教训，忘掉私怨。琳琳那姑娘我了解，她心大，没事儿的，车娜是高年资主治大夫，老战士了，这么多年骂过来的，更没事儿。"

"不过今天骂得太厉害了，她俩会不会躲在哪儿偷着抹眼泪呢？要不打个电话问问，顺便安慰一下。"

庞龙看看表说："都九点了，车娜早上手术台了，晚上做剖宫产捞孩子，白天上手术台捞瘤子，哪儿有工夫抹眼泪？琳琳昨晚上的夜班够臭的，估计一夜没合眼，这会儿应该在宿舍睡觉呢，你就别没事儿找事儿了，快去干好自己那份活儿，别闯祸、少犯错，别让龙哥替你顶雷挨骂比什么都强。"

"车娜真够牛的，值了一晚上夜班还能再上妇科肿瘤的手术，一台至少要四五个小时时间吧？等我轮到妇科那边也得这么干吗？"我不免替自己的将来担心起来。

"那当然了，入乡随俗，妇科那边从来没有下夜班的说法，只要碰上夜班，都是要连续工作 36 小时的。"庞龙说。

"这不符合劳动法吧？那么多前辈，难道就没有质疑过这种违反劳动法、违反人类身体正常运转规律的工作安排吗？"

"当然有人质疑过，愤青年年有，不独你一个。得到的解答说协和是医院，医生在和病魔作战，病魔不休息，医生也别休息。总之一句话，劳动法不适用于医院。"

"可医生也是人啊。"

"谁让你选择了这个职业呢，这是职业对你的要求。"

"有人反抗过吗？"

"有啊，后来都走人了。协和就是这样，小医生很辛苦很累，要在最底层煎熬很多年。聪明的一眼看穿，走了；身体不好的受不了这份累，走了；短视的看不到熬出来的那一天，走了；还有注重生活质量、不愿意受这份洋罪的，也走了。留下来的只要身体好，都能熬成专家和教授。"

我说："我倒是不怕干活不怕受累，就是怕挨骂，真想当一辈子的一线，出什么事儿都有的请示，有二线、三线替我们顶着，等到哪天需要自己做主了，自己扛着的时候，真的没法想象。"

庞龙说："看来你是真受刺激了，这才哪儿到哪儿！许老太这一拨老教授当年都是给林巧稚打下手的，那会儿骂人比现在厉害多了。林巧稚要是称呼你张羽啊，小张啊，或者小羽什么的那就是太平无事，林巧稚要是非常正式地称呼你'张医生'你就惨了。那时候交接班比现在还严，谁都别想偷懒或者混水摸鱼，要是碰到把孩子生到床上、顺产改剖宫产、胎儿窒息、会阴三度撕裂都算内部医疗事故。主任要先和你个人谈话，然后再小范围讨论可能属于你的那部分过失，最后还要组织全科大讨论，每个医生都可以站起来指着你的鼻子质疑你的临床决策。"

我说："哎，马后炮的批评谁不会啊，当局者迷，旁观者清，身在其中的时候，谁敢保证自己能把每一个细节都处理得完美无缺，事后谁都挑不出错来呢？"

庞龙说："你说的也有道理，大多数批评和指责，以及殿堂之上教授们的种种高见对于一个已经过去的不成功病例其实都是马后炮，再响、再漂亮、说得再明白也于事无补。但是，讨论和反思对于年轻医生的学习和成长，预防或者减少类似医疗差错的再次发生非常有用。有人骂你是好事儿，说明有人在教你。年轻人值一晚上夜班很累，做好了没人表扬，但凡一点小错却可能被揪住不放严厉批评，会有点委屈的，但是这能逼迫你在做决定之前反复思考，避免或者减少你犯错，让你在惨烈中以最快的速度成长。医生，是一个高度自律的行业。过去哪儿有老百姓动不动告大夫的事儿，听都没听说过，但医生查房、交班、讨论病情都是比现在更惨烈的'窝里斗'，互相批评找碴儿挑错儿，相当于专业人员代替病人和主管大夫较真儿，和主管大夫要说法儿。目的只有一个，往小了说，大夫自己越锻炼越牛，大夫技术好了，经验值高了，病人自然少流血泪少受罪；往大了说，做好产科工作，不断提高产科质量，那可是从起跑线上提高整个中华民族国民身体素质的大事。"

如果车娜对庞龙是崇拜加仰慕，我和琳琳这样的小马仔对他就是百分之百的崇拜。他聪明、机敏，不论是专业还是非专业的，问他什么他都知道。更主要的是他愿意给我们摆事实讲道理，愿意在我们想不通的时候，设身处地地开导我们，他从不打官腔，也不讲理想和追求，却支持我们一直坚持在人间这条沧桑的正道上。

5. 产科最重要的临床决策都是看预产期

产房最近特别缺人手，只有我、琳琳，还有进修医生老窦三个能值班的劳动力，我们三个 do re mi 一般快节奏地轮流值班，每天的日子都可以用昏天黑地来形容。

早晨交班，琳琳抱着厚厚一摞不锈钢病历夹子往桌上一扔，一把抓掉头上的一次性无纺布帽子，上嘴唇回收，下嘴唇前伸，忽地吹开耷拉在前额的头发后，大声嚷嚷道："一晚上累死人了，这种夜班真是没法儿值了，一个人一晚上干的活比整个白天干的工作量都多。领导，既然哺乳动物的分娩大多在夜间启动，为什么不调整一下产科的作息时间呢？以后应该大部队集体上夜班，白天有个人看着产房就行。"

没人搭理她。

交班开始了，听战果确实够忙，一晚上生了六个，剖了两个，包括一对双胞胎，一共弄出九条人命。琳琳可能是累糊涂了，把最后一个孕妇的预产期算错了，整整提前了一个星期。

教授问："石医生，预产期怎么算啊？"

我一听，完了，根据龙哥给我们讲那些过去的故事，教授一旦尊称你"石医生"或者"张大夫"，就是要大刑伺候了。

"月份减三，或者加九，日期一律加七。"

"多简单点事儿，那你怎么整整少算了一个礼拜呢？"

"对不起，昨晚太忙了，分娩记录和手术记录还没来得及补齐呢。"

"我知道你们昨晚上夜班忙，但是越忙越不能出错。咱们产科的工作就是这样，大夫再累也没什么功劳，孩子顺利出生，那是人家期盼已久和意料之中的事儿，再好也是人家媳妇生得好，人家的孩子争气。可是作为产科医生，要是弄出个错误或者整出个纰漏试试，你看人家答不答应！小石医生，听说你的数学特棒，北京四中有名的数学尖子，北京市但凡有头有脸的数学竞赛你都拿到过名次，是吗？"

"领导过奖了，我数学还凑合。"

"我看应试教育的问题就出在这儿，高才生会高等数学，会微积分，能拿奥林匹克数学竞赛的大奖，可是干了临床大夫以后，孕产妇也就需要你算个预产期，你还给算错了，学那些高深的玩意儿干什么用啊？"

"对不起，昨晚夜班太忙，忙得晕头转向，计算预产期的时候，我忘了加日期，于是错把预产期提前了一周。"

"忙是出错的理由吗？我们这些教授也不是不食人间烟火，当年也是从住院大夫过来的，你们现在的一线值班医生只管产科，我们那时候是妇科和产科都要管，不比你们累吗？再忙也不能马虎，我们产科重要的临床决策都是看预产期，你看这个破水的孕妇本应才 36 周，而你却算成 37 周，虽然只差一周，但是早产和足月的差别。这个孕妇还是 1 型糖尿病病人，从病历记录上看，在怀孕 30 周后大约一个月的时间里，她不知听信了谁的谣言，说妊娠期用西药会导致胎儿畸形，竟然自行停用了胰岛素喝了一个月的中药汤子。这个胎儿最大的问题是即使足月，胎肺也不见得成熟，咱要是再让人家早生一个礼拜，问题就更大了，万一来个新生儿呼吸窘迫综合征，谁负得起这责任？"

围观群众，无一发言。琳琳也就是一个预产期算错了，竟然勾出教授这么多话，一定是刚才抱怨夜班辛苦之类的话惹了祸。

琳琳交完班，转身回宿舍睡觉去了。我中午回宿舍的时候，她刚醒，气鼓鼓地对我说："真倒霉，累了一晚上没功劳还有苦劳呢，却遭到一顿羞辱，刚才睡了一觉，做梦都在继续挨教授的骂。"

"唉，以后咱们当小大夫的千万别抱怨。一个人的屁股坐在什么位置，直接决定大脑的思维方式，领导是不爱听这些的，动不动还会说，他们当年如何，你们这才哪儿到哪儿的话。"

"他们当住院大夫那是什么年代？那时候的老百姓用大鞭子赶着，大喇叭宣传着都不来医院生孩子，那个年代的营养条件多差呀，超过七斤的孩子都少见，生孩子也以经产妇居多，肚子一疼，三五个小时差不多就生了，不用侧切，生完 24 小时就抱孩子回家了。现在倒好，几乎百分之百都是初产妇，生个孩子平均也要七八个小时。而且现在的孕妇都怕孩子输在起跑线上，玩儿命地吃，胎儿动不动就是七八斤，哪儿那么好生啊！过去生孩子的大多数是劳动妇女，两个膀子一用力，大麻袋都能扛起来的女人生孩子根本不费劲儿。现在倒好，八成以上是坐办公室的白领，该肚子用力的时候腹肌不行，该屁股用力的时候肛提肌不行，就大喊大叫的时候声带好使，叫得那个大声儿啊，力气全从嘴里跑出去了。孩子还没出来，大夫护士的耳朵都要震聋了，医院的房顶都快被掀开了。

"还有，他们值班的时候一晚上才生几个孩子？以前协和产科一个月的分娩数不超过 100，现在动不动都快 200 了，整整翻了一倍啊，您当是玩儿呢？妇科您倒是也管着，可那时候的中国人生活方式保守，哪儿有现在这么多的宫外孕和盆腔脓肿？再说了，那时候的公路火车汽车飞机哪儿有现在这么方便，北京周边，平谷顺义房山的老百姓要不是急病大病或者快咽气了，谁会大半夜赶来看协和？岂是现在'全国人民上协和'的火热大好形式？现在的高速公路四通八达，别说廊坊、香河、天津、保定，就连内蒙、东三省甚至福建广东的病人还不是打个'飞的'就来了。"

"都说身处高位者，要把别人当人，身处低位者，要把自己当人。总之，在领导面前，喊累是大忌，一点现实意义都没有，碰上心肠软点儿的婆婆还好，起码能在口头上安慰咱们一下，说你辛苦了，干得不错。碰上刚才这种嘴刁的婆婆会说，媳妇啊，我们哪个不是这么累过来的？再说了，怎么别人都不说，就你一个人喊累呢？再累你也得干，还是省省力气少抱怨吧。碰上城府深心狠手辣的婆婆，根本不会当着面说你什么，表面风雨不动安如山，内心里说不上已经认定你这个孺子不可教，在她的心目中，已经就此将你边缘化，排除在了主流队伍之外，以后有什么好事儿都不带你玩。总之，不要喊累，能干就干，干不了就走人，协和是皇上女儿不愁嫁，喊累除了给自己打上'心浮气躁'或者'能力不足'的标签之外，百无一用。"这些是查完房，我和龙哥去手术室的路上，他教导我的，我照搬过来开导琳琳。

琳琳一边赌气，一边用力地梳着头发："你说的对，你们说的都对，只有我是傻帽儿，一句话，我们住院医生在协和想要长久混下去，就是要学会两样东西，一是拍马屁，二是装孙子，领导就喜欢这样儿的，对不？"

我俩相对无言，再哈哈大笑，最后一笑解千愁。

"你说这些教授，怎么就这么爱骂人呢？肯定是年轻时候住集体宿舍落下的毛病，做爱都不敢大声叫唤，心理太压抑，敢情都利用工作之便朝咱们发泄出来了。"琳琳顺手拿过一本杂志，边翻边说。

"谁知道，唉，我明天夜班，中午得赶紧睡一会儿，否则一晚上不睡真的顶不住。"躺在床上，我却睡不着了。

自从财大气粗的洛克菲勒基金会对协和撒手不管以后，协和大夫彻底告别了原来的管家式公寓生活，很多医生都已经混到结婚生子一把年纪了，还全家蜗居在19楼的单身宿舍里。那时候不流行到宾馆开房间，估计大夫们也是舍不得多余的银子，据说谁的家属来探亲，同宿舍的舍友都会自动自觉搬到病房值班室睡觉，腾出房间成全这对苦命鸳鸯。现在的教授之中，很多人的下一代就是在这种艰苦环境中制造出来的。孩子大了没人帮看管，值夜班的时候就领到病房来。医生交接班的时候，逐一交代每个孕妇的产程进展情况，孩子们就在一边摆弄玩具或者写作业，或者你打我一下、我还你一拳地招猫逗狗玩。长期的耳濡目染，这群小孩经常是满口医学术语。据说有一次一个大夫的女儿突然说肚子疼，另一个大夫的儿子表现得非常镇定，满不在乎地说："你丫没事儿，别大惊小怪的，可能是有宫缩了，要临产了。"

当年的那一拨大夫，现在都已经是技术骨干，不是全国知名的专家，就是学科带头人。那些整日混在病房里，听着强直宫缩、高位破膜、潜伏期延长、出口产钳这些医学名词，闻着消毒药水和福尔马林长大的80后孩子们都已长大成人。只是，因为种种原因，我们妇产科还没有一个下一代直接把父母的衣钵继承的。

医生的孩子不学医，一定是哪里出了问题。

6. 抱错孩子？那是影视剧看多了

生孩子守家在地最方便了，很少跨省。所以，每一个来协和生孩子的外地病人，都有一个故事，或者一部旁人不知的血泪史。

今天剖宫产的是一个有前次剖宫产史的山西孕妇。她的第一个孩子是在当地县医院生的，没怀到八个月的时候，破水了，好不容易保胎保了一个礼拜，开始有宫缩，只能顺其自然让孩子出生。宫口开到6指时，胎心突然不好，赶紧拉去做了剖宫产，结果孩子出来时不哭，抢救十多分钟才有呼吸。

孩子出生后能不能在五分钟内建立起有效呼吸，也就是老百姓说的能不能敞敞亮亮地哭出声来是一件很重要的事，也称生命的"黄金五分钟"。虽然早产儿的命抢救回来了，但是孩子大了以后不会走路、不会说话、面部表情扭曲，身体和四肢都异常地发紧，坐在椅子上的时候两个上肢也是时刻都在比比画画，怪人一样。十岁时家长终于鼓起勇气带孩子到北京儿童医院看病，诊断为脑瘫，却已经失去了最佳的早期治疗机会。

这次怀孕，不知道他们两口子是找了熟人，还是花了大价钱，总之通过B超看过胎儿性别，发现肚子里头是个女孩，于是说什么也不同意做剖宫产。

我问她："为什么不做剖宫产？"

她说："大夫，肚子里的这个是女娃，我们还打算再生个男娃。"

我说："您已经剖过一次了，子宫上留有伤疤，我详细看过您的手术记录，上次因为是早产剖宫产，子宫下段形成不好，所以您子宫上的切口是纵行的，万一长得不结实，生孩子的时候子宫会被撑破的，医学上这叫子宫破裂，几分钟的工夫大人孩子的命可能就没了，还提什么生下一胎，还提什么生男娃、生女娃？"

她不吭声，但显然是无动于衷。

我突然灵机一动："说不准，你肚子里头可能是个男娃呢。"

她惊诧地盯着我说："大夫，您是不是在说胡话？人家 B 超超出来的还能有错吗？"

"我当然不是说胡话了，你以为 B 超是什么高精尖武器啊，不过是隔着肚皮看子宫里头的黑白影子罢了，只要你家孩子没落地，男孩女孩这事儿还真说不准。想方设法通过 B 超看胎儿性别的人多了去了，说是男孩，生出来却是女孩的我见多了。B 超大夫最容易把盘曲在胎儿两腿之间的一小截脐带看成男孩的小鸡鸡了。"

她狐疑地看着我，不知道心里在盘算什么，可还是不签字。这时候他丈夫来了，我把刚才的话又苦口婆心地和她家男人原封不动唠叨了一遍，总之，目的是让他们夫妻二人同意做剖宫产。

她丈夫说："我们家隔壁的二嫂就是第一胎剖腹的，但是人家第二胎就自己顺生了，你们协和的水平难道比不上我们县城的小医院？怎么就不让我们生，非要给我们剖呢？"

我说："不管是理论上还是事实上，做过剖宫产的女人再次怀孕都是有可能顺生的。但是你老婆不一样，她上次是未足月剖宫产，子宫上的切口是纵行的，也叫古典式剖宫产，再次怀孕发生子宫破裂的风险相当高。一旦子宫破裂，谁也承担不起这后果，一尸两命说的就是这种人间悲剧。协和不是不能帮您生，协和是不能拿您老婆孩子性命去冒险，你听明白了吗？"

丈夫皱了皱眉头，我感觉他似乎动心了。他接着问："大夫，我听人家说一个女人一辈子只能剖两回，剖过两回以后就没法再怀了，是吗？"

我说："剖宫产确实是一次比一次难做，但绝对没有只能做两回的说法，剖过三回、四回的也不在少数，而且只要手术顺利、身体恢复得好，再生一个应该是没问题的。"

"大夫，不怕您笑话，我们第一个孩子脑瘫，肚子里的这个是女娃，不论好不好，我们肯定还得要再生一个男娃，农村里没有男娃不行啊。"

"我明白，我不笑话你，你们的难处我知道，你们两口子早就知道这是个女孩，没有把她引产掉，我已经是非常尊重和佩服你们了。"

"佩服个啥，我们就是农民，大道理也不懂，村里确实有很多家都引产过女娃，听说往肚子上扎一针孩子就死了，生出来的时候就是一个有模有样的小人儿，真是罪过，我们干不出那事儿来。"

"举头三尺有神明，好人总会有好报的。"

"那，大夫，我还听人家说……"

现在的病人都有一个共同特点，就是宁可听信"院子"里说的，也不相信"院士"说的。趁着短时间内互相建立起的些许好感，还没等他说完，我就果断打断他："从现在开始，不要再提人家说了，也别再道听途说，你就听我说，我是你的主管大夫，我保证对你负责任。"我凭着三寸不烂之舌，以及一心为他们好的打断和武断，最终引领这对夫妇做出了理智和相对安全的选择。

这一台手术由许教授带着琳琳做，我管接新生儿，庞龙回产房看家去了。

剖宫产的手术台下一般需要两个人，一个巡回护士，一个产科医生，产科医生负责新生儿，这个活多年来在协和叫作"接孩子"，是指在手术台下把从子宫里捞出来的新生儿接过来，放到开放暖箱上，擦干、保暖、吸痰、适当给予刺激，协助孩子顺畅地哭出人生的第一声腔调。然后处理脐带，戴上写有孩子和母亲信息的手腕条，最后安全地把孩子护送回产房交给护士。护士帮孩子洗过人生第一个澡后，包得香香暖暖的放在母亲身旁，就大功告成了。

许教授捞出孩子后，琳琳利落地断了脐带，我在台下接过热气腾腾的宝宝一看，天啊，被我说中了，真的是个男孩。

我用开放暖箱里早就烘烤得热乎乎的大毛巾迅速擦干宝宝身上的羊水，摆好他的头，一边叼着吸痰管清理呼吸道，一边惊讶地看着他不停乱动的两腿之间比宝塔糖还略小一号的小鸡鸡。我用手指轻弹他的小脚心，哇，响亮的哭声回荡在整个手术间里，引来两个隔壁等待麻醉还没上台的外科大夫过来看热闹。我回头看了看产妇，她大颗大颗的眼泪正扑簌簌地往下掉。

许教授在手术台上肯定已经感到了她身体因为抽泣导致的剧烈颤抖，说："这幸福的哭泣让我们没法下针了，心情我们理解，但是再坚持一下下好吗？您再抽抽搭搭，肚皮缝歪了我可不管。"这话说得手术台上的产妇又破涕为笑，肚皮仍然颤动。许教授在半空中举着持针器和镊子，唯一露在外面的一双大眼睛看着麻醉机上跳动着的各项生命数字。我能猜出她因为幸福的无奈口罩下面高高翘起的嘴角。

婴孩的第一声啼哭对于一个母亲来说太重要了，对家有一个脑瘫患儿的母亲来说，这哭声显得更加重要。作为一个没有专业知识的普通老百姓，在内心深处，她一定千真万确地认为，上个孩子的脑瘫就是因为生出来时没哭明白造成的。而实际上，虽然宫内缺氧和新生儿窒息是脑瘫的主要原因，但是对脑瘫患儿的回顾性研究发现，很多脑瘫孩子出生时根本就没有窒息，也就是说，很多孩子出生时哭得响亮，可还是脑瘫了，很多意外在妈妈的肚子里早已注定。

这个节骨眼上，我不能专挑这些不容易让人接受的客观事实说，但是，在替产妇喜悦的同时，我们必须记得再过上几天，等她抱着孩子出院回家时，在交代别的注意事项时，一定要顺带说上一句："您有过一个脑瘫的孩子，这个孩子虽然现在很好，但还是不能掉以轻心，还是要多观察，定期来儿科随诊，不太严重的脑瘫只要及时发现并且及时进行康复训练治疗都是有希望的。"

医生总是多虑的，医生看一辈子病，似乎永远都在寻找表征和病因之间的关系，但是，在一些病例中，因果之间永远存在矛盾，永远有特例、有意外、有我们解释不清的事情，这让我们的内心不像普通人一样单纯，不像普通人一样容易确信，我们的幸福指数总体不高，或者也可以说，让我们幸福的兴奋点似乎永远和普通人不在一个层面上。即使在产房，在手术室，听到婴儿的第一声啼哭，快乐也只是属于他们的，医生的内心，永远专心注视背后随时可能出现的危险和隐秘玄机。

结扎了脐带后，打好手腕和脚腕条，我左手托着宝宝的脖子，右手拎着他的两只小脚丫，把屁股递给他妈妈看，边说："快看看，大惊喜，是个儿子。"

她立即停止了刚才的喜极而泣和破涕为笑，瞪大眼睛惊诧地问道："这是真的吗，大夫？"

"眼见为实，您自己看。"

她用力把头扭向我这一侧，一边盯着孩子的小鸡鸡一边说："真的，真的，是个带把儿的，我有儿子了，我有儿子了！"

我说："这里凉，我要先推孩子回产房，孩子洗完澡后再和你会合，到时候看个够。"

她连连说："快去告诉我家男人，他有儿子了，他有儿子了！"她一边说，一边恋恋不舍地看着推走婴儿车的我，一直将我和车以及车里的孩子目送到手术间门口。

我推开手术室的大门，朝外走廊喊了一句："王艳的家属在吗？"从众多的手术等候人群中哗啦啦一下子冲出足有七八个家属。我对孩子爸爸说："恭喜，是个男孩，大人孩子都挺好。"

孩子的爸爸听到是个男孩都傻了，死死地瞪着我，一双浸满汗渍的大手狠劲地抓住我的两条细胳膊，连珠炮似的问："真的吗？真是男孩？真的是男孩？"

我说："嗯，没错儿。"

"大夫，没抱错吧？"

我说："怎么会呢？整个手术室里这个时间段只有你老婆一个人在做剖宫产，想抱错都难。你们继续留在这儿等产妇，我先送宝宝回去，孩子洗完澡后正好大人也回病房了，一家人再团聚。"

他说："那是 B 超看错了？妈的，我塞给那大夫 500 块钱呢。"

我说："反正眼见为实，这就是你儿子，你看，他的小眯眯眼和你多像啊。"

"嗯，像我，确实像我，像我的小眼睛。哎，大夫，孩子哭得好吗？"

我说："放心吧，哭得响着呢，把我们手术室的房盖都快掀开了。"

听着身后一家老小的欢呼和互相祝贺的声音，一股幸福感油然而生，这幸福感分享自这对平凡得不能再平凡的夫妇，一份喜悦在和别人分享时，它确实变成了两份喜悦。此时，喜悦、幸福、成就感化作能量和动力，我不再觉得累，推着孩子快步走回产房。

1997 年的时候，听到的多是家属们的欢笑声，然后是连声的谢谢大夫、谢谢大夫，绝大多数时候，接了孩子，都是我一个人推着孩子回病房的。

随着人民生活水平的提高，我们推着婴儿车在手术室门口逗留的时间越来越长了。家属中有拍照的，有录像的，有用手机的，有用卡片机的，还有用专业相机的，更有甚者，肩膀上扛着写着某某 TV 标记的专业摄像机。

我们大夫特别害怕这种围观。宝宝太稚嫩了，一群人围着他说话，唾沫星子横飞，万一这些飞沫里含有细菌或者病毒，传染了孩子可了不得。还有个别人爱心泛滥，特别喜欢摸人家孩子的脸蛋。在情理上，家人用亲密接触的方式表达内心的喜悦是无可厚非的，我们当大夫的都理解，可一旦发生新生儿感染，后果就严重了。孩子要是被送到儿科，立马从母婴同室变成天各一方，孩子打针输液受罪都是暂时的，要是母亲不能时时接触孩子，影响了母乳喂养，那可耽误大事了。而且这些家属多是在手术室门口等待多时，还有的是风尘仆仆刚走进医院，来分享亲人添丁进口的喜悦，肯定都没洗手，说不上还有刚上完厕所或者擤了大鼻涕的。

我们一进产科工作，就被主任教育，要严格控制新生儿在手术室门口的逗留时间。因为除了亲人，还有太多人对刚出生的宝宝感兴趣。除了家属，楼道里路过的还有各个科室的住院病人，包括呼吸内科的肺结核病人，感染内科的霍乱伤寒病人，以及很多根本查不出什么感染整天发烧的病人，都可能在去做检查或者治疗的途中路过我们的小婴儿车。

人世间"亲情泛滥"之时，我们这些"天使"只能被迫做扫兴的人。诸如，您别摸孩子的脸；别把您的手套放孩子车上，包被是消过毒的；别录像了，拍两张照片就行了，这里冷，别把孩子冻坏了；回去以后再拍吧，洗完澡交给您拍个够，和刚出生的时候没有两样；您最好关掉闪光灯，对小孩眼睛不好；孩子吐羊水了，不能让他这么一直平躺着供您拍照，小心呛着；行了行了，要回去洗澡了，一会儿大家再看吧。

后来有那么一段时间，接连放映产房抱错孩子的悲情电视连续剧。影视界扎堆赶时髦不要紧，打那以后，我们"接孩子"的大夫不再是一个人寂寞地推车了，身边多会有一个家属跟着。这些人中老太太居多，其中以婆婆为主，她们更关注新生的宝宝，而产妇的妈大都会选择留在手术室门口，等着肚子里取出孩子但还没完成缝合的亲闺女。

从手术室到电梯大概有两百米的距离，连上八层电梯后才能到达产房。

路上的老太太很少闲着，先问："大夫，孩子多重啊？"

我说："等回了产房，先给孩子洗澡再称体重，您就知道了。"

"人家孩子生下来都是马上告诉几斤几两的呀！你们还协和呢，怎么这都不行？"

我说："咱手术室里没有体重秤，要回产房才能称。"

"哎呀，一个体重秤才多少钱，你们协和家大业大，怎么就不配一个呢？"

我最讨厌别人什么事都不就事论事，动不动拿协和的名头说事，我们协和招您害您了。我忍着，继续解释："大妈，不是钱的问题，新生儿生下来保暖最重要，刚生下来湿漉漉的不能马上称体重。咱们产房暖和，洗干净了不光称重，还测量身长，打脚印，做档案资料，很多事要做的，别着急。"

老太太面对我的"耐心回应"暂时表示满意，但是片刻过后，她话锋一转，继续发问："哎呀，大夫，这孩子怎么不哭呢？"

我说："刚生出来的时候哭过了，很响亮，现在可能是睡着了。"为了避免她再发问，我推着孩子加快脚步往电梯间走。

北京冬天总是很冷，楼道里头风特别大。路过住院处门口时，一直在后面推车的我换到婴儿车的右侧。虽然我也只穿了一套单层棉布的刷手服，外面只罩了一件单层棉布的外出袍，我还是用身体挡住侧面大门吹过来的冷风，快速通过那个风口。实习的时候，老师就教过我们，保暖，对于新生儿来说比什么都重要。

上了电梯后，可能是报楼层的电子语音把孩子吵醒了，小家伙哭开了。老太太又焦虑了："大夫，这孩子不是有什么毛病吧？他怎么一直哭啊？"

我说："没事儿的，小孩子哭就是呼吸，相当于锻炼肺活量。"

"这位小大夫真是伶牙俐齿，对答如流。孩子不哭，您说他在睡觉，孩子哭，您说他在喘气儿，真够逗的。"

"您才逗呢，难道非让我说您家孩子有毛病吗？"

老太太撇了几下嘴，不再理我。

孩子哭了几声又睡着了。老太太的目光从孙子身上转移向我，问："大夫，怎么能证明这个孩子就是我们家的呢？"

说实话，这时候我心里已经非常不乐意了，我们大夫辛辛苦苦为您服务，又帮您往外剖孩子，又帮您推孩子，您一句谢谢没有，一点信任都不给，甚至连这个也质疑，真是太讨厌了。虽然心里不乐意，但我知道不应该喜形于色，就盯着电梯间不停闪烁的楼层数字说："不会错的，医院有一套安全流程保证这些，您放心吧。"

老太太还是穷追不舍："哎呀，大夫，这个问题可大意不得，最近正在演的那个电视连续剧，孩子都长到十七八岁了，才知道是当年在产房里头给抱错了，真是造孽啊。"

我说："大妈，您电视剧看多了，那毕竟是文艺作品，而且是极其罕见的情况，您看全中国一年生出多少孩子，多少年才抱错那一个，是小概率事件。再说了，我们协和自打建院以来，没犯过这种低级错误。"

终于下了电梯，走到产房，老太太看着孩子推进了婴儿洗澡间，一脸的不放心，嘴里还在嘟囔："哎呀，那么多孩子，不会搞混了吧？"

我继续解释："不会的，放心吧，每个孩子手上脚上都有标记条的。而且洗澡之前会在病历上用印泥打脚印，每个孩子的脚印就和指纹一样，各有不同，终生不变。"

老太太说："大夫，我能不能进去看着孩子洗澡，我就怕弄混了，万一养个别人家的孩子您说多冤啊！"然后，她不由分说就要跟着婴儿车进去。

小护士才不理她这一套，一把把她挡在门口，把婴儿车接过去，随手关上了门。

老太太还是不肯离去，她猫着腰，试图通过门缝一直盯着她的孙子。我这时已经完成任务，本来可以去吃中饭，可是看到老太太这副样子实在是气不过。我小步踱到老太太身边说："放心吧，我们护士弄不错的。您这孙子又不是什么太子，我保证，没人愿意花心思去换，而且，这年头哪那么容易找到大狸猫啊？"

终于还是年轻气盛，嘴比脑袋来得快，本来我说话就快，语言能力又强，加上天天和北京的琳琳混在一起，老北京胡同串子味儿的奚落一股脑儿就出来了，气得老太太直翻白眼。

在逞了一番口舌之快后，我心满意足，迅速消失，没再多想这事。后来我才知道，我奚落了人家，人家岂可善罢甘休。出院之前，老太太不仅到医务处送了批评信，还到许教授那里狠劲给我上了一通"眼药"。

我妈在电话里说："我的傻闺女，你能用自己单薄的身体为一个刚生下来不会投诉不会叫苦的孩子挡冷风，怎么就不会用你那小嘴忽悠和安抚一下会到领导那里给你上眼药的老太太呢？"

"妈，您是不知道，我们成天哄着病人和家属，哄一句两句也就行了呗，哪儿有心情成天老哄着。您是不知道那些家属，有时候说的话多让人寒心，动不动就协和这个协和那个的，我们协和欠他们什么了？该他们瞎说的吗？"

"协和的地位在那里摆着，老百姓的要求自然会高一些，找毛病挑错也不是不可以的。你倒是豁出去一身剐护着协和，你知不知道，你的行为已经在给协和抹黑了。再者说，就算千夫所指，人家协和还是协和，千年之虫死而不僵，但是一年里若是接连有几个这样的投诉，你小丫头就自身难保了，踢你走的不是别人，正是协和。我的亲闺女，你可长点心眼儿吧。"

我妈说得对，我不回话，用手绞着电话线发呆。

"你从小爱较真儿，妈知道你做了很多，工作累，希望别人看重你的劳动，尊重你，信任你，但是你想过没有，这医院里除了实习大夫，就你们这些住院大夫最小了，你看有几个家属敢和你们那些教授专家针尖对麦芒的？医院和社会一样，人都爱挑软柿子捏，纵使有 100 个不信任，99 个是要落到你们这些娃娃脸的小大夫头上的，这些人情世故啊，你慢慢体会吧。"

一天中午我和庞龙在手术室食堂吃饭。他说："大头儿让我找你谈谈，他说你是个好孩子，就是以后说话别那么冲了。"

"你就直接批评我好了，本姑娘敢作敢当，不就是那个担心大狸猫换他们家太子的老太太告我黑状嘛。"我虽然嘴硬，但是鼻子不争气，还是一酸，噼里啪啦的，掉下了眼泪。

庞龙拍了拍我的脑袋说："批评什么呀，说实话，你那话真挺解气的。有的人天生就是阴谋论者，谁都不相信，觉得别人都是坏人，都在迫害她。我倒是挺羡慕你的，谁没年轻过，谁没愤青过。你和病人家属较真儿，说明你还年轻，还有激情和无关紧要的人斗气。你看看哪儿有老教授和病人家属吵架斗嘴的，一是因为人家老练成熟，修行到家了，更重要的原因是漠视，人家根本就不把这种事儿放在心上。专家教授都想什么呢？出国开会外带旅游，国内开会博人眼球，走穴开刀富得流油，大伙做事他得头筹。还有就是申请各种科研经费、拿项目、申报各类医疗成果奖，名利双收的事儿还忙不过来，整天就愁着如何和高层领导卫生部跑上关系，搭上人脉呢。谁会在乎这些病人或者家属的小心思啊，谁有工夫和家属生气斗嘴呀！"

"我就是气不过，太欺负人了。"

"你不搭理他们不就完事儿了吗？病人家属的话若能不接就不接，该回答的提问，按常规来解释，她提无理要求你就说'好的'，她提意见你就说'谢谢，我们改'。尽量少说话，漠视本身更冷酷，更有杀伤力，很快对方就不会自找没趣儿了。"

"嗯，知道了。"

"还有一点，哥今天必须告诉你，你要知道你工作的这个地方是协和，来这儿生孩子的人可不都是平民百姓。现在产科实行建档制度，还能挤进来生孩子的大都有点来头，你都不知道哪个大肚子是托了哪层关系进来的，这里头的水深着呢，好多关系咱根本得罪不起，都得好好伺候着。伺候好了不见得加官晋爵，但要是惹毛了谁，丢了工作、遭了冷落都不知道怎么回事儿，甚至死都不知道怎么死的。"

岁月流逝，回望那颗年轻时候的心，她不想有理智的冷酷，也不想有无形之中的杀伤力，她说话噎人，其实只是想得到尊重和重视，她那么一副龇出去的架势拼命想得到，也正是因为当时得不到，或者和她的付出根本无法匹配。

7. 压肚子的野把式，不是单纯失传那么简单

我从手术室回来，一推值班室的门，好家伙，烟雾缭绕，我一边打开窗户快速疏散烟雾，一边说："呛死人了，简直就是放火，小心报警器响了把你们淋成落汤鸡。"

烟雾慢慢消散后，才发现是庞龙和老窦，两人正默默对着抽烟呢。我抬头一看，烟雾报警器上竟然套着一个橡胶手套，真有他们的，聪明才智全用这儿了。一问才知道，刚刚产房里拉了一个产钳，生出一个胎心不好的孩子。

男人面对面抽烟不说话，多是在各自减各自的压。

庞龙的后背已经湿透，病房主管被拎到生产第一现场，并且亲自上阵拉产钳，还累出这么多汗，我猜刚才绝对是一场我没见过的硬仗。

我说："一直在手术室，还以为家里平安无事呢。"

庞龙说："你走的时候是风平浪静，产科，就是这么一个眨眼之间风起云涌的地方。"

"那个待2床的宫颈开得挺快呀，怎么生得这么费劲呢？"

庞龙说："产力太差。"

"待2的产妇看上去挺高挺壮的呀，应该有一身力气，怎么会产力差？"

"唉，现在的女人连孩子都不会生了，你们这些姑娘，除了大便干燥的时候被迫锻炼一下盆底肌肉，平时一点都不好好锻炼身体，就要嘴皮子有两下子。刚才那个产妇挺大高个子，要体力没体力，要耐力没耐力，生孩子真费死劲了，眼看孩子脑袋就卡在那儿，可他妈就是死活不用力，胎心都掉到60次了，我的老天爷，急死我了，真想上去两个大嘴巴，扇醒她。"庞龙接着唠叨，"后来还干脆放赖，不光不好好使劲儿，还叫着要她妈进来，然后就嚷嚷着不生了，要剖宫产。"

"啊？可别惊动他们家老太太，她早晨来产房询问过闺女的产程进展，一边说话还一边捂着胸口，我问大妈您怎么了，她说前一段时间急性心梗，刚从咱们ICU出院。我让她放心回家，等着抱孙子的好消息，别在产房门口等了，站没地方站、坐没地方坐的，一着急上火再犯了心脏病。那老太太说，女儿长这么大就没离开过她，结婚后找了个外地女婿，两人婚后没房子一直住老太太那里，每次产前检查，从出门坐公交车到排队、挂号、抽血、验尿，查化验单一直到最后回家都是老太太领着。唉，龙哥，您没真的出去吓唬那老太太吧？否则，您这边招呼生孩子，那边就得抢救老太太。"

庞龙说："这闺女和老娘都够愁人的，该长大的长不大，该放手的不放手。孩子乌黑发亮的头发都看到了，我哪有空出去吓唬她姥姥，你说现在的女的，生个孩子怎么这么费劲？遇到点儿困难就吵着剖宫产，没听说过孩子都快出来了，还去做剖宫产的。都说知情同意，尊重患者的选择，难道真往手术室推她吗？后来实在没办法，就用产钳带了一把，总算把孩子弄出来了。敢情生孩子这劲儿都得大夫帮着使，是她生孩子，还是大夫生孩子呀？"

我说："您不是总说，咱这小产房就是大世界缩影吗？社会上什么人都有，咱产房里自然也是奇花异草。不过紧要关头还是勇敢的多，即使曾经缴过枪、投过降，但是只要大夫稍加鼓励和支持都能挺过来。这种凡事赖着老妈，生孩子都耍赖的主儿估计平时也是孬种，这辈子没多大出息。孩子还好吧？"

庞龙说："嗯，孩子没事儿，刚出来时候不哭，加压给了点氧气，拍几巴掌就哭了。"

再看老窦，前脑门子上的头发因为出汗打成一缕一缕的。

我拎起暖水瓶，往老窦面前的大搪瓷缸子里续了开水，说："窦哥，您这一脑门子汗哪儿来的呀？敢情在一边看热闹也这么卖力气？"

老窦说："什么看热闹，我被叫过去帮忙压肚子的，你眼里只有你威武的龙哥，要不是我在上头压肚子，而且大喝一声，让她好好使劲不许叫唤，你龙哥哪儿那么容易就着一阵宫缩，就拿产钳把孩子拽出来呀！"

我哈哈大笑，连说："窦哥也牛，也牛。不过，您还是悠着点，压肚子帮忙生孩子的事儿可得小心，前两天我看报纸说有个医生帮产妇压肚子，结果不知道怎么个寸劲儿[1]，把人家脾给压碎了，腹腔里血流如注。结果孕妇下身刚挨了一刀侧切，好歹把孩子生出来了，又被拉到手术室肚皮上挨了一刀，脾给摘了。那大夫可是吃了大官司，这辈子翻不了身了。"

老窦吐了个烟圈说："压肚子把脾压碎，那是产科大夫吗？那是李逵，要不就是鲁智深。说明根本就不会使那股劲儿，要不就是情况紧急，大夫着急也会乱阵脚、没分寸。窦哥还用你这个住院大夫小丫头担心吗？我有内功，自打干了产科，我一只右胳膊不知压出来多少孩子，一般不超过两阵宫缩，管保搞定，还保证压不坏大人的肝，挤不碎大人的脾，软肋条、硬肋骨一根儿都不会有事儿。"

我赶紧凑上前去说："窦哥，你把这绝招教给我呗。"

老窦稀溜溜喝了口茶水说："丫头，你还是别学这野路子，妇产科教材上可没写这项助产技术，你是好心，但要真把大肚子给压坏了，你可吃不了兜着走。"

"压肚子这招是咱们产科的看家本领啊，关键时候那么好用，为什么不写进妇产科教科书呢？"

庞龙弹了弹烟灰说："教科书是现代医学的产物，更多的是阐述发病机制、理论基础，压肚子这种野把式哪能登堂入室？况且这些年的教材越来越能装B，更不会写这东西了。但是，一个产科大夫如果会压肚子，关键时候还是能救命的。怀胎十月，一朝分娩，最重要的就是这个'分娩'的过程，关键中的关键，

---

[1] 寸劲：中国传统咏春拳有一种特殊的发力方式，叫作寸劲。所谓寸劲，是指距离攻击目标很近，或者动作即将完成的瞬间，才突然加速收缩肌肉发出的短促、刚脆的爆发力量。

就是胎头卡在阴道里快出来还没出来的时候，这时候子宫和阴道从各个方向对胎头进行挤压，这是最考验胎儿宫内贮备和耐受能力的时候。这是一个生命降临人世之前，自然界对他的最后一次自然选择和优胜劣汰。"

"为什么说最后？为什么不是生命开始后最初的考验？"我有些不解。

庞龙说："傻丫头，你想想啊，娘胎里的生化妊娠，早孕期间的胚胎停育，各个月份都可能发生的流产和早产，不都是大自然对生命的考验吗？生存法则是最残酷的，他只允许那些身体状况良好、体能充沛的妇女生出携带优良基因和遗传物质、最有耐力的生命个体。生孩子就是一场马拉松比赛，没有现代医学之前，女人没有充沛体力是生不动孩子的，或者孩子有各种先天畸形，或者虽然外观正常但先天不足，耐受不了分娩过程中频繁到来的缺氧状态的，生下来不会哭的孩子，都是要被自然界无情淘汰的。我们产科医生就是和自然法则抗争和作对的人。"

"过去没有产科医生，没有现代助产技术，没有产钳，没有吸引器，更没有剖宫产，生孩子真真是太危险了，整个就是听天由命啊！"我感叹道。

"过去生不出来的，都靠接生婆压肚子。听我姥姥说，以前村里有个口碑特好的接生婆，她能整个人骑在孕妇肚子上帮着使劲儿，救了好多孩子的命。过年的时候，她家都要比别人早起，因为前来拜年送礼的人会排起长队。她死的时候，差不多整个村子的人都来祭她。"

"哇，这种老太太够拉风的，看来古今都有林巧稚。"

"有牛的，肯定就有技术不过硬的，碰上个体力生猛的接生婆，一辈子不知道压坏多少肝脏、脾脏造成腹腔内出血死人的，压折个把的肋骨，估计都是小意思。过去没有西医，没有尸体解剖，生孩子生死的女人不在少数，具体都不知道是怎么死的，反正一律叫难产。一些老少边穷地区，孩子实在生不出来的时候，就找几个膀大腰圆的汉子把产妇架到一个大木桶上，一边喊号子一边往下墩。"庞龙一边抽烟，一边讲故事一样地聊天。

"我的天啊，这也太洪荒和野蛮了，孕妇摔个跟头，坐个屁墩儿都可能把胎盘摔掉了，这么个墩法儿，还不出人命啊？"我听得在一边直咧嘴。

"没错，要是能把孩子墩下来，还不把胎盘提前墩掉了，就算母子命大，弄出一条人命。命不好的话，用不了几下子，弄出两条人命，娘俩一块儿墩到西天去了。"

虐心的讲述使我的面部不断呈现和变化着各种痛苦模样，不由想起我妈常唠叨的那句话，"男人车前马后，女人产前产后"。看来，这些都是真的。

龙哥是我们全体产科大夫里最会压肚子的，没有之一。要是孩子卡在阴道口上，孕妇又没劲了，或者胎心不好不允许再等，往往肚子上加一把劲孩子就生出来了，不会像吸引器一样把孩子头皮吸出一个大血包，也不像产钳的使用门槛那么高，一旦医生摸错了胎位，上错了方向，就把孩子鼻子眼睛夹坏了。

我忽然想起帮老窦查的英文文献，赶紧到我的铁皮柜子里取出来交给他，顺便问："上个月咱们抢救的那个急性重症脂肪肝，还有嗜铬细胞瘤的孕产妇危重病例讨论你还没写吧？文献帮你查好了，快抓紧时间吧。许老太可要至少两千字的经验教训和自我反省，快别稳坐钓鱼台一般的在这儿抽小烟了，小心交不了稿子挨骂。"

老窦说："小姐不急丫鬟急，许老太还没催我呢，你这小鬼儿倒来了。好不容易逮到个烟友，又有免费好烟，再抽一根儿再说。"

老窦优哉游哉地又点着一根软中华，狠命地吸了一口说："哎，这种病例要是在小医院，大人孩子早都没命了，到了咱们协和，愣是一分钱押金没有的情况下给救回来了，真够牛的！不过这也就是在北京，在你们协和，换了基层小医院，怎么着都是在劫难逃。协和的综合实力实在是牛，没人能比。孕产妇有绿色通道，有医务处坐镇调度指挥，需要什么专家来什么专家，有家属把你们视为最后的救命稻草，把病人交给你们死马当活马医，各个科室也都竭尽所能，生怕自己地盘上的问题自己想不出好招，拿不出良策遭兄弟科室笑话，豁出去的架势抢着救人，真是太他妈过瘾了，这才真的叫抢救。"

老窦夸协和，我干脆乖乖地听着。

"就说那个急性重症脂肪肝吧，血小板都掉到五千了，不到正常人的二十分之一，协和血库竟然通过中心血站调动了全北京市的单采血小板，硬是靠生输强灌，把血小板弄到了五万，让产科大夫上台开了刀。要是在基层医院，一时间哪儿有那么多血小板啊！别说政策不允许，就是政策允许，现召集人献血都来不及。"

"不开刀死路一条，开刀可能死得更快。"我说。

"你说对了，妹子，这结论太精辟了。外科大夫上台，血小板至少八万以上，五万就敢开刀做手术的，不光需要技术，需要勇气，最需要的是家属信任，事后不找碴儿，或者找碴儿也不怕。你们协和大夫真的是天下第一幸福，再难再险的病例，只要往医务处一备案，就有协和在后面替你们扛着，大夫竭尽所能救人便是。这种决断不是轻易就能下的，这种手术台不是谁都敢轻易上的，但凡有一点私心杂念和后顾之忧，都拿不出这份果断。

"孩子剖出来以后，产科大夫就没什么大事儿了，病人送到 ICU，自有内科医生帮你们管理各种后续问题。病人呼衰，你们有世界顶级的呼吸机；病人肾衰，你们能做床旁血滤；病人肝衰你们有'人工肝'。所以，单纯从做医生的角度，你们协和大夫太幸福了，该自己表演的时候尽情挥洒才情，周围还有一群好汉帮忙，凡事有人兜着，有人擦屁股，最重要的是病人信任，不闹你们。基层医院比不了啊，窦哥我真的是各种羡慕嫉妒恨。

"可就是这么良好的结局，牵动了这么多的临床科室，咱自家病房不说，人家血库、消化内科、肾内科、内分泌科、手术室、麻醉科，还有 ICU 都跟咱辛苦了一个多礼拜。我作为主管大夫愣是连续五个晚上睡在值班室，你给评评理，教授也不说派给我一个歌功颂德的活儿，哪怕让我写成一篇病例报道也行啊，署上一个你们协和妇产科教授的大名做通讯作者，找个核心期刊一发表，窦哥明年回老家晋升职称的时候也用得上，结果许老太愣是让我鸡蛋里挑骨头，找纰漏和教训。这都什么年代了，也就你们协和，把一脚踏入阎王殿的病人拉回阳界，还要开会讨论有什么处理不当的地方，窦哥我真的是觉得各种不可思议。"

庞龙又扔给老窦一根烟，顺手给他点上说："多少年的老规矩了，没办法。也好也不好，好在惩前毖后，治病救人，坏在小医生们不容易有成就感。这就像一直刻苦努力学习的孩子，考试总得双百分，父母也就是淡淡一笑说保持成绩，但只要一次得了 98 分，就会遭到父母的严厉教训甚至体罚。这种孩子最后可能很优秀，但是性情和人格并不见得完好，内心深处甚至永远不自信，恨自己做不到极致，或者一心奔跑向前追逐目标，忘掉生命中更重要的东西。"

我说："窦哥，我觉得你本来就特棒，在协和又经历了这么多危重孕产妇抢救，进修一年回到老家后，肯定就能大刀阔斧地开拓业务了。"

"收不收病人，收什么病人不是你窦哥说了算的。你在这儿要听你们主任的，窦哥回去也得听我们主任的。这种病人要是来我们急诊，屁股在椅子上还没坐热乎，我们主任就得让她转上级医院。你们协和敢收危重病人、敢创新，那是多少年来良性循环的结果，你们越收重病人，经验越多，治疗起来越得心应手，你们的口碑就越好，危重病人就越往你们这儿送，你们就越牛。所以，协和无他，仰仗的是病人多、病人重，你们才见多识广。你们应该感谢病人，感谢我们基层医院动不动就退缩装怂，感谢我们基层大夫经常胆小怕事，总是把病情交代得特重，把病人定义为死马，结果转到协和都让你们医活了，你们才火了。有什么了不起啊！是我们成全了你们，是病人教会了你们。"

老窦经常会在得意忘形或者精神极度放松的时候，向我等屁民小大夫信口雌黄地狂抽臭扁一顿协和，以维护一下自己这个当地妇产科主任苗子和男人的小尊严。对此，我已经司空见惯，从来不驳斥他，一是觉得他说的确实在理，二是觉得他也不容易，需要一个发泄的出口。窦医生人到中年，正值事业的上升期，抛妻离子来我们协和进修，其实说白了就是一个高级劳动力。协和妇产科的运转离开他们这些进修医生和硕士博士研究生立马瘫痪。进修医生和我们住院医师干完全一样的活儿，一分钱劳务费没有，白白打工一年，家里医院停发工资，在北京还要自己花钱租房子，拎着饭盆吃食堂，给协和缴纳巨额进修管理费，至于能学多少东西全看自己的勤奋程度、天生悟性，还有天地造化了。

老窦说："丫头你真是很傻很天真，你以为我都学会了，流程和用药都记在小本本上了，就敢接手这种危重病人吗？妊娠期突发的急性重症脂肪肝那是什么病？起病急，病情重，病死率极高，九死一生的恶病，到了协和也不见得每个都能救活过来。病人要是死在你们协和了，家属会觉得这是命中注定，天命不可违，觉得自己也尽力了，人送到协和愣是没救活过来，也没什么好埋怨、抱怨和自责的了。结了账，收了尸，说不定还终生感激你们，不管怎么说，你们给收住院了，也尽力救了，虽然没救活。病人要是死在我们下面小医院试试，一哭二闹三上吊的事儿，你这种名牌医科大学象牙塔念出来，又直接空投到协和这种医学殿堂的天之骄子保准没见过。医院门口停尸体、放棺材、摆花圈、设灵堂的事儿，老百姓都玩得溜着呢。"

"为什么不打官司做鉴定？人民法院为什么不利用？搞这些污七八糟的事儿干什么？"对老窦说的这些事，我感到非常疑惑。

"医院要是说，咱们也别争谁对谁错，干脆做尸体解剖，死因一清二楚，要是医院有错一定愿打愿罚。可人家属就是不同意尸检，中国人是死者为大，死后都要留个全尸，人家就认准了，病人是走着进你们医院的，怎么就躺着出去了？病人送来时候还有气儿，怎么到了你们医院反而给治没气儿了呢？医院要是说，要不您告官吧，是非曲直自有法律公正。人家还就不通过公检法，那多费事儿，折腾个一年半载，别说拿不到几个钱儿，还可能根本拿不到钱，倒搭律师费和时间成本。反正就是和你闹，不闹腾走个十万八万拿回家绝不罢手。"

"真有这事儿吗？"这些事对我来说特别新鲜，于是接着问下去。

"当然有，我来进修之前，我们医院就出过这么一档子事儿。一个心脏病的大肚子临产，下面一阵接一阵宫缩，上头一阵接一阵呛咳，嘴里满是粉红色泡沫痰。先去乡里卫生院，卫生院说我们只能接收正常产妇生孩子，你已经心力衰竭了，快点转院吧。到了镇里卫生院，人家说我们这儿没氧气，你赶紧往上级医院转吧。结果折腾到我们医院的时候，孩子头都露出来了，进产房就生了，大夫这边刚断了脐带，大人那边就不行了，内科、麻醉科、ICU都到场了，怎么抢救都白扯，还是死了。

"生下的是个男孩，老太太把孙子抱回家去了，大人尸体就一直在医院里扔着。我们说先放到太平间冻起来，其他事儿再商量。但是家属坚决不同意，她男人开口就要三万块钱。龙哥你给评个理，这种病人死了，赖得着我们医院吗？他老婆是先天性心脏病，本来就不能怀孕。她自己没有医学常识也就罢了，就算怀上了，也该到医院做产前检查吧？医生也有机会告诉她，这种情况绝不能再继续怀下去，尽快做流产拿掉才能保命。可是这些农村人哪里知道什么是产前检查，从来都是肚子疼要生了才往医院跑。"

"产前检查确实是普及率不够，大城市还好，知道生孩子之前要建档和定期检查，别说老百姓了，好多外地来进修的产科医生都弄不清楚产前检查的流程和项目。"庞龙说。

"这些都不说了，你要评理也应该找乡里和镇里卫生院吧，要是早点抗心衰治疗，早点把孩子剖出来，真说不上大人就能捡回一条命，是他们见了重病人只管往外推，才丧失了最宝贵的抢救时间，他们才是罪魁祸首。可是人家压根儿没收她住院，没跟她发生合同关系，没收她接生费，家属甚至觉得和人家说不着这事儿。偏偏是我们好心，给他老婆接生，他竟然狗咬吕洞宾，赖上我们了。我的天啊，整个家族的人都来闹，农村里头亲戚又多，六月份，正是农闲挂锄的时候，反正没什么事儿，天天堵在医院门口拉横幅、摆花圈、撒纸钱，还雇喇叭手整天吹哀乐。后来这事儿惊动了市委，市委才懒得评理，一个电话，责成院长尽快摆平此事，院长担心仕途，一口应承赔钱。可是钱从哪儿来？政府不管，医院不管，最后都落到我们科室真正干活儿的医生护士头上，全科老小几十号人就算白干了，大半年的奖金都赔进去了，上哪儿说理去？"

庞龙说："这种病人就是击鼓传花，看传到谁手里爆炸，大夫最苦逼，除了烧香念佛菩萨保佑，活没招。"

"家属坐在院长办公室，往手指头上吐着唾沫星子，一张一张数好三万块钱揣在兜里才鸣金收兵打道回府，连尸体都没收。"

"为什么？自己老婆都不要了？"

"唉，人心不古啊，为了区区三万块钱，整个家族前后整闹了一个多礼拜，自始至终就没人上来看过一眼这个为他们家族传宗接代生孩子死掉的女人，这就是人心啊。那是夏天，产妇的肚子本来就大，人死后，腹腔里各种器官相继腐烂后大量产气，肚子鼓得老高，尸臭弥漫整个楼层。"

"天啊，后来呢？"我紧皱着眉头。

"后来？没有后来了。她大字不识，更别提医学常识了，草芥一般的人生就这么结束了。婆家整个家族为她群情激愤，拿了钱再没人管她，娘家在南方，嫁出去的女儿泼出去的水，自始至终都没人露过面，这世界上，没有一个人真心替她悲伤。"

"这女人真是不长眼，简直就是嫁了一个人渣，活该他以后打一辈子光棍儿。"

"你还真别这么说，她男人拿的三万块在当时的农村可不是小数目，回村后马上又娶了一个能生能养、如花似玉的黄花大闺女。"

"怎么还有这么无耻、这么无情无义的人？老婆死了，向医院讹钱，再用这钱娶新媳妇，连旧人的尸体都不收，太狗血了，瞎编的吧？"

"窦哥要是瞎编，五雷轰顶，这是真事儿，不骗你，我老婆的一个同事原来就是他们一个村儿的。你也别大惊小怪，世态炎凉没听说过吗？等你当上十年大夫，经历人生百态之后就什么都明白了，你就淡定了，你就不会生在福中不知福，泡在协和的蜜罐儿里还动不动发小牢骚、耍小脾气了。"

"老窦，我们小大夫在协和整天多累啊，你又不是不知道，还奚落我们。"

"你们这儿的小大夫虽然累，但是工作好干啊。跑了病人也不扣你们工资，出了事儿大小教授都帮你们扛着，教授出了事儿还有协和给扛着，你们每个手术大夫身上都有医疗保险，除了医院，还有保险公司扛着。我们下面的大夫什么保障都没有，院长天天都在讲医疗安全，说的却是'千好万好不如病人不告，让病人全款结账、顺利出院的大夫都是好大夫，你们谁捅了娄子谁自己扛着'这样的话。不成被告、不打官司、不赔钱是我们基层医院的最高纲领。我们那里上级医生也骂下级大夫，因为人情味儿比较浓，单纯从业务出发赤裸裸的技术骂比较少，都是'年轻人啊，你这么干是要吃官司的；这种病人你也敢收，让全科老小赔完钱喝西北风去吗？'之类的话。你们每天交班都从一床念叨到最后一床，一床宫缩如何了，二床胎心如何了。我们每天早晨交班也是从一床念叨到最后一床，除了病情，还要念一遍每个病人的流水账，入院押金交了多少，已经花了多少，还剩多少，账上不够一百块钱的时候，主管大夫要负责到床旁催账，否则病人跑了，钱就从你的工资里扣。你说我们这大夫当的还有什么尊严，还有什么狗屁体面。"

"老窦，你回去要是当了科主任，手里不就有权了吗？改变这一切啊！"

"我确实是我们科的苗子，回去就能提副主任，但我上头还有老主任呢，岂容我四十出头北京镀铜一年，回去就撒野乱来？协和有协和的规矩和传统，有协和的诊疗常规，谁说那里面就没有糟粕，没有落伍或者不与时俱进的东西？但是你们哪个新主任上来就敢随便改老祖宗的这些规矩？你们老郎当年也不敢啊，还不是受了上头婆婆、奶奶、革命老太们多少年的气，自己腰杆硬了才放手一搏，掌控起整个妇产科的发展方向？我们那也是几十年的老医院了，规矩传统一点不比你们协和少，我想改变的可能只是医疗知识或者治疗理念，但是老一辈说不上就会误解为年轻人要造反，要撼动老一辈的管理权威和学术地位，只要有那么一两个从中搅和，你就什么也干不成，难啊！"老窦说完，长长地叹了一口气。

我则是倒吸了一口凉气，真可谓"有人的地方就有江湖"，医院里真是太复杂了。

“刚才说的难是来自上头的，还有下头的呢。你知道我回去要是当了副主任，领导的那批大夫都什么样子吗？除了一些勤学好问的，正经大学毕业分配来的中青年医生还行，好多大夫真的就是烂泥扶不上墙，完全领导不起来。个别老大夫，还有一些中年妇女，毕业后就没念过什么专业书，整天老公孩子热炕头、买菜做饭、穿衣打扮，菜市场讨价还价比谁都有两下子。她们对病人也热心也负责，只是对自己的专业没有更高层次的追求，就和收水费开电梯的一样，只是把医生这个职业当成一种养家糊口的行当罢了。这也不能怪她们，哪个医学院毕业的小大夫没梦想？谁不想一毕业就插上翅膀变天使？医生是一个需要终生学习的职业，可是你看看，我们国家哪里有一套对医生的整体培训系统，靠自觉，那能有几分力量？”

老窦接着说：“有能力改变环境的人永远是少数，沉默的大多数还不是就随着环境往前走。我在协和进修，学了这么多知识，长了这么多见识，回去又能用上多少呢？量力而行吧，别改革不成，反误了自己的前程，回去后踏踏实实干活，对得起每一个找我看病的病人就够了，能干点什么就干点什么吧。”

这个日光恹恹的中午，龙哥已经歪到行军床的一边睡着了，老窦一根接一根地抽烟，一个话题接一个话题地唠叨，一边吐着烟圈，一边望着窗外。千里之外就是他的老家，我不知道他眼中看到了什么，但是，我在他眼中看到的是迷茫，对失去青春的迷茫，对未来工作的迷茫，对医疗圈的迷茫，对整个社会的迷茫。这迷茫中不光有玩世不恭、圆滑世故，还有隐藏得极深，甚至好像完全不存在的坚定。这个早早穿上秋裤，松紧带还经常不修边幅地露在裤腰带外头的中年卷发男人，忽然令我肃然起敬。

8. 忽略孕前和产前检查是造人最大的风险

吃完中午饭，闹闹哄哄的产房一下子安静了，产房就是这样，没人生孩子的时候医生没事干，看杂志闲聊天睡大觉都没人管，但说不上什么时候就来下马威，不是急症就是重症。人说“说嘴打嘴”，确实如此，我刚想找个角落歇会儿，呼机就一个劲地响起来，紧跟着来了三个病人。

第一个是发高烧、神志恍惚的大肚子，怀孕之前什么身体检查都没做过，就顺顺当当地成了准妈妈。人家怀孕后都性情柔顺，整天摸着肚子对着孩子不是唱歌就是说话，和风细雨的一副全世界最幸福的女人模样。她却双眼外凸、二目炯炯，食量大增，能吃能拉，人却日渐消瘦。拿她妈的话说就是"吃玉米饼子拉玉米糊糊，吃豆腐拉豆腐脑"，"好像长了根直肠子一样，食物吃进去还没来得及消化就出去了，而且每天都有好几次稀糊一样的大便"。此外，她的脾气也大，几句话不合就跟别人吵架，即使闲坐，脸上也是一层细密的汗珠子。

这些都属于典型的高代谢症候群，最常见的就是"甲状腺功能亢进"，简称"甲亢"。

早些年国家强制婚前检查，否则不给发结婚证，确实发现了很多显而易见的不利于婚育的问题，后来强制婚检取消了，老百姓又不知道孕前检查这回事，结果身体积压已久或者一直潜伏的诸多问题毛病都可能在你体内多出一个小生命的时候一股脑找上门来。这种情况数不胜数。

很多女性从来不把月经当回事，月事错后多日不来也不在乎，经爱人或者老人提醒到医院检查，才发现是怀孕了。再一做B超，发现肚子里头除了装着一个有着扑通扑通心跳的小小孩儿，还有一个硕大的子宫肌瘤，或者是爷爷爸爸孙子老少三辈、大小不等形态不一的一大堆肌瘤，敢情这小孩在子宫里的280天倒是不寂寞，没事一个人可以数着肌瘤做算术题了。

顷刻间，一大堆问题向准妈妈和这个马上添丁进口的小家庭袭来。有肌瘤的子宫会不会生出畸形的孩子？肌瘤会不会争夺和吸收孩子的营养？孩子会不会先天不足？肌瘤会不会长得比孩子还快把孩子挤到子宫的一边去，或者干脆把孩子挤出子宫去发生流产或早产？会不会把孩子脑袋挤坏了？生孩子的时候肌瘤会不会卡在产道上变成拦路虎？产后会不会因为肌瘤影响子宫收缩导致产后大出血？还能顺产吗？是不是必须剖宫产？剖宫产的同时能不能把肌瘤也一起切了？诸如此类各种各样的问题。

求保险或者万无一失的话，就得先做人流，把刚入住的宝宝请出去，再开刀做手术，切除肌瘤后缝合子宫，手术后至少需要一年半载的恢复时间。肌瘤会不会在短期内复发？经受创伤的子宫还能不能顺利怀孕？这是随之又将面临的问题。还有极个别的病人可能在手术时出现意外，甚至还没当成母亲，就先失去了子宫。

做人流吧，舍不得这孩子；继续怀着吧，又整天担惊受怕。说不定肌瘤哪天就会以一种尚不可知的不确定方式闹腾一下，给你点颜色看看。例如，最常见的是"红色变性"，肌瘤内部发生某种特殊的，甚至医生也没搞明白什么机制的红色样变，孕妇会出现剧烈腹痛、发烧、白细胞增高，万一刺激引起宫缩，一路辛苦怀来的孩子就付诸东流了。

真够纠结的！

一个孕前检查足以避免这些矛盾和纠结。肌瘤是很容易被发现的，如果肌瘤位置不特殊，个头又小，数目不多，对怀孕的影响自然不大，那就踏踏实实怀孕好了。如果肌瘤位置特殊，或者生长迅速，个头超大，那就先切除肌瘤再着手怀孕，不就什么事儿都没有了吗？

这个被我高度怀疑"甲亢"的孕妇就是怀孕前什么身体检查都没做过，这些高代谢状态也一直被忽视，高高兴兴糊里糊涂地就当上了妈妈。怀孕后，她把身体的种种不适告诉医生，才知道自己原来是甲状腺功能亢进。

当地医生让她吃药控制，她问医生给她开的是什么药？医生说是"丙基硫氧嘧啶"，这是全世界早孕期间治疗甲亢最安全最有效的药物，简称PTU。她问大夫药物有没有副作用，医生说，当然有，是药三分毒。她没有再细细询问药物具体有哪些副作用，发生率如何，药物本身又有何等积极作用，不吃药会导致何等不良后果，拿了处方起身走人了。她先缴费，再到药房取药，拿出说明书仔细研读，然后，把药直接扔进了垃圾桶。

我问："为什么把药扔垃圾桶了？"她说："我就没听说过大夫给孕妇开说明书上黑纸白字写着'孕妇慎服'的药物，一看就是个庸医，要不就是开药拿回扣的黑心医生。而且，那说明书上密密麻麻的小字大部分都是说副作用的，太可怕了。我不能为了治自己的甲亢，吃坏了肚子里的孩子，那样的话我还配做母亲吗？"

中国人说来也奇怪，平时最爱吃药，就拿最常见的感冒说吧，学名"上呼吸道感染"，主要是呼吸道病毒感染。全世界还没研发出能够有效治疗感冒病毒的药物，但是中国人早已经在铺天盖地的医药广告中破解了世界难题："抗病毒，治感冒，就用 XXX。"感冒了最重要的就是多休息，多喝水，增强自身抵抗力，等待自然病程的转归，大不了吃一些缓解头痛、打喷嚏、流鼻涕、鼻塞、咽痛等等不适症状的药物，让自己稍微好过一些。

国人不仅吃中药、吃西药，还动辄打针、输液，抗生素、抗病毒、解热镇痛、祛风散寒一股脑地往自己身上招呼。还有一个更怪的现象就是很多人没病也吃药，美其名曰调理身体，滋阴壮阳，有病治病，没病强身。可是一旦怀孕了，立即七荤八素全戒，恨不得自己和孩子活在真空里，任何一丁点有可能或者根本没有可能伤害孩子的事全停。

有的人平时是电影迷，怀孕后家人连电视都不让看，说有辐射。偶尔看上一眼枪战片，大半夜打车去急诊问大夫，电影里 AK-47 突击步枪的声响会不会震坏孩子的听力系统；有的姑娘爱吃四川火锅麻辣烫，怀孕后家人一口辣的不让吃，偶尔吃上一口，不光悔过自责，还要心惊肉跳胡乱寻思，半夜挂急诊说吃辣椒以后胎动异常。您说您这心里头各种悔恨矛盾惴惴不安，肚子里的孩子能安生吗？

最让人难以忍受的是，人类本是自然界最著名的杂食动物，也不知道谁发明了怀孕后林林总总的这不能吃那不能吃。女人怀一次孕不容易，计划生育政策森严，一对夫妻只让生一个娃，千万别拿肚子里的孩子冒险，没必要以身试法。要说螃蟹寒凉滑胎不吃也罢，可是动不动就说木耳、羊肉、马铃薯、西瓜都不能吃，也太狠了吧！怀胎十月都快成教徒清修了。

国人在生活细节、食物选择上已经如此小心谨慎，更别提孕妇吃药的事了。而且，我真见过个别人，你让她吃什么药她都当成毒药，一切为了肚子里的孩子，特别有献身精神。

有的孕妇扁桃体感染化脓，发高烧，嗓子眼肿得都快喘不上气来了也不吃药；有的红斑狼疮病人，好不容易病情控制稳定，医生说可以怀孕了，结果一怀上后就擅自停激素，结果狼疮活动，狼疮肾病、狼疮脑病一股脑地袭来；有的孕妇腹泻，拉稀拉得口干舌燥，无泪无尿，眼窝深陷，严重电解质紊乱都不吃药不打针不输液。要知道子宫后头就是直肠和乙状结肠，腹泻时肠道剧烈蠕动，内部翻江倒海，要是不迅速控制症状，把前边的子宫鼓捣出宫缩，孩子早产麻烦就大了。再说了，好汉架不住三泡稀，更何况您这肚子里养着一个娃的弱女子呢？可怕的是，孕妇和背后的一家人时时刻刻打着一切为了孩子、一切为了下一代的旗号，根本不听医生劝告。您也不想想，要是孕妇自己都挺不住了，还能保住孩子吗？

　　还有最令我们医生头痛的，就是进口药品事无巨细、密密麻麻的说明书，虽然体现严谨求实，有时候也耽误大事。本来详细列出各种可能出现的副反应是好事，是科学和严谨，但是太多病人逐字逐句仔细阅读后，才不管什么"少见""罕见""极个别病例"这些字眼，总之看到一长串的副反应、副作用直接把自己吓个半死，把医生恨得要死。结果是宁可去吃没有说明书，也号称没有副作用的中药，或者一些小型国内制药厂生产的中成药和西药。这些药品说明书往往是字大行稀，药理机制不详，药物毒理实验未进行，对孕妇和胎儿的影响不明，药物副作用也只是列出胃肠道反应、皮疹、皮肤瘙痒等几个无关紧要和未加任何详细解释说明的字眼，便再无其他。

　　就说刚刚我接诊的这个孕妇，前几天，她有点小感冒，自己没往心里去，心想是不是休息一下就好了。要知道一个重症、病情完全没有得到控制的甲亢病人是多么容易发生各类严重感染。反过来，这种病人又最怕感染。我用听诊器听她的肺部，满肺的呼噜作响，不用说，一定是上呼吸道感染扩散成了下呼吸道感染，感冒变肺炎了。她来的时候心跳 130 次，高烧 39 摄氏度，虽然还没有来得及请内分泌专科医生会诊，我已经十拿九稳地诊断她为"甲亢未控，肺部感染诱发甲亢危象"。

＊　　＊　　＊

　　第二个，怀孕七个月，连续数次抽风，抽得大小便失禁，舌头咬破肿成一个大血包，横在牙齿和嘴唇之间，嘴巴都合不上了。整个人躺在平车上呼之不应、不省人事。肚子里的孩子虽然心脏还在跳动，但是又慢又弱，只有 100 多次。这种怀着孩子的女人癫痫发作，在产科叫作"子痫"。

　　推进病房的平车上，铺的盖的都是花花绿绿老百姓自家缝制的被褥，我判断这可能是个农村病人。庞龙曾经不止一次地对我说，在协和做产科医生不能高高在上，一定要懂得怎么给这些"花被子"看病，她们多是农村病人，病情重，文化低，重男轻女，兜里没有多少钱或者干脆没钱。这些病人无论从身体到心理、从心里到兜里都需要医生格外留意、格外付出、格外关爱，尤其要多引导、多解释，否则一不留神就会酿成人间悲剧。

子痫，顾名思义，因为怀孩子导致的抽风。一般都有一个渐进式发展的疾病过程，开始可能只是血压轻微升高，脚踝略有浮肿，如果化验尿常规，可能会有少量尿蛋白，这叫作"子痫前期"，过去统称为妊娠高血压综合征，简称妊高症。

子痫前期如果不加以控制，病情可能会迅速进展，血压在短时间内迅猛升高，高压能到 200mmHg 以上，低压可达 100mmHg，孕妇全身水肿，脸肿得家人都认不出，肚皮和脚踝肿得手指一按一个深坑，下肢肿成两只大象腿，大小阴唇甚至肿成一个歪桃，孕妇要么是平车推进医院，要么是两条大腿岔开几乎横着晃进诊室。更严重的水肿甚至会有大量腹水，同时伴有大量尿蛋白，孕妇主诉[1]头晕、头痛、眼花、视物不清、肝区疼痛、恶心、呕吐，甚至伴有血小板减少、凝血障碍，随时可能发生抽搐。

定期产前检查对于及早诊断和控制子痫前期，防止病情急剧进展和恶化的意义重大。协和每个月平均出生两百多个孩子，子痫前期时有发生，但是发展到重度妊高症的孕妇少之又少，即使通过保守治疗不能控制妊高症的进展，医生也会尽快告知病人和家属，建议尽早终止妊娠。产科在任何时候都是把保护大人生命安全放在第一位，不会像电视剧中动不动让家属选择"保大人还是保孩子"，必要时，会以放弃孩子为代价，总之，不会让孕妇走到抽风这一步。

中国妇产科学的创始人林巧稚医生对产科的一大贡献，就是建立了产前检查体系。她当年奔走四方呼吁的"妊娠不是病，妊娠要防病"，主要针对的就是妊高症。协和产科多年来一直受益于林巧稚医生对这一规范的创建。我参加工作以来，抽风昏迷后从外地外院送来协和急诊的妊高症产妇隔三差五，但是在协和建档的孕产妇中，严重到子痫抽搐的孕产妇凤毛麟角。

大多数重度妊高症和子痫后昏迷的危重病人都来自周边地区，例如顺义、平谷、廊坊、香河、三河、霸县、任丘，这些地方虽然离北京很近，但因为没

---

[1]主诉：医学和心理学中用语。是病人（来访者）自述自己的症状或（和）体征、性质，以及持续时间等内容。主诉是住院病历中第一项内容，好的主诉需精练准确；可能用病人自己描述的症状，不用诊断用语；要与现病史一致；遵循客观、实事求是的原则。

有什么大风景，也没有由头，更没有时间，我从来没有去过，却因为频频转来产科的危重病人，我对这几个地名就和自己做梦都想去的大溪地、布拉格、圣托里尼岛以及忧伤的布宜诺斯艾利斯一样，耳熟能详。

生孩子为什么会抽风，目前从发病机制上还没完全搞清楚。每次大会小会各家学说、多种理论体系争吵不下，至今仍无定论。虽然机制不清楚，但是不耽误临床治病。最早这个病也叫"妊娠中毒症"，可见怀孕本身就是病根，终止了妊娠，病情多迅速缓解，愁困烟消云散。

小时候我不听话、让我妈操心的时候，我妈常说她养了个"要账鬼儿"。现在想想我们这些孩子算什么呀，这种妊高症妈妈肚子里的孩子才是不折不扣的"要账鬼儿"，外加索命追魂，我们那点调皮捣蛋真的是小巫见大巫，他们才是真让亲妈欲哭无泪的主儿。

眼前这个病人怀孕后只做过一次 B 超，大夫说孩子挺好，她就再也没登过妇幼保健院的大门，如今病到了这个份上，神仙也无力回天了。现在，最关键的是要把孩子尽快剖出来，尽快终止目前的妊娠状态，才可能救大人一命。

她男人一看就是老实巴交的农民，颤颤巍巍地问我："大夫，我老婆才怀七个月，现在剖，孩子能活吗？"

"孩子能活最好，但是几率非常低，不能活的话，我们也必须接受现实。"

"大夫，我老婆第一次抽风的时候，大夫就让我们剖了，我们没在当地剖，就是因为我们那儿的医院水平有限，儿科没有暖箱和呼吸机，抢救不了孩子。大夫你知道吗？我们做过 B 超，是我家亲二姑给做的，肚子里头是个男孩，我们家三代单传，就是因为要保这个孩子，才包了救护车来协和了，光路费就花了一千多啊，大夫。"

他的意思我都明白。他的眼光中充满了失望，他一定在想，我们都花了这么多钱折腾了这么远的路来协和了，你们怎么可以说保不住肚子里的孩子呢？他的眼光中充满了沮丧：早知道来你们这儿也保不了孩子，也是让我们剖，那我们还不如就在当地剖了呢，还折腾来你们这儿干啥？他的眼光又充满了期待、依赖以及最后的请求：大夫，我们家三代单传啊，都拖家带口不远几百里来到你们协和了，您就帮帮忙，想点办法吧！

我说："现在，孩子在子宫里的情况很糟糕，而且孩子是造成大人生命危险的最重要因素，孩子出来了，大人可能很快就好了，孩子要是不出来，大人随时可能再抽起来，她已经抽过几次了，现在意识已经不太清楚，再抽怕是要命的。"

那男人看着我说："不是说还有保大人或者保孩子的说法吗？大夫你怎么不让我们选呢？"

我说："保大人还是保孩子的话都是胡扯，你电影看多了，那都是不懂产科知识，又不深入生活的编剧和导演瞎糊弄事儿呢，咱可不能拿那个当成科学。我问你，皮之不存毛将焉附的道理你懂吗？"

家属看着我只是一个劲地眨巴眼睛不说话，好像没懂。我也真是不接地气，这个时候用什么成语，耍什么文青！

我重新解释："不存在保大人还是保孩子的说法，因为大人要是保不住了，孩子一定比她早走。再说了，你这孩子还没谋面呢，就算他是个男孩，难道你舍得一个跟你过了这么多年日子的老婆不救，去救他吗？再有了，你想想，你老婆人家好好一个黄花大姑娘，为什么会变成现在这个样子？还不是为了给你们家传宗接代。"

那男人被我这么一说，满脸通红，吭哧了半天，又问："孩子现在出来才七个月，到底能活吗？"

我说："这么说吧，如果母亲没有任何毛病，只是因为早破水或者不小心摔个跟头等等原因发生了早产，在目前的医疗条件下，如果有足够的钱，孩子的存活是没有问题的。但是您的孩子不一样，一方面，母亲是妊高症，胎盘中供应氧气养料的微血管长期持续处于痉挛状态，供血不足，造成这孩子的生长发育远远赶不上正常胎儿，体重小，我们通过 B 超估计，胎儿才相当于六个月大小。另外，母亲抽风后，因为严重缺氧，孩子在肚子里已经是奄奄一息，能活的可能性不是没有，但是非常小。我的建议是放弃孩子，救大人为主，当然，如果您不放弃的话，我们一定会尽力安排抢救，但是能不能抢救过来真的不好说，要是救过来了，送到儿科的后续治疗费用会很大，需要很多钱，而且孩子在以后的生长发育过程中，不论是智力，还是体力、耐力、抵抗力、免疫力都可能会有问题，这些事实都是我必须告诉您的。"

他站在那里半天不说话，也不签字，就愣着。要知道，一个普通老百姓在突然面对如此的生死抉择时，心里得多么难受，要多挣扎才能做出这个决定，签这个字。

我深深地了解和理解他的痛苦，但是我不能允许他想太久，我不能让他痛苦地焦灼和考虑几个小时。因为初次子痫发作后，原则上两个小时之内就应该终止妊娠，现在，已经在院外错过了很多宝贵时间，他老婆的情况正在变坏，一只脚已经踏入鬼门关，就看我们能不能把她拉回来了。不是医生不允许他多想，是病情不允许，生命不允许，时间不允许。

我说："我知道我不应该影响你如何做选择，但是我实话告诉你，应该说你是没有选择的。大人都抽得昏迷了，越早做手术救活过来的可能性越大，你必须马上签字。至于肚子里的孩子，你也不要太纠结，就算你有钱或者有亲戚朋友愿意借给你，你有几十万拍在这里，能救活的可能性也很小的，这不单纯是钱能解决的问题。现在集中精力救活你老婆最要紧，等她身体恢复好了，你们以后再生一个完全没问题，你们都年轻，留得青山在，不怕没柴烧。"

这下他很快点头，表示听懂了。

要说俗语，不能说成语，让他知道你时刻在设身处地替他着想，而不是列出一二三，好话赖话都说清楚，然后冷眼旁观，或者吆喝他签字。我已经在水深火热的产房中迅速成长。

"听说这个孩子剖宫产了，下个孩子还得剖，那大夫，反正这个孩子也活不了，能让她顺生吗？还是别剖了，我们是农村的，不瞒您说，这次来北京的钱还都是亲戚们临时凑的，自己生是不是能省点儿？"

"这个没得商量，就算孩子活不了，我们也得把他剖出来。生孩子是瓜熟蒂落的事儿，而且要肚子疼了才能生，您这孩子才七个月，根本没熟，距离真正临产还有两个多月，现在是分秒必争，咱们等不起。再说了，就算你老婆已经开始肚子疼了，我们也不能让她生，因为生孩子是重体力劳动，你爱人以前又没生过，第一胎最起码要生十几个小时，你看看她现在的状态，这相当于把轮椅上的瘫子架到跑道上，用鞭子赶着她跑马拉松，根本不行的。"

听了我这番"掏心窝子"的话，他拿过我手里的笔，准备在同意书上签字，却比画了半天不知道怎么写字，他把笔递给我说："大夫，我本来文化不高，这一着急，彻底不会写字了，您替我写吧，我信得过您。"

我说:"谢谢你的信任,但是这绝对不行,就跟到银行办存折一样,您必须自己签字。"说着,我熟练地掏出白大衣兜里的小笔记本,翻到第一页,上面是我专门为"花被子"患者和家属事先准备好的一行楷书大字:"了解手术风险,同意手术。""你照着把这行字抄下来,再写上自己名字就行了。"

他重新拿过笔,歪歪扭扭地照猫画虎签了字。

我能看到他眼里噙着的泪水,鼻尖上悬着的鼻涕,颤抖的双手,哭泣的心。我看着他在手术知情同意书上艰难写下的歪歪扭扭的一行字,他的名字、他和病人的关系,还有对于这个家庭无比苦难的日期。

内心里,我多想留下来安慰他一下,就像安慰自己的亲戚一样,像唠家常一样,听他说说心中的痛,告诉他别难受,事已至此,只能这样了,这样选择最理智,代价也最小。但是没有时间了,我要开手术前的各项医嘱,护士才能帮他老婆做术前准备,要备皮,插尿管,抽血做各项术前化验,要送血样到血库配好手术中可能需要用的血。

庞龙看了病人后嘱咐我:"联系放射科,在病人进手术室前拍个加急CT,明确一下目前的脑部情况。毕竟她在家里已经抽了好几次,有没有脑血管意外还不清楚。这种农村病人从来不做身体检查,有没有脑部原发病也不知道,手术后到底能不能醒过来还是个未知数。"作为上级医生,他想得比我多。

我还要联系手术室准备急诊手术间,联系麻醉师商讨麻醉方式,还有就是一大堆的病历文件必须在上手术台之前准备好,这些都是我这个小住院大夫的事儿。另外,我通知了儿科准备暖箱和抢救盒,万一孩子出来是好的,我们还是要义无反顾进行抢救的,虽然这种可能性非常非常小。

整个下午,产科上下齐动员,实习大夫都跟着脚打后脑勺了,医院的心内科、呼吸内科、内分泌科、急诊室、麻醉科和ICU都被我们带动着,忙活起来。

甲亢的孕妇必须同时控制感染和甲亢危象,我们趁着孕妇寒颤高热的时候,抽了血进行细菌培养,希望找到致病菌。病人打哆嗦的时候正是细菌入血的时候,这时候抽血,我们才有可能收集到细菌进行培养,才有可能找到感染的元凶,才有可能根据药物敏感试验有的放矢。

细菌培养至少三天才可能有报警,六七天才可能出药物敏感试验结果,而这期间我们不能干等。我找到呼吸内科的会诊大夫,讨论选用何种抗生素既对母儿相对安全，又能有效并且尽可能广泛地覆盖可能感染的致病菌。

如果药物选对了，治疗很快就会见效，如果选得不对，几天后的细菌培养结果会指导我们重新修正治疗方案。对于急症，我们没有时间瞄准，必须先开枪，打准了当然好，打不准再重新校正准星。

实习同学刚从内分泌科轮转过来，近水楼台，我派她直接去找她原来的带教老师，实习的时候李大夫也带过我，是我最崇拜的内分泌医生，请她协助控制甲亢危象，一定是最让人放心的，后面的处理需要情况稳定了再说。

护士给子痫病人进行了 4 克硫酸镁的推注和 7.5 克硫酸镁的持续性静脉点滴，又在另外一条胳膊上建立了静脉通道挂上降压药，拍了头颅 CT 后，她被推进手术室。

上台之前，我又听了一次胎心，非常微弱，大概只有 60 次，可以用奄奄一息来形容肚子里的这个孩子。不出所料，从子宫里捞出来的时候，孩子软得就像一根面条，不仅没有有效呼吸，小小的胸腔上下忽闪微微起伏了几下，连心跳也没了。

接孩子的琳琳在手术台下处理了脐带，按照老规矩，接孩子的医生应该给孩子系上写着他妈妈名字和床号的手腕条，之后，把新生儿放到婴儿车里推回病房。而这个孩子，确切地说，他已经不是新生儿，而是一具小小短短不到 40 厘米长的尸体，按照当时医院的规定，要么送太平间，要么送病理科进行尸体解剖，要么交由家属处理。按照事先讲好的，我们要把他直接交家属。

琳琳问："家属拿被子了吗？怎么着也得包好了才能送出去吧！"

护士长说："没有，我出去问问，可能在他们家人手里呢。"

过了一会儿，护士长回来了，说："家里人没准备被子，那男人只拿了一个红蓝格子的塑料编织袋准备装孩子。"

琳琳大声说："这家人也太缺德了，就算放弃抢救，那他也是个孩子呀，怎么也不给准备个小被子什么的？难道要我们把孩子光溜溜地交到他们手上，直接装到塑料编织袋子里，再让他们随便抛尸荒野吗？我绝对不干这事儿，我虽然不信佛不信教，但我是个有信仰的人。"

护士长说："别怪他家人了，农村来看病的，出门的时候肯定没想到来了医院就上了手术台，孩子就见天了。你别着急，先把孩子放暖箱，我想想办法。"

说完，护士长转身出去了。

今天老窦被派来协助琳琳和儿科大夫抢救新生儿，结果英雄没有了用武之地。他看着开放暖箱上死去的胎儿，对琳琳说："小石头，你会抢救新生儿吗？"

"基本的动作和步骤都会，我会清理呼吸道，会正压给氧，能背下抢救步骤和全部抢救药物的用法用量。"

"那你会给重度窒息的孩子进行气管插管吗？"

琳琳说："理论上会，只是来产科的时间短，还没有机会进行实地操作，听说要等我们到了住院总医师阶段，才有资格练习新生儿的气管插管。"

老窦指了指台上的死婴，说："机会来了，你要不要试试？我教你。"

这确实是练习气管插管的大好时机，平时抢救新生儿都是十万火急，住院总医师、主治大夫才有机会上手，旁边站着的是教授，不可能让我们小大夫轮番演练和学习，只有在一旁看着的份，虽然平时可以在塑胶教学模型上练习，但那和真人根本不是一回事。到底如何巧妙地挡开舌头置入喉镜，如何在不伤害孩子的情况下，轻松巧妙地挑起会厌，如何正确识别声门裂，如何把气管插管插到气管而不是食道，到底插入多深合适，如何判断插管的位置，如何判断插管过深或者过浅等等这些重要环节和细节，我们仍然仅限于理论和模型操作。

琳琳没有贸然行动，她问手术台上的庞龙："领导，这样做行吗？"

庞龙正在带我缝合最关键的子宫肌层，他没有抬头，说："病人是全麻，虽然她看不见也听不到，原则上是不行的。但实际上，你尽快尽早地学会气管插管，对下一个出现窒息、随时需要你抢救的孩子是有用的，机会难得，抓紧时间练习吧。"

庞龙的剖宫产是科里最快的，为了跟上他的节奏，我不敢分心去看他们如何在那个死婴身上练习气管插管。他们的声音很小，也听不太清楚，我唯一的祈盼是，他们不要把这孩子奇迹般地鼓捣活了或者哭出声来，这是一个还没生下来就已经被放弃的生命，即使在医生的抢救下发出几声呼吸，如果没有后续强大的技术支持和父母充裕的经济实力，仍是活不长的，还是不要发出生命曾经的哭喊为好。

缝合子宫肌层，并且关闭了膀胱腹膜返折后，我稍稍松了一口气。抬头看护士长回来了，手里拿了一件大号手术巾，对折一下正好变成一个小被子。

一贯聒噪的琳琳接过小被子，一句话都没说，把那个刚刚见天就去了天国的婴孩很认真地包好，就像在包一个熟睡的宝宝。抱起婴孩之前，我发现她注视着孩子露在包被外头的脸，用纱布轻轻擦掉婴孩嘴角因为插管损伤留下的一小块血迹，并浅浅地向婴孩鞠了一躬，那浅浅的动作极其隐秘，好像不愿意被别人发现，然后，小心翼翼地抱起孩子出了手术间。

这让我想起大学里第一次上尸体解剖课，老师让同学们共同向尸体鞠躬并且保持静默的一刻。

孩子交给家属后的情况可想而知，而我根本不愿意去想象。但是，婴孩嘴角的一抹鲜红浸入我的脑海，总是不经意地想起，或者在梦中相遇。

有一次，我把这梦境告诉庞龙，他说："小文艺女青年都这样，别想太多了。这个死婴的一点血迹，能够帮助小石头和你们这样的年轻医生迅速成长，就是为了帮助更多的孩子，让真正有生还机会的婴孩不再流血。琳琳为那个婴孩鞠躬并且静默了，我想，老天会原谅她的。你们都是好孩子，懂得生命和尸体同样需要尊重。过这么久了，还惦记着这件事儿，是有情怀的人，将来都能成为好医生。技术这东西，早晚都能学会，决定你们最后能够达到什么层次的，其实是心性。"

"琳琳有一天告诉我，她还是很内疚，忘不了那个孩子。"

"别想太多了，这事儿最起码当时小石头还请示过我，记在我头上好了，我不怕。你要是真正亲眼见识过咱们科里个别人的行为，就不会这么难受了。"

"个别人？"

"对，咱们科里的精英人士，为了练习新生儿插管，中午饭都不去吃，就等在计划生育中期引产手术室的隔壁。死婴一生下来，如获至宝。在死婴身上反复练习多次之后，满足并且潇洒地拂袖而去，连块单子都不给孩子盖上。曾经的小生命，在为医学进步贡献最后一份力量后，满嘴是血，肚子被加压给氧的气囊吹得老大，然后就这么浑身赤裸被扔在冰冷的操作台上。真是罪孽深重啊！当时我还小，跟你们差不多，我找了块尿布把孩子盖上，又低头静默后，才叫护士把尸体收走的。高级知识分子扎堆儿的地方人才多，个别人相当聪明，这种聪明表现在各个方面，会忽悠病人在完全不知情的情况下进入自己的科研组，会写论文，会拍马屁，向上能走高层路线建立人脉，向下略施恩惠便能笼络一群马仔，唯独缺乏的是一份悲天悯人的情怀。与同年资医生相比，他们的个人技术和业务职称都在迅速提升，在励志和成功这条路上实在跑得太快，甚至忘了停下来等等自己的心灵。在他们身上，技术已经爆炸，智慧却还在门外徘徊。"

手术后第一天，抽风的产妇醒了，查房之前我给她的伤口换药，突然发现床上的人变样了，好像漂亮了许多。病人看到我，笑了，说谢谢大夫。

她笑得很美，从醒来一直到拆线出院，大概一个星期的时间里，她一直没有问过我关于孩子的事情。也许她不愿意主动碰触心底仍然鲜血淋淋的伤口，也许她认为那是她自己的事，大夫救了她的命，不能再麻烦和打扰大夫了，要怪也是自己的命不好。

出院时，我嘱咐她回去后要按时吃降压药，如果血压正常了，就在当地内科医生的指导下缓慢减量，产后 42 天，一定要回医院进行产后复查。她问了一些关于药物的服用方法，还有几天后可以揭掉纱布等杂事，还是只字未提她的孩子。

我几次想告诉她别伤心，不是你家男人不愿意花钱抢救，也不怪你们家没钱，而是孩子月份实在太小，从子宫里拿出来的时候情况就已经很糟糕，真的没有抢救的机会和价值。我想告诉她别伤心，他们以后一定会有自己的孩子的。但是，我实在找不到机会把话题转向孩子。这时，我兜里的呼机又嘀嘀嘀地叫响，我马上又要去急诊看病人。不知道她的男人如何向她解释这些天里发生的一切，她会不会原谅他，会不会埋怨他，他们以后的生活会怎么样，她会不会产后抑郁，他们会不会离婚⋯⋯

走在去急诊的路上，我突然发现，也许并不是我找不到谈话的切入点，而是她淡淡的微笑一直在拒绝我。她不需要这些信息，她能一个人挺过去，或者，她从来没有奢望过来自我这个整天忙忙碌碌、说话连珠炮一样的大女孩假小子年轻大夫的情感慰藉。

那一刻，我发现病人对我们医生的要求真的不多。然后，我一个人，泪流满面。

那以后，我又管过好多重度妊高症患者，我发现她们都很漂亮。

我问庞龙："领导，您说这是为什么？难道漂亮的小媳妇更容易得妊高症？

是不是上天给了她们姣好的容貌，同时就要给她们生孩子的磨难？红颜薄命莫非真的有科学根据？或者咱们统计一下，说不定能发现妊高症发病的独立危险因素呢，说不定能发表 SCI 呢？"

庞龙说："整天 SCI，我看你都快疯魔了，那东西还有一个说法你知道吗？不是美国的科学引文索引（Science Citation Index），而是中国的愚蠢索引（stupid Chinese index）。你才工作不到一年，好好看病人最重要，SCI 留在以后再说。"

"嗯，记住了。对了，您还没分析一下为什么妊高症的病人都漂亮呢！"

"你可真够轴的，还穷追不放。要我说，也不见得是真漂亮，只是病人来的时候都是十万火急，你忙成热锅上的蚂蚁，哪有工夫看病人长相，再加上妊高症病人都水钠潴留，脸肿得跟包子似的，完全走形了，再天生丽质的也觉不出好看来。经过咱们的治疗以后，病人消肿了，你也有工夫八卦了，病人病好了，脸上也有笑容了，脱胎换骨一般的神清目爽，所以你才觉得病人变漂亮了。"

他说的总是很有道理。

"唉，生个孩子竟有如此磨难，你说这都什么事儿啊？"

"孩子是上天的礼物，但是最好的东西从来不是独来，他带着所有的东西同来。"

"谁说的，这么有哲理！"

"泰戈尔，《飞鸟集》。"

这位哥，真是我 360 度全方位偶像，不光接地气，还能动辄文艺。

* * *

第三个大肚子怀了八个月，怀孕后体力一天不如一天，婆婆开始怀疑她犯懒，家务活什么都不干。她最近晚上睡不好觉，夜里经常憋醒，要坐起来大口喘气，或者打开窗子呼吸几口新鲜空气才能好过一些。再后来，就只有坐在炕上捯气儿的份了。到当地医院检查，才发现她有先天性心脏病，心脏的室间隔天生就没长好，有一个大窟窿，当地的妇产医院说根本没有治疗条件，赶紧转协和吧。

老太太和儿子一边推着平车进病房，一边叨咕："这女娃刚嫁来我们家时挺好的呀，没病啊。"

一听，这是孕妇的婆婆。我说："大妈，不怀孕的时候她就有病，她这是打娘胎里出生就带来的病，是先天性心脏病，只是你们一直不知道罢了。"

婆婆说："那以前怎么没看出来呢？她一直看上去挺好的呀。"

我说："不怀孕的时候，她的心脏只管她一个人，所以还能凑合着用，怀了孩子以后肚子一天天增大，一颗心要带着两个生命跳，她就受不起了。达到临界点后，心脏功能无法代偿就心力衰竭了，您家媳妇现在的情况就是这样。"

那老太婆一听，做恍然大悟状，惊呼："哎呀，原来是这样啊。"我终于松了口气，心想，这回没用成语，也没用俗话，几句话就把病情解释明白了，真是进步飞快。

没想到老太太把孕妇推进病房后，拉着儿子说："傻小子，敢情她这病是娘家带来的，你赶紧打电话让她娘家来人，这两万块的住院押金可不能都咱们一家掏了。"

当时要是照照镜子，我一定已经是七窍生烟，怒发冲冠了。但是，我实在顾不上鄙视这老太婆，太多的事要做了。

这个孕妇根本顾不上回答我的病史询问，就拿一双大眼珠子瞪着我们，艰难地喘着粗气，还不停地咳嗽。护士从库房里拿出好几个大枕头，顶在她的后腰上，让她坐着，双腿下垂到床沿，这是减少心脏负担最好的体位。我让护士给她静脉注射了强心和利尿药后，赶紧呼叫心内科医生过来会诊，同时提醒她带便携式的床旁超声。

心脏方面的东西太专业，除了简单地控制一下心衰，我不敢也没有能力涉足太多。这个龙哥也经常警告我，要知道自己几斤几两，绝不能长时间把病人放在自己手里闷头瞎鼓捣。

在心脏病孕妇的床旁，我们再一次全面评估了心脏的结构和功能。这病人的室间隔上有直径1.5厘米的一个大窟窿，血液已经从右心室向左心室进行分流了，简称右向左分流，这比左向右分流可怕得多。左侧是有氧血，分流一部分到右侧后，经过主动脉射出的仍是有氧血，问题不大。但是，一旦右向左分流，情况就会很糟糕。右心血液富含二氧化碳，掺杂到左心的有氧血中，无疑会降低流向全身各个组织器官的血氧含量。

另外，通过床旁超声心动图的检查，我们粗略估计了一下肺动脉压力，足有 100 多，快超过病人的动脉压了。也就是说，她已经快没有力量把全身收集来的静脉血泵进双肺进行气体交换了。

先心病，室间隔缺损，心衰，肺动脉高压，艾森曼格综合征。她心脏的情况太糟糕了，对于这台发动机的能力和潜力，我们已经无能为力，唯一能做的就是减少负荷，她身上最大的负荷就是胎儿，必须马上卸载，否则心脏撂挑子的话，娘俩儿一块儿完蛋。

庞龙很快给我指示，积极抗心衰、降低肺动脉高压等内科治疗的同时，我们产科必须马上剖宫产终止妊娠。这个孩子已经有八个月了，胎心监护显示，他在妈妈肚子里的情况还可以，送到 NICU（新生儿重症监护病房）花些钱应该完全能活。

庞龙这次对我下了死命令："妊高症的病例你能让家属放弃抢救胎儿是正确的。但是这一个，你必须把孩子给我谈活了，这孩子可能是这个女人这辈子做母亲唯一的机会和希望了。别太吓唬人家，少说早产儿那些个少见、罕见的并发症，什么智力、身体抵抗力这些个敏感词儿都少说，一定要让他们同意抢救孩子，借钱也要救。另外，建议他们在剖宫产的同时进行输卵管绝育，如果她这次足够幸运能够捡回一条命，以后决不能再拿生命冒险去怀孕了。"

"还有，"他一把抓住我说，"绝育的事儿你单独和孕妇与家属谈，这是他们两口子的事儿，别让那老太太掺和，我看她不是善茬儿，一直在儿子耳边嘀嘀咕咕的，估计起不到什么好作用，这些老太太都是老搅屎棍，我见多了。"

又一番苦口婆心之后，孕妇和她爱人都同意尽快手术，并且同意绝育。但是她爱人表示还要和家里人最后商量一下，再回来签字。我说："为了你媳妇将来在家里的地位，也为了日后你少受你家老太太的各种唠叨、嘟囔和埋怨，就算为了自己耳根子清净，你还是别和你妈说绝育的事儿了。"

"大夫，我明白，这是我们俩自己的事儿，这个孩子好不好我们都不能再生了，我真不知道怀孕能把她闹成这样，我真后悔，我对不起她。"

"别埋怨自己了，这不怪你，你能这样想是个好男人，快去商量吧，越快越好。"

出去找化验单路过家属等候区的时候，我还是被老太太给抓住了。老太婆问我："大夫，老百姓都说七活八不活，我们这早产的孩子正好八个月，能救活吗？"

我说："这些老话我也听说过，但是现代医学证明这是完全没有道理的，妈妈肚子里的孩子多长一个月就更加成熟一个月，抢救的成功率就越高，花的钱就越少，这个我保证。"

"那您能保证孩子一定救活吗？"

"那可不能，我们只能保证尽力，但是不能保证结果，这是科学，不是人有多大胆地有多大产的事儿。"老太太咂巴几下嘴，没说什么，扭身走了，说还要和家里人再讨论。

过了一会儿，孕妇的娘家妈和几个兄弟也来了，双方在病房门口一会儿大声争执得不可开交，一会儿又都沉默不语，陷入冷战。最后，他们同意做剖宫产，也同意抢救孩子。这个决定虽然做得迟了一些，但是非常明智，我们都很高兴，鼓足干劲上了手术台。

孩子哭得很好，他被放进暖箱，由儿科医生直接推到 NICU。庞龙带着我尽快缝合了子宫，又带我做了我人生第一例双侧输卵管结扎手术。因为是急诊手术，我没有来得及提前看解剖图谱和手术学，但是，龙哥讲得特别清楚，那手术几乎印在了我脑海中。

首先辨认输卵管峡部的无血管区，在系膜部位注水，用尖刀切开浆膜层，用妇科手术器械中最精巧的蚊式钳游离出大约 1.5 厘米的输卵管，钳夹两端，切除中间的一小段输卵管，送病理科进行最终确认，4 号线结扎近端，再用该线连续缝合切开的浆膜层，将近端包埋于输卵管系膜内，再将远端结扎并且保留在系膜外。如此一来，输卵管的两个断端一内一外，再难相通，精子和卵子见不到面，彻底失去了结合的可能。抽心包埋法绝育术是目前为止全世界最保险的避孕方式，成功率将近 100%。

下了手术，我和琳琳一边喝水，一边聊今天的病人，总结经验教训外带八卦。

琳琳说："你知道吗？最后那个心脏病人，新生儿送到 NICU 的一万块钱押金是娘家人出的，我路过门口时听见他们争吵了。"

我说："这家的男人不错，就是老太婆过于势利和狡诈，也真够缺德的，我给他们时间讨论，敢情他们不是讨论母亲和孩子的安危，而是讨论哪部分钱该由哪家负责，讨论如何更加公平公开地摊派和承担风险和人民币啊。"

琳琳说："这算什么,管怎么一个过程呢,只要最后拿出钱来救人,都是好样的。我在妇科实习的时候管过一个巨大卵巢囊肿的小媳妇,手术后,她婆婆第一句话就是问我,这么大的瘤子要多长时间才能长出来。那天手术做得特顺,我还混到从里到外全层关腹,结果一高兴没管住自己这张嘴,随口说了一句,哎,这么大的瘤子可真少见,不是恶性的真万幸,怎么也得养个两三年才能长这么大个儿。后来我才知道,那小媳妇才过门一年多,出院结账的时候,手术费愣是人家娘家人出的。你说我怎么那么多嘴呢?我这不是倒霉催的吗?"

我说："钱就那么重要吗?你说说,婆家要是干出这样的事儿,以后还怎么相处啊?"

琳琳说："那有什么,有些人是从来不考虑亲情的,捂住自己的钱袋比什么都要紧。而且我发现,越是这种计较钱的人,家里头越是过得不怎么好的,家不和万事不兴,越过不好就越挣不到大钱,反过来就越计较小钱,整个就是穷生奸计,恶性循环。也好,当婆婆的这时候省下一万块,等老了抬不动腿儿了,儿媳妇自然也不会管她,正好拿钱去住养老院,或者请小保姆给自己端屎倒尿。这世界上的事儿啊都是平衡的,一报还一报,不是不报,时候未到。"

作为一个妇产科医生,看了很多年人间冷暖后,已经没有精力和心情去质问谁、评判谁,或者帮着哪一方吵架说理了。总之,只要有人出钱救大人救孩子就好,哪怕没钱,我们有能力救治病人就好。钱能解决的事儿都不是难事儿,最怕的就是不缺钱,一大捆人民币码在护士台,医生仍然无力回天。

9.胎儿大小多少的逻辑

我妈说,她那个年代很多人都在家里生孩子。

我爸是军人,当时的生活条件还算过得去,我妈是教师,一直自诩为高级知识分子,吵架难免恶口相向的时候,常骂我爸是臭当兵的。我是当时为数不多的在医院里由穿着白衣服的助产士接生的孩子。

我妈生我的时候据说特别费劲,一是因为我是老大,她是初产妇;二是因为我是个不折不扣的巨大儿，顺产不易；三是我妈这位知识分子从来信奉"生命在于不动"，也不锻炼身体，腰腹无力，产力平平。

那时候和小朋友玩，我经常自以为是地吹牛，面对着一群炕头上出生的同伴们说："不知道自己几斤几两吧？回家问你妈去。姑娘我一生下来就八斤高高的。"

这个牛皮吹了十多年，终于在我自己当了大夫，开始了我的专业接生婆事业以后，才知道什么叫年少无知，牛皮不攻自破，自此，优越感消失殆尽，而且对我妈和我自己的健康前程充满了担忧。

中国人的足月新生儿体重应该在五到八斤之间。五斤以下太轻，老百姓多会觉得这种孩子先天不足，要是八斤以上，人人看了都会露出惊讶和欢喜。

老百姓都喜欢大胖小子，近年来，随着国家的进步，男女都平等了，大胖丫头也挺招人稀罕。其实，这些大胖孩子在医学上有一个共同的名字，叫作"巨大儿"，归类为病孩儿。

一部分巨大儿是母亲孕期营养过剩的产物。现在生活水平大幅度提高，就算不太富裕的家庭，也会不遗余力地把好吃的留给准妈妈，饭桌上大家也会鼓励孕妇多吃。还有一部分巨大儿和种族、遗传等因素有关。身材高大的父母，其子女发生巨大儿的风险高，欧美、俄罗斯人的新生儿体重普遍比亚洲人高。很大一部分巨大儿，其实是母亲的身体出了问题。

早晨交班，龙哥把当天的报纸往桌子上一摔说："现在的媒体记者真敢瞎说八道啊，一点专业素质都没有，不明白的事儿起码翻翻书，学习点相关知识，只要稍微了解一点优生优育知识的，也应该知道不能这么报道啊！"

我把报纸拿过来一看，原来是说某国外孕妇产下十斤巨婴，母子平安，还说什么伟大母亲赞扬钦佩云云。

龙哥说："欧美妇女本来人高马大，十斤的孩子，当然顺生的几率大。就跟人家设计的汽车大一样，人家先天就有大马路，你管得着吗？他们这么一宣传，咱产科大夫以后更没法干了。"

我说："就是，这个报纸上还说这个妈妈已经生过两个娃，说明她是经产妇，产道本来就松弛，当然好生了。看看咱们中国的产房里，除了嫁给老外的、少数民族的、单位里没有国家计划生育办公室入住的，或者干脆没单位或者本事大脑袋里根本没有超生这俩字儿的，还有能通过各种渠道弄来生育指标的，绝大多数都是第一胎。昨天晚上我值班，生了六个，清一色的初产妇。对于中国女性的小体格来说，别说十斤，生个七斤以上的就够折腾一阵子的了。"

龙哥说："现在的报纸就知道猎奇，怎么吸引眼球怎么写，却不懂奇特后面的真相。她生过的两个孩子一个八斤半，一个九斤，要是抽个血化验一下，没跑的，这肥妈十有八九就是妊娠糖尿病。作为公众媒体不能在满足老百姓猎奇心理后及时地进行健康教育，真是失职啊！"

琳琳在一旁也跟着撇嘴："分娩巨大儿本身就是母亲将来发生糖尿病的危险诱因，现在母子平安，再过二十年试试。就算这个妈没事儿，能说明所有生这么大孩子的妈都没事儿吗？这些媒体就是脑子进水，不借此良好机会向老百姓宣教妊娠糖尿病的筛查，孕期健康饮食和巨大儿的防治，还说什么英雄母亲，这不明摆着鼓励老百姓都胡吃海塞也当伟大母亲吗？"

我说："就是，媒体这么一报，咱们产科大夫更不容易劝服那些大肚子不要大吃大喝了。"

龙哥说："就咱中国女性那小体格，娇小玲珑的多见，平时又很少锻炼身体，要顺顺当当生出一个八斤多的孩子得多费劲啊。你们将来要是当妈，记得防患于未然，别猛吃，控制点儿，养出个巨大儿我可不给你们剖。"

琳琳嘿嘿一笑，说："本姑娘跳进游泳池连着能游两千米，身体超棒，盆底肌无比强壮，不用麻烦龙哥，将来自己生。"

只会几下子狗刨的我说："二把刀不给剖，咱找一把刀剖，咱就要把孩子喂得先天足足的，生出来好养活。"

"管谁叫二把刀呢？"

"咱产科首席大专家是许教授，当之无愧的一把刀吧？你是病房的主治大夫，一人之下万人之上，不是二把刀是什么？"

大伙一阵爆笑，龙哥也笑了："有你这么损人的吗？一点儿都不会拍马屁。你丫头小岁数不大，哪儿来的满脑子封建残余？有苗儿不愁长知不知道？生一个不大不小正好的最合适，生出来以后，海阔天空，由着他随便长，就怕到时候又长不成人家王治郅和姚明那样了。"

我暗地里倒吸一口凉气，自从进了妇产科工作，我虽然胡咧咧了不少自己的糗事八卦，好在对自己巨大儿出身这件事一直是守口如瓶。否则，我的同事表面上会说，小张你够棒的呀，或者会说，小张你妈够棒的呀，其实，他们心里可能在想，你丫原来是巨大儿，石膏一样的外强中干，生下来的时候没犯低血糖昏过去吧？你妈妊娠糖尿病吧？你妈现在咋样了？三高差不多齐全了吧？

龙哥说："书归正传，你今天下夜班，少睡点觉吧，写一篇科普，就叫《巨大儿的困惑》，发给健康报，咱们专业人士不能坐视不管，要发散点儿正能量给他们看看。"我满口应承。

今天的交班比较顺利，各级领导们都在跳着脚挑那份愚蠢报道的错，我等成了漏网之鱼。在产房干到第三个月的时候，我逐渐明白了什么是值夜班的最高境界：只要交班时领导不骂你，就说明这一晚上你干得好。要是你觉得一晚上挺累挺有功劳的，还要贪天之功为己有，抻脖子等领导夸奖你，绝对是大错特错，失望不说，还可能像前不久琳琳一样招来横祸。

我在病房冲了个澡，回宿舍睡了一个大白天的觉，养精蓄锐。晚上，我一边翻资料，一边组织语言，一边后怕，我这个巨大儿没准真让我妈生了三天三夜，我脑袋里头弯弯绕少，考虑事情不会转弯，是不是生的时候脑袋挤过？我这个巨大儿的肺不如别人成熟，生下来的时候，是不是呛到过羊水？肺进水和脑子进水哪个更可怕？我的大脑袋生出来以后，幸亏肩膀也跟着出来了，否则来个肩难产就惨了，那样的紧急关头，助产士为了救我小命，生拉硬拽的没准锁骨骨折，结果一出产房，就得住进骨科病房，成为全世界最年轻的骨科小病号。我胳肢窝肩膀头附近的臂丛神经没给扯伤了也够侥幸，要不我半边胳膊抬不起来，别说我心爱的篮球乒乓球了，伸筷子夹菜估计都困难，更别说当大夫耍手术刀了。

我把自己吓得满头大汗，我又想到我妈。她那么胖，肚皮上三个游泳圈，又生过我这个巨大儿，等老了一定会三高，就算血脂不高，血压不高，高血糖估计是没跑。我妈还动不动吹牛，说我先天足，说她怀我的时候肚子比别人大好几圈，我看十有八九是她血糖高，不光胎盘和胎膜都跟着渗水，导致我在娘胎里产生高渗性利尿，要知道，胎儿的小便就是羊水最重要的组成部分，敢情，我打小就是一个尿包。

写完稿子，我就失眠了，昏沉沉地睡了几个小时，又早早醒来，对我这个像猪一样吃得香睡得好的人来说，真是不容易啊！失眠，让我深刻地认识到这件事对我触动很大。后来的日子里，随着我人生阅历不断增加，失眠的次数也越来越多，我通过失眠，判断什么是我真正在乎的事，哪些是我真正在乎的人，从工作到交友，从吃喝拉撒到人世间最伟大也最脆弱的爱情。

早晨六点钟，趁着中国电信长途电话的半价时段，我给我妈打了个电话，让她去查查血糖。因为，妊娠糖尿病的产妇在产后 10 年，大概有 20% 的人将要发展为真正的糖尿病，在未来 20 年之内，差不多 50% 可能最终成为 2 型糖尿病病人。此时，我又不由得再一次陷入郁闷。因为，越来越多的证据表明，我这个巨大儿将来也有发生肥胖和糖尿病的可能。

我还没嫁出去呢，不想变肥变胖，我还没尝遍人间美味，不想限吃限喝，更不想每顿饭前都拿出小针头，往自己大腿或者肚皮上打胰岛素，看着别人狐疑的眼光，还以为我是扎毒的不良青年。

* * *

后来，我又看到电视上讲到很多女性到处在买一种神仙药，本来女性每个月就排一个卵子，她们非要多促出几个来，痴心妄想着怀一次孕得两个娃，顺便还能逃避国家的计划生育政策。

那种药，其实是我们妇科内分泌大夫常用的一种促排卵药物，叫克罗米芬，一个小小的白塑料瓶里能装一百片，也不值几个钱。被一些披着神秘外衣的人士去掉原来的外包装，拿红纸包上，再念经画符后，以难以想象的高价卖给那些缺乏科学常识，又奢望一次播种两次收获的无知无畏者。

促排卵药是绝对的处方药，需要在医生指导下服用，服药的同时，或者通过测量基础体温，或者使用测排卵试纸，或者 B 超监测排卵，总之要在严密监测排卵的情况下才能吃。

医生会从一个最小的剂量开始尝试用药，如果最小剂量能够解决问题，会在很大程度上降低药物的副作用。另外，该药物有极限药量。如果加大药量、延长用药天数仍然不能达到促排卵目的，说明病人属于克罗米芬耐药，需要及时全面地再次评估病人，需要及时转向另辟蹊径，绝对不能一条道跑到黑。

克罗米芬过量会导致面部潮红，卵巢增大，腹部不适，以及少见的视物模糊、恶心、呕吐、头痛、疲乏等。长期或大剂量使用克罗米芬，甚至导致个别病人出现卵巢过度刺激综合征，表现为全身毛细血管通透性改变，大量体液外渗，继而出现胸水、腹水，甚至心包积液，严重者心肺功能衰竭。另外，还有个别人为生双胎心切，随意使用超排卵药物，这些药物不仅价格昂贵，导致卵巢过度刺激综合征的风险甚至高达 20%，重症患者甚至死亡。

要是真的一次受孕，怀上两个宝宝，家人拍手称快、欢呼雀跃之时，一系列的问题其实就在不远的暗处朝你坏笑。

大量统计资料显示，自然状态下，多胎妊娠的发生率是 $1:89^{n-1}$（n 代表一次妊娠的胎儿数），双胎的自然发生率是 $1:89$，三胎的发生率是 $1:89^2$，可见多胞胎的可能性是越来越小的，是人类不能承受之重。

双胞胎妈妈说白了是一个人干两个人的活，本属于一个宝宝的资源分给两个宝宝，不堪重负之时，会在很多方面都表现出力不从心，有时候，甚至是不可能完成的任务，绝非人有多大胆地有多大产。

从刚刚怀孕起，双胞胎妈妈的苦难就正式拉开帷幕，先是妊娠反应会比单胎妈妈重，严重的还会发生妊娠剧吐，不光什么都吃不下，水都喝不进去，还不停剧烈呕吐，胃里的东西吐完了，接着吐胆汁，甚至需要输液输营养才能渡过难关。极个别情况下，妊娠剧吐可能伴发 Wernick 脑病，这是一种急性中脑和下丘脑损害，表现为记忆力障碍、眼肌麻痹和共济失调，甚至意识障碍，如果不积极治疗会导致孕妇死亡。怀孕害喜，竟然能把一个好好的大活人吐得昏天暗地，大脑损害而死，真乃人间悲剧。

等过了三个月，终于不再吐了，两个孩子开始比着赛地往大长，可苦了他们的娘。孕妇体重迅速增加，肚子比别的孕妇大，走路远不如别人轻巧。而且，越往后负担越重，快生的时候，有的妈妈甚至无法活动，在床上翻身都困难，更有甚者，喘气都费劲。因为巨大的子宫压迫下肢静脉回流，腿和脚踝都会水肿，严重时脚丫子肿成圆滚滚的小馒头。痔疮和便秘的问题都是单胎妈妈的两倍。

以上问题，也就咬牙忍了，谁让咱们要当妈呢。但是，以下问题可不是主观能够忍过去的。

40% 的双胎母亲发生妊高症的几率，比单胎高 3～4 倍，而且发生早，病情重，容易发生心肺并发症。一旦有并发症，如果保守治疗效果不好，不管孩子是否成熟，是不是早产，为了大人的健康，都需要终止妊娠。

双胎妊娠期胆汁淤积综合征的发生率是单胎的 2 倍，胆酸可以高出正常值10～100 倍，容易引起早产，胎儿宫内缺氧，死胎和死产，宝宝的死亡率明显增加。

铁和叶酸是造血的两大重要原材料，有限的资源分给一个宝宝，有时还捉襟见肘，现在是两个宝宝，明显不够分，双胎妈妈贫血的发生率是单胎的2.4 倍。

另外，12% 的双胎会发生羊水过多，14% 的双胎会发生胎膜早破，经阴道分娩的双胎产后出血量平均超过 500 毫升，这个 500 毫升已经属于产后大出血的病理范畴了。

大约一半的双胎妈妈，因为早破水，或者发生严重的母儿并发症，无法坚持到足月，双胞胎于是成了一对同病相怜的早产儿，从妈妈肚子里出来，直接住进新生儿重症监护病房的暖箱。

即使不出现早产，足月双胞胎生出来也多是小不点儿。主要是一居室里住了两个，太拥挤，没有发展空间。

个别时候，胎盘之间会出现动脉和静脉的交通支。血液从动脉向静脉单向分流，一个胎儿成为供血儿，另外一个成为受血儿，这种拧巴血管的存在导致供血一方发生贫血，发育迟缓，心肝脾肺肾，哪儿都气血不足，血脉殆尽，甚至会因为营养不良而死亡。而那个受血儿，看似占到便宜，但过多血液使他的血容量增多，动脉压增高，各个脏器增生肥大，胎儿体重增加，水肿，严重的话可能会因为不堪重负，心力衰竭而死。

极偶尔，兄弟反目，两个孩子在里面"打架"，若是打得不可开交，各自的脐带缠绕在一起，勒得太紧的话，势必断了血脉，还可能发生脐带过度扭转，就像一根朝同一方向不停打转的绳索。如果这条生命线中断，两兄弟尚未出世，先两败俱伤在子宫之中。

双胞胎胎儿畸形的发生率是单胎的两倍，联体双胎就是双胞胎常见，也是特有的一种畸形，出生后，需要尽快把两个孩子用手术刀分开。要是肚子里头各怀各的心肺肾还好，把连在一起的皮肉切开就是，要是两个孩子之间连着心脏，连着肝就比较麻烦，分不明白或者分得不均匀不恰当，两条小命可能都难以保全。

于是，没等龙哥再给我派新活，我变被动为主动，又写了一篇《双胎妊娠害处多》。这篇稿子的反响不错，事先也没征求我的同意，就被多家报纸转载，报社倒是挺讲究，分别给我汇了稿费，数目不多，有零有整，我凑在一起请琳琳到米市大街路东的东北家常菜大吃了一顿。

女人和肌瘤的不解之缘

1. 打仗到战场，看病到现场

2009 年，是我在协和工作的第 12 个年头，虽然我已名正言顺获得中华人民共和国卫生部颁发的副主任医师资格，但是因为医院内部长期奉行职称评聘分开政策，和大多数医生一样，我被高职低用，仍然做主治大夫。

星期五是我们病房的手术日，我同往常一样，从容淡定并且毫无羞愧感地违反院里最新规定，把手机带进手术室。但是让我无法容忍和原谅自己的是，我竟然忘了把手机调到无声状态。

很多老百姓看不懂也不理解医院里为什么有"手术日"这个词。

"大夫，我看了皇历，明天是黄道吉日，最宜动土，能不能给我安排开刀啊？"

"明天我儿子的公司有重要活动他不敢请假，会被开除的，后天才有同事能替他的班，现在年轻人找一个称心的工作多不容易啊，大夫您看能不能后天给我安排手术？"

"大夫，周五我可能会来月经，您不是说月经期就不能做手术了吗？能不能给我提前两天安排手术？否则我可能要等到下个月才能做上了，哎呀大夫，我的那个月经量多得是一塌糊涂，来一次月经简直就是一场劫难，血色素要下降好几克，不来月经的时候我狂吃海喝还要每天吃补血药才能把它涨上来，要是不赶紧给我做手术的话，再来一次月经就又掉下去了。"

诸如此类的请求，即使是"做手术看皇历，视手术切瘤子为动土"都不能说是过分的要求，开刀毕竟是大事，病人迷信一些也从侧面体现出他对生活的美好愿望和要求，并无大碍，都在情理之中。但是我们负责统一安排手术的住院总医师一定是回答："对不起，不行，而且是绝对不行，您觉得合适的日子不是我们的手术日。"

协和医院寸土寸金，医疗资源极度有限不仅是对"全国人民上协和"的病人而言，对医生来说也是同样。病房的床位有限，手术室的手术台有限，麻醉医生、台上的器械护士、台下的巡回护士有限，不可能谁约了病人都可以进手术室做手术，也不可能谁想什么时候做手术就什么时候做手术。原则上，妇产科只有教授和副教授才有资格收自己的病人住院，并且有属于自己的手术台，可以名正言顺地给病人安排手术。为了分配均匀不打架，每个病房都有固定的手术日，只有固定的日子里，例如周三和周五，才能安排病人做手术。

其他医生在手术台上只能做助手，若想收自己门诊看过的病人做手术首先要有病房首席大佬的首肯，其次要有手术台，但是按照常规和常理来讲这几乎都是不可能的。因为教授们还经常为争夺一个手术台的黄金时段和尽量多的使用次数撕破脸皮打得不可开交。只有大佬们的手术超乎想象地提前收摊了，说实话这种情况更是很少发生，大佬们不是普通人，不是教授就是知名专家，在判断一个具体手术大概需要多长时间的问题上最有发言权，首先他最知道这个病人肚子里的瘤子好不好切，同时他也是世界上最了解自己开刀能力的人，所谓知己知彼百战不殆，对于手术时间的判断和对手术节奏的拿捏，谁也算不过他们，所以别想手术台上有足球场上的"垃圾时间"，别妄图分到手术台这一稀缺资源的一杯羹。此外，只有病人因为特殊原因临时取消了手术，或者个别大佬出国开会，下面的中层医生才有可能在最不黄金的、扔了也是扔了、浪费了可惜的边角余料时间段里做上一点半点自己的手术。

医院最近明令禁止医生把手机带入手术室，因为最近手术室有一种非常恶劣的现象，那就是个别医生的两只手在手术台上做手术，还让护士伸着胳膊把私人手机架到自己耳朵旁边接电话。这个确实不像话，或者可以说是成何体统！外科大夫一旦上了手术台，病人和病情就是天下最大，其他一切都要暂时抛在脑后，就是老婆跟别人跑了也得下了手术台再去追，家里着火了也得下了手术台再去救。

手术台上，很多病人接受的并不是全身麻醉，虽然肚子割开了感觉不到疼痛，但是其他一切感觉都是存在的，整个手术过程中病人的意识都是无比清醒的。要是听到主刀大夫给自己做手术的时候还一边接打电话那是什么感觉，要是您说的事再和人家手术毫不相干，她不在心里头反复问候您家十八辈祖宗才怪呢。

如果手术顺利皆大欢喜，病人也就咽了这口恶气，最多成为人家日后酒桌饭局上的谈资、鄙夷和笑料。人家会说："协和的大夫也不过如此，什么知名专家，就那么回事儿吧，老娘我躺在手术台上，肚子都开了膛，大夫那边还接电话说下了手术几点几点的飞机到哪儿讲课、开刀、走穴挣钱的事儿呢。"如果手术不顺利，出了意料之外或者难以避免的手术并发症，开刀后留了后遗症，即使这几分钟的电话和整个手术成败根本扯不上关系，病人、她的律师和社会公众传媒也会拿这一条让你万劫不复。所以，即使不往高尚和理想以及职业精神上谈，哪怕是为了大夫自己的命运前途，也是万万不能在手术台上接打私人电话的。

但是，不让带手机对于我们这种管理病房的主治大夫和下面的住院总医师来说是绝对玩不转的。一分钱话费都不给报销的私人手机是我们和下面的住院大夫、上面的教授大佬们保持联络的重要甚至唯一通讯工具。一个病房少则三四位、多则六七位主管教授，每人给你发两条短信，就是十几个医嘱或者工作，每人电话里嘱咐你两件小事，就是十几件大活。哪一个回复晚了都不好，或者人家打你手机不是关机就是不在服务区，耽误病人的处理不说，更耽误自己的锦绣前程。平常人对自己急切需要找到的对象频频出现掉链子情况都会觉得，这位大侠够神的，又哪儿去了，怎么总是神龙见首不见尾呀！教授也难免会觉得这种下级大夫多少有些不靠谱。

带手机还有一个重要原因，你们以为医生进手术室都是要上手术台的吗？不是，有坐月子的就得有伺候月子的，有做手术的就得有伺候手术的。病房的主治大夫和住院总医师就常扮演这种伺候手术的角色。很多时候，我们连台都上不去，只有在台下转悠和伺候的份。

我们要么是观摩和学习手术，要么是进手术室亲自请示手术台上教授关于某个具体病人的具体医疗问题的旨意。虽然"请旨"和病房的医疗事件息息相关，但也不能一推开手术间的门理直气壮张嘴就问，先得察言观色。

如果主刀教授在台上表现轻松自如，甚至谈笑风生，那就赶紧搭上茬把问题请示了。要是整个手术室里头气氛凝重，所有人都屏气凝神没有一点声响，一定是手术台上正在处理极其细致复杂的部分。

那可能是广泛转移的卵巢癌手术。肿瘤就像恣意流淌的混凝土泥浆沙石俱下，所到之处无不浸润、种植、粘连、疤痕形成甚至冰冻化。对于卵巢癌的广泛转移，手术的原则是"消灭一点舒服一点，消灭得多舒服得多，彻底消灭彻底舒服"，医生要将肿瘤尽力切除，又要保护周围重要的生命器官不受伤害，普通医生看上去简直是无处下手，妇科肿瘤高手却始终能够绝处逢生，于正常组织和肿瘤之间找到一处间隙并且以此为契机"卷地毯"式地掀除所有肉眼可见肿瘤。

那可能是宫颈癌根治手术中至关重要的"打隧道"环节。打隧道是指医生要将自然生长到子宫两旁组织中的输尿管完全解剖和游离出来，才能在之后尽量切除宫旁组织。而充分的并且恰如其分的手术范围直接影响病人的生存时间，这也是为什么同样早期的宫颈癌病人，都做了同样的根治性手术，有的在手术后获得痊愈，长期并且高质量地活着，有的却在短时间内很快复发进入悲惨的终末期。同为"根治"手术，手术医生打隧道是否过关，他的手底下到底"根治"了多少，只有天知地知，主刀和助手你知我知。

那可能是被喻为"良性疾病但是恶性行为"，或者是所有良性疾病中最难做的子宫内膜异位症手术。紫蓝色斑块、棕色疤痕、红色火焰甚至是透明水泡样色彩缤纷、五花八门却都被统称为异位病灶的子宫内膜异位症，像一把大小不等的粗粒咸盐被随意播撒到病人的盆腔，只有尽力破坏所有肉眼可见病灶才能最大程度改善令病人生不如死每月必会到访一次的痛经。而真正生长在卵巢上、里面包裹着巧克力酱一样稠厚液体的囊肿却很少真正引起病人疼痛，这也是为什么很多子宫内膜异位症病人开刀了，手术了，囊肿也切除了，但是痛经丝毫没有缓解。

要是你往手术台上一瞄，看到病人正在大出血，或者肚子里的粘连正难解难分，或者术者已经把子宫前面的膀胱或者后面的直肠鼓捣破了，万般无奈如火如荼之际，千万别轻易插嘴。要是准备请示的又是自己本该拿主意却又因学艺不精而拿不准的问题，等于找死。

要是碰到大型或者复杂手术，住院总医师或者主治大夫可能需要时时刻刻盯在手术间里。因为打开肚子后手术方案可能随时会有改动，手术台上一声令下，我们台下的大夫就要出去找病人家属重新交代病情，重新签署手术知情同意书；如果手术中病灶牵连肠管，手术台上需要请基本外科医生上台协助手术，我们台下的大夫就要以最快的速度找到当天的外科会诊医生并且保证他们以最快的速度来到手术台上，否则手术台上焦急等待的教授随时可能火冒三丈；如果手术台上意外损伤了膀胱或者输尿管之类的，我们台下的大夫要去火速请来泌尿外科医生上台帮助修补。

对于台上会诊，协和有固定流程保障手术台上病人的安全。但是有的教授要求特高，一般意义上医院值班表上安排的会诊大夫他根本不放在眼里，非要钦点一个自己觉得靠谱的医生。这也不能都赖我们妇产科的教授矫情或者事多，确实有个别过早评上了教授、副教授的外科大夫，别看编文章、发论文有一套，站讲台或者主席台的时候侃侃而谈意气风发，忽悠得自己俨然是全国第一，世界第二，没有他解决不了的问题。可一上了手术台真要他"亮剑"的时候，那手"潮"得就像江南六月的黄梅天，要是把他比作杀猪匠，那都是侮辱了屠夫的老祖宗——解牛的庖丁。无论什么手术都能被他弄得血肉模糊，让他帮着修补完的肠子或者输尿管十有八九长不上，弄不好就成了长期的尿瘘或者粪瘘，我们妇科大夫找谁说理去？怎么向病人交代？

也有个别真心矫情的教授，在他们眼里，一般大夫根本不配上他们的手术台，或者说他们看一般人都不行，从来都是指名道姓专挑某几个大牌教授上台会诊。所以我们不仅要熟识各种医疗问题的处理，还要了解手术台上每个教授的个人偏好，谁把肠子弄破了习惯找哪个基本外科教授来补，谁遇到输尿管断了最信任哪个泌尿外科教授来缝。您说说，这种时候我们不带手机行吗？要是碰上脑瓜不灵光的大夫，带手机都没用，因为手机上可能根本没有存教授可能钦点的会诊教授的电话，那就跑断腿到人家病房或者门诊找去。

即使找到人了，可并不见得人家就愿意来。首先人家没在医院会诊的排班表上，自然可拿"不在其位不谋其职"来推辞，况且此时此刻躺在手术台上的病人和人家非亲非故，就连最基本的慕名而来或者挂号、预约手术等和信任有关的合同契约关系都没有。拿刀的外科大夫都知道，手术不顺利的病人随时可能变成一个"怨妇"，甚至弄来一群"医闹"，带来一场官司，避之唯恐不及，凭什么你们妇产科一来呼唤人家就去呢？人家完全可以说自己马上还有工作安排，下午还有门诊，一会儿要外出会诊或者马上还要上自己的手术台，你们找排班表上的会诊大夫吧，一句话把你给打发了。所以找到人没用，还得会说话，得学会无比真诚地求爷爷告奶奶装孙子，弄得就跟此刻躺在手术台上的病人是我们自家大舅妈、二姨娘或者三姑母一样。惹得对面的教授不免心生怜惜，心想这小大夫也真是不容易，为了手术台上素不相识的病人，为了圆自家教授的场子竟能如此这般，于是实在不忍心回绝，甚至还会在心中暗恨，自己怎么没得如此好命摊上这么一个尽忠尽孝的小马仔，也就勉强答应来了。

凡此种种，手术台上的教授一概看不见，会诊的腕儿请来了是正常的、应该的，请不来的话就可能给你扣上个工作能力差，情商低，不把工作其实就是他的指令放在心上之类的评语云云。碰上心眼小、修为差的教授还会在手术间隔的空闲时间，教授食堂的用餐时间，或者上下班的班车上免费向其他教授广为播散。这是现代人最常见的毛病之一，是心灵和语言潜意识的坏习惯，是在不知不觉之中形成的，医生中也经常有类似的奇葩长成。例如某教授一提到某小医生的名字，全是数落和指责，要不然就是把对他成长和进步最不利的那些错误翻来覆去地唠叨。这种"口中所言，好话死尽"的教授一定要伺候好，不能有一点闪失，否则在好事不出门坏事传千里的现世，很快，你将成为众所周知的"废物点心"。

当医生是个技术活，但不全是技术活，对病情判断八九不离十，手术做得干净漂亮等等都属于智商。更多时候，在医院这片江湖，情商更被高度需要，职场如战场，哪里都一样。

还有些时候我们进手术室不光关心自己家的手术，还惦记着别人家的手术。我们随时像小贼一样把脸贴到别人家手术室大门的玻璃上窥视各个手术间的各个手术的进展情况，一旦打探到哪个手术间的手术可能提前结束，赶紧和护士长以及麻醉大夫说好话，把自己病房的手术分一个过去做，目的是最后一两台手术不要被取消了。（协和医院手术室多年来的不明文规定，除非是急诊手术，下午五点以后不再接病人进手术间。）

这边在手术台下盯着手术，盯着各个手术间的进度，那边病房里出了什么大事小情都要呼叫你。什么病人刚输了抗生素浑身痒痒起皮疹啦，化疗病人缺一项并不关键的化验住院大夫不知道能不能开化疗医嘱啦，教授早晨查房让加急做B超可是人家超声科大夫说今天名额已满不给加啦。小大夫自己搞不定的任何大事小情都要请示你，这些琐碎小事只是让人感觉工作烦乱无序而已，没啥了不起的。要是哪个病人突然心律失常、胸闷憋气、呼吸心跳骤停，第一时间要是呼叫不到病房的主治大夫，人命关天啊，不时时刻刻保持联络通畅行吗？

上有政策下有对策，我们把手机偷偷放在刷手服裤兜里，并且调到无声状态，这样就不会被护士长发现上报院里又扣工资又扣奖金的。下手术后，我们第一件事就是看短信、看未接来电，这样就能保证在第一时间掌握"全球"资讯。哪个领导找过自己赶紧把电话拨回去，先说对不起再询问有何指示，哪个领导发了短信交代了工作，赶紧一溜小跑回去病房给执行了再回发一个任务已完成请领导放心的短信。另外，要是家里有什么事也能早点知道。在协和混到主治大夫一级的怎么也要三十好几了，真是"上有老下有小事业在山脚"，万一孩子发烧、老人头疼什么的都能早点想对策，自己是大夫，平时对家里管得就少，要是再把自家人的病给耽误了，那种内疚和悔恨是常人无法想象的。

*　　*　　*

手术台上，我给冷教授做第一助手，电话突然一个劲地响起来。我在心中暗骂，打三遍人家都不接一定是有原因，怎么还一个劲地打呢？摆明了是要害死我。

冷教授的注意力全部在手术台上，好像并没有听到我的电话铃声。我赶紧咳嗽一声，用帽子口罩之间唯一的一条窄缝里所能迸射出来的全部眼神强烈示意手术台下的巡回护士过来。她轻手轻脚地走到我身后，从我手术衣后边入手，把手机从我刷手服的屁股兜里拿出来，改成无声，放到一边。

下台的时候，我对冷教授说："领导，真对不住，刚才忙忙活活的，上台前就忘了关手机。"她笑了笑说："没事儿，打电话的人可真够轴的，这一遍一遍的，说不上真有什么要紧事儿，你快回个电话吧。"

教授修为各有不同，冷教授是比较善解人意的腕儿，任何时候她都愿意站在别人的角度考虑一下问题，进而体察旁人的不易，即使对方是个实习大夫。这种教授虽然不是采用铁腕式手段管理病房，但是我们仍然不会懈怠，反而被一种柔情的力量温暖和无形地胁迫着，替她卖命工作。

走出手术室的无菌隔离区，我拿出手机一看，我的天，十个未接电话，除了两个我不熟悉的号码，另外八个分别是我两个同学打来的。

一个是毕业后从来没再见过面的高中同学，他每次电话先是寒暄，之后直接切入正题，那就是找我加号看病。多数时候来看病的既不是他自己，也不是他的家人、亲戚或者知己、邻里。后来我通过别的同学得知，他自己在农村肝癌晚期的亲大哥他都不管，反倒为一群生意场上的大哥鞍前马后。方才知晓，他一直在以同学的名义长期利用我的不好意思，温柔地绑架我为他所用，我也不过是他公关交际饭局上信手拈来的一枚棋子。想到他农村的大哥，我忽然有勇气决定不再为他效力了，先不给他回电话，沉默和拖延都代表拒绝，希望他能早点明白。

另外几个都是我发小梅花打来的，这女子平时乃一火上房不着忙的主儿，接连打电话给我，肯定是有大事，我赶紧给她打了回去。

原来，她舅带着舅妈来北京看病了，舅妈刚做完手术才一个月。梅花说："我舅妈一个月前在老家做了个妇科手术，本来手术前都说是子宫肌瘤复发，结果肚子一打开医生说瘤子是恶性的，切完了还要化疗。他们两口子实在拿不定主意，于是我舅一着急就带着舅妈来北京了，哥们儿求你快给咱家亲娘舅出个主意吧，到底化疗还是不化疗啊？听说化疗那玩意儿就是往身体里打毒药，不光掉头发、烂嘴巴，还会白细胞下降，严重的病人就像白血病一样要戴口罩进无菌间，据说沾上哪怕一个细菌都会感染致死，这也太可怕了！而且听说化疗药可贵了，一支都好几千块，他们经济条件一般，也算白手起家，这两年刚过上点好日子。唉，我舅妈又那么年轻爱打扮，要是打化疗把她打成光秃，说不定她会跳楼的。"

我赶紧打断她，否则她还要喋喋不休地絮叨下去。"你这都哪儿跟哪儿啊，叽里呱啦地灌给我这么多东西，拿大夫当神仙啊？这么大的决定，岂是电话里听你随便说说就能替你做主的！再说了，你先不要把我们妇产科的化疗妖魔化好不好。要是真该化疗，能救命，咱掉头发烂嘴巴也得化疗，你说是生命重要还是头发重要啊？要是没必要化疗，别说不要钱，就是倒贴咱钱，咱也不化疗。你先说说来龙去脉，我帮你看看。"

梅花说："要不，晚上请你和咱舅吃个饭，咱舅妈就算了，让她一个人在家待着，她还是少知道点儿为好。还有，能不能把你老板请出来，他不是专门搞妇科肿瘤的全国大腕儿吗？就是你平时老跟我吹嘘多厉害多厉害的那个超级大帅哥，咱们一起吃个饭呗，一起商量一下对策。"

我说："吃什么饭啊，今天是我们病房的手术日，刚做的一个老太太，术前讨论都觉得是良性的，结果一打开肚子，成恶性的了。本来切个囊肿的小手术改成巨大的肿瘤细胞减灭术了，三十分钟搞定的事儿整整做了三个小时。后边儿的手术都得顺延，还不知道几点钟能弄完呢。还有，今儿晚上你得帮我接孩子，我这不靠谱儿的人，早晨还信誓旦旦地说自己接孩子，让大志和他大学同学晚上聚会呢，你帮帮忙，要不我又得挨批。"

梅花说："你们大夫对时间的掌握一向没谱，你就不要轻易许诺。你谈恋爱那会儿放了人家大志多少回鸽子呀，这些年为了等你下班，人家病房、手术室门口徘徊了多少个来回啊，连在一起估计都能绕地球几圈了，你怎么就不接受教训呢？接孩子没问题，我家那兄弟俩最喜欢和你家闺女一起玩了。你说，咱能请得动你们老板吃饭吗？"

真正的朋友永远是先毫不留情地数落你，再毫无条件帮助你的那个人。但是我仍然毫不领情。"吃什么饭，一点儿都不懂事儿！求人家大腕儿给你家人看病咨询提供宝贵意见，还要搭上工夫和你这等不相干的人一起进餐，脑袋进水了吧你？"

梅花说："要不咱豁出去了，请他下大馆子，不给你丢脸，北京饭店你看行不？离你们医院还近。"

我说："得了吧，你就别打肿脸充胖子了，现代人谁还缺那一口吃食？我们老板成天看门诊做手术，还要抓科研搞教学，忙里忙外累着呢，下了班就想回家安生地吃口老婆亲手炒的菜，哪怕西红柿炒鸡蛋都是幸福。再说了，这年头，若不是至爱亲朋或者权钱交易不要轻易攒饭局，咱没有那么大面子。你要是手里掌握着几千万科研经费的调拨下发资源，说不上我和老板借着这茬儿主动请你吃饭呢。"

"我看你是在老板那里不受待见，请不动人家吧？"

我能感到电话那头的丫头一边撇嘴一边故意气我的样子。"你少用激将法，要是我厚着脸皮死缠烂打的，老板肯定给这个面子。可是那显得我这当学生、当下级的多不懂事儿啊，不带这么给老板添乱的。"

"那怎么办？要不你给要个专家号吧，让我舅妈去看他的专家门诊。"

我说："那也不行，今天礼拜五，我老板一周就出一个门诊，还是礼拜四下午，看门诊还要等小一个礼拜呢，咱耽误不起那工夫。"

"那让我舅先找你去？"

"先别着急，来医院也找不到我，我们哪儿像你们这些坐办公室工作的，一杯茶一张报上上网盖盖章就下班了，随时都有工夫见人。我今天一直都在手术室，马上还要上台呢。这样吧，等有空了我亲自给咱舅打电话，得先问个来龙去脉，大致了解一下情况再说。"

"什么来龙去脉，你还要知道什么？我不都跟你说得很清楚了吗？"

"唉，枉你跟我混了这么多年，说这么没水平的话。那恶性肿瘤里头还分好多种病理类型呢，每种病理类型还分不同级别的组织学分化呢，肿瘤的分期不光有临床分期，还有手术病理分期。除了你知道的早期和晚期，还分 I、II、III、IV 期，每一期里头还有 a、b、c、d 四个亚分期，每一个病人的肿瘤还分高分化、中分化、低分化三种不同的组织学类型。这些你完全听不懂一点没概念的医学名词每进行一次组合都代表完全不同的一种病情，每一种组合都可能面临完全不同的治疗方式，手术后到底是放疗，还是化疗，还是免疫治疗，还是放化疗同步进行都是不一样的。就算是化疗还有几十种备选方案呢，一旦开始化疗还要根据治疗反应不断地调整和修改方案，所以必须要掌握第一手资料，否则失之毫厘谬以千里。我问你一个最简单的，你知道你舅妈的癌症是什么病理类型吗？"

"呃，这个……这个不知道，恶性的不就是指癌症吗？不都一样治吗？"

"哥们儿，这里面的学问大了去了，你舅妈的肿瘤病变部位在哪你说得清楚吗？是子宫肌瘤恶变了，还是原发在子宫上的恶性肿瘤？是在子宫体上，子宫颈上，还是在子宫内膜上？"

梅花说："我的妈呀，这些真的不知道，估计应该是子宫肌瘤恶变吧。"

"估计？你真敢估计，大夫也给你随便估计一个你受得了吗？我现在就能给你意见你敢听吗？估计应该大概差不多可以考虑打化疗吧。"

"哎呦行了，你就别挤对我了。我就怕你问我的时候我来个一问三不知，招你的恶骂或者臭屁，昨天晚上我跟我舅整整唠了一晚上呢，也算知道个大概其啊，怎么一到你这儿，又丈二和尚摸不着头了呢？"

"你要是花一晚上就能把这些关键点都唠明白喽，我们大夫还不都得失业啊？我们还念那么多年书干吗呀？对了，你舅妈怎么样？做完手术后恢复得如何？"

"唉，别提了，她整个人状态差极了，肚皮上的口子早长上了，可就是不洗澡，身上一股味儿，胶布还在肚皮上粘着呢。我记得那时候我在你们协和做完剖腹产，你给我拆线后说再过两天就可以揭掉纱布洗澡了。我说我帮她把纱布揭了让她洗个澡，咱家有浴霸，不会冷的，冻不着。她愣是不肯，说揭纱布弄伤口这活儿得专业医生来，还说怕受风，也不知道她说的那'风'在哪儿。"

"你舅妈的精神状态怎么样？我是说情绪。"

"不好，老跟我舅起急，两句话说不到一块儿就掐架。我舅说，舅妈手术后老是睡不好觉，闹失眠，半夜里还经常一个人哭。他们住在我家，我帮他们收拾房间的时候，发现舅妈的枕头是湿的，也不知道是出汗出的，还是半夜里一个人偷着哭的。"

这是典型的切了身体的伤，留下心灵的疤。病人身体的伤疤早长上了，可是心灵满是鲜亮的刀口。

我问："老家医院都切了什么你知道吗？"

"大夫说该切的都切了，全套都摘了。"

"什么叫该切的都切了，那全套都包括什么呀？子宫，卵巢，输卵管，盆腔淋巴结，腹主动脉旁淋巴结，阑尾，大网膜，哪个切了，哪个没切？"

梅花大叫："我的天啊！拜托你可别再拿你们那些生僻怪异吓人唬道的医学名词考我了，听着都恶心，想到手术时它们血淋淋的样子我就反胃。反正我舅说，可得养好眼下这个孩子，以后只有'想象力'，没有'生产力'了，子宫肯定是切了吧，别的我就弄不明白了。"

我想，卵巢肯定也切了。按照她的描述，她舅妈现在的状态属于典型的围绝经期综合征，就是老百姓所说的闹更年期。更年期和子宫一点关系没有，主要是因为一左一右两个卵巢功能逐渐衰退直到衰竭造成的。不同的是，更年期女性的卵巢功能是逐渐减退的，虽然在绝经前的最后一段时间里可能还有月经，但是卵巢已经不再排卵了，直到最后完全丧失女性激素的内分泌功能，持续一年不来月经才彻底宣告进入绝经期。这种人类从育龄期走向绝经期的生理性过渡是非常柔缓的，甚至在一些女性身上是无从觉察的。而她舅妈的两个卵巢是被医生的手术刀咔嚓一下切除的，没有了缓慢的生理性过渡，表现出来的潮热、出汗、烦躁易怒，甚至抑郁失眠就会非常突然。这些莫名其妙的、完全不受自身控制的难以名状的诸多不适毫无预兆、突如其来地降临在一个普通妇女头上，确实够受的。

此外，就算平时再坚强的人在面临伤病，尤其是要做手术、要开刀的时候都会出现一种暂时性的应激性的焦虑状态。焦虑状态的通俗说法就是"闹心"。显然，她舅妈还没有从这种焦虑状态中走出来，再加上卵巢切除后激素撤退带来的更年期症状，肿瘤带来的躯体疾病，目前还在为是否化疗这件事纠结和不知所措，如果没有很好的心理素质以及家人强有力的支持和爱护，下一步该得抑郁症了。

我说："哥们儿，咱不能再聊了，再聊下去也不会有实质性进展，因为你根本就说不清楚。我得上台了，你舅在家的吧，我下台后给他打电话直接问吧。"

看病这事和新闻调查、案件追踪一样，得直接问当事人才行，获得第一手资料永远是最重要的，专业人士对病情的转述都可能有差误，更别说没有医学知识的亲朋好友了。现代医学的每一个决策都要建立在医疗资料准确的基础上，门诊病人和医生面对面，病人亲自表述，医生亲自视、触、扣、听，再加上 B 超、核磁、CT 等先进的成像仪器，住院病人天天在大夫眼皮子底下观察着、治疗着，仍然有大夫看不明白的病。医学前辈张孝骞在做出每一个诊断和决策时仍然是"如履薄冰，如临深渊"，我等刚刚出道的医生怎敢妄下判断呢？

2. 掌握和医生交流的艺术，决定你看病的预后[1]

发小她舅是我们老家重点中学的老师，舅妈是当地文化馆里坐办公室的。我们平时接触不是太多，他们应该是当地一个再平凡不过的小康家庭。

她舅接我电话后先夸奖我："小羽真有出息，都在协和当上大专家了，舅舅就是奔你来的。"

----

[1]预后：在医学上，"预后"是指根据经验预测的疾病发展情况。

我说："舅舅过奖了，我还是一个小大夫。"

舅说："协和的小大夫都比咱老家的主任厉害，舅早就觉得小羽你有能力，能干出一番事业来。"

我瞄了一眼对面墙上的大石英钟，再过半小时，下一台手术又要开始了，我必须尽快终止他的客套和寒暄，引领他切入正题。我知道这需要非常委婉，不能让舅觉得咱小城市孩子到了北京城就立马变白眼狼，谁都不认识了。"舅舅，您可别笑话我了，听说咱家舅妈做手术了，您给我讲讲是怎么回事吧！"

"唉，我们就是为了这个事儿来的，你舅妈生孩子之前就有子宫肌瘤，都怪我老想着工作，一直当班主任带高三毕业班，总想着班里的学生多考上几个清华北大就有机会能提个教导主任啥的，所以一直都没要孩子。后来，我这教导主任也当上了，想要孩子的时候你舅妈又怀不上，肌瘤还越长越大。"

我说："舅妈的肌瘤肯定出血多吧，咱老家的医生有没有说怀不上孩子和肌瘤有关系啊？"

"唉，她一来例假可吓人了，每次都血崩，完全没有办法上班，我得自己先跟学校请假再去医院给她开病假条，再去她单位送病假条，每月如此。后来他们文化馆馆长的儿子去我们学校念书，我才不用送假条了。她那'大姨妈'一来，我们家上上下下都跟着不消停！她一来例假根本不敢下床，不敢走路，上完了厕所经常是坐在马桶上半天站不起来，脸惨白惨白的没个人色。我妈，就是你姥姥，一看她上厕所去了，就得赶紧跑过去冲一碗特浓特浓的红糖水备着，你舅妈一口气儿喝下去才能缓过点儿精神来。"

我一听，还我姥姥呢，差点想在心里骂"你姥姥"了。小舅妈都病成这样了，肌瘤一定是位置不好而且很大，怎么不早点做手术呢！光冲红糖水有什么用？这种让女性玩命出血的子宫肌瘤多数是往子宫腔里头生长的。

子宫肌瘤是否造成病人出血最重要的决定因素就是位置，其次才是大小和数目。子宫是一个形似倒梨的空腔器官。包裹子宫最外层的腹膜组织叫浆膜层，衬在最里面的那层组织是子宫内膜层，两层膜之间是大量平滑肌、少量弹性纤维和胶原纤维组成的不超过1公分厚的子宫肌层。子宫肌瘤是成年女性最常见的良性肿瘤，国内尸检结果统计，30岁以上妇女中，每5个人当中就有一个长有子宫肌瘤，国外的尸检资料甚至显示50%的女性都有子宫肌瘤。妇产科所有住院接受手术的病人中三分之一甚至一半以上都是子宫肌瘤。

根据子宫肌瘤和子宫肌壁的位置关系，我们将子宫肌瘤分为三种类型，一种是往子宫外头长的肌瘤叫浆膜下肌瘤，大概占20%，这类肌瘤对月经的干扰最小，有的甚至长到小孩头那么大，病人的月经量都一点没有增多。2006年的夏天，我给郎教授做助手切除过一个位于子宫左后壁的浆膜下肌瘤。该肌瘤上至剑突下至盆底，直径45公分、重18公斤，可谓"顶天立地"，绝对是肌瘤中的"巨无霸"，整个子宫小小的反而像一个鸭梨挂在巨大的子宫肌瘤上。切除子宫和肌瘤后，她的肚子就像一个泄气后塌陷的大皮球，据说这是当时全世界最大个头的肌瘤，我们还都跟着这个超级大瘤子一起在新闻媒体露了脸。这个浆膜下肌瘤大到把病人整个肚子填得满满的，像个临盆在即的孕妇，但就是因为瘤子是向外生长的，和子宫内膜层没有任何关系，发病以来她的月经量竟然完全正常。

往子宫腔里头长的叫黏膜下肌瘤，占10%到15%，肌瘤表面仅为子宫内膜层覆盖。黏膜下肌瘤经常是威力无边，有时候可能只有板栗大小，却有翻江倒海之势，是造成异常出血、月经过多以及胚胎停育、习惯性流产等等妊娠不良结局最常见的原因。

不靠里也不靠外，长在子宫肌层之间的叫肌壁间肌瘤，占60%到70%，肌瘤周围被子宫肌层包围，祸害程度主要看肌瘤的大小和多少。

正常的子宫就像一个倒置的库尔勒香梨，子宫腔相当于梨核，整个子宫50克，容积是5毫升。一个巨大的子宫肌瘤，尤其是向子宫腔内生长的肌瘤能把子宫腔撑大很多倍。女性每个月排卵一次，如果没有受孕，增厚的子宫内膜将要发生脱落，剥脱的内膜伴随小血管破裂出血一同排出体外的过程就是月经。要是子宫内膜给撑得巨大，内膜剥脱的面积就会增大，破裂的血管就会增多，再加上有肌瘤的子宫本身收缩和凝血机制也会有问题，病人的月经量势必大增。正常子宫腔和宫颈管内膜的表面积大概是15平方厘米，长了子宫肌瘤后可能会达到200平方厘米。

舅妈出血都出成这样了还真能挺。她们家人也真是的，一点医学常识都没有，光冲红糖水有什么用啊？舅妈流出去的可是浓烈鲜红的血液，就是整个人泡红糖缸里也不管事！不过倒是说明家中还有人关心她、惦记她，还不算太可怜。

*　　*　　*

我问："那咋不早点做手术呢？"

舅说："大夫早就让做手术，可我们不是还没孩子吗，就怕做了手术以后没法生孩子了。"

不做手术子宫更是没法用，不仅没法生孩子还瞎捣乱呢，这样的大出血继续下去，每个月一次当心会出人命的。我那小舅妈爱美，就算天天往脸上擦白粉、打腮红，还不是一副萎黄干枯的死人脸色？

我说："不手术的话不仅没法生孩子，舅妈还会出现严重贫血，血液中的血红蛋白是用来携带氧气的，如果血红蛋白不足，携氧量就不够重要的组织器官使用，心脏就会增加跳动泵血的次数，病人那种心慌乏力是非常难受的，时间长了对全身上下可是哪儿都不好，严重的心力衰竭可是会死人的。"

舅说："谁说不是呢，可是我当时听大夫说要在一个没生过孩子的女人子宫上做手术，立马就急了。我说她还没生孩子呢，怎么能在子宫上动刀呢？你会看病吗？"

听听，中国现今的医疗环境多糟糕啊，一个老师、一个受过高等教育的知识分子都敢张嘴就骂大夫不会看病，我做小辈的实在不好意思直接批评他，但是在心里，此刻，我忽然非常讨厌他，不想再和他聊下去了。这个有文化有知识着急了就要流氓语言的高中老师非亲手害死他媳妇不可，想到这里我又急于知道后来了，于是耐下性来接着问舅舅："那后来呢？"

"后来，咱家有个邻居是人民医院的骨科护士，她告诉我们说，有子宫肌瘤根本不用着急做手术，先怀上孩子再说，等到剖腹产的时候一起把肌瘤切了。她说她自己就是这么弄的，开一次刀，生出了孩子还切除了肌瘤，特别划算。"

我经常会很纳闷，为什么我们的病人不愿意听一个专业妇产科医生的话，却愿意听一个邻居的话？但事实总是如此，老百姓为什么宁可相信院子里说的，也不相信院士说的呢？

可能是医生太忙了，总之可能还是医生的工作做得不到位。或许马上还有手术等着他去做，还有病人等着他去会诊，或者门诊量实在太大，一上午有几十个病人排队等着他看病，每个病人平均下来也就那么几分钟的时间，这点时间对于问病史，做妇科检查，开B超，看B超，还要做出诊断并给出治疗意见已经是捉襟见肘了，更多的解释和说明工作可能根本就是无法完成的任务。

又或许对面的病人理解力实在很差，刚才我们提到，病人的素质和知识层次本来就是参差不齐的，而且永远会是这样，什么时代都不会有太大改变，即使医生解释说明也充分告知了，但病人就是根本没听懂。再或许，这也是最不应该发生的，医生根本就忘了自己的职责所在，他认为病人只花了几块钱的挂号费，自己已经仁至义尽，先问了您哪儿不舒服，做了妇科检查，又看了B超报告，还告诉您应该做手术，您看，从问诊、检查、化验、诊断到治疗意见已经一条龙服务了，其余的事您回家自己琢磨吧，想明白了就来做手术，想不明白就拉倒，有病挺着不治或是去信巫医邪术小广告那是你的宿命，和我无关。

我们越来越少看到医生苦口婆心地劝某个病人做手术了，尤其是人和人之间的信任越来越成为一种稀缺物、奢侈品的年代，老话不是说"上赶着没有买卖"吗？医生的世故和厚黑一旦用在病人身上，将产生根源性的悲剧。

总之，医生并没有掰开了揉碎了告诉病人为什么要这么做，这么做的好处是什么，不这么做的问题在哪里。不论什么原因，他没有让病人顺应和配合自己的治疗方案将手术进行到底。如此，不论医生觉得自己多忙多累并且多么头头是道，其实一个失败案例已经从他手中流出了。总是这样的话，整个上午，医生即使不喝一口水不去一趟厕所，即使再辛苦，再腰酸背痛，再口干舌燥，看了再多的病人又能怎么样呢？医生有没有考虑过将自己的社会价值最大化呢？有没有考虑过不让自己的工作前功尽弃呢？某种意义上，医生应该具备这种追求完美、苛责自己有始有终的偏执和怪癖。

数落了医生方面这么多的症结所在，其实不容忽视的另一方面问题出在敢于给别人乱出主意的人身上，即使大多数时候他们是善意和热心的。护士虽然也是医务人员，但医生和护士的专业性质完全不同，只有医生具有执业医师法赋予的给病人开具处方和治疗意见的权利。何况舅舅家这位邻居只是一位骨科护士，妇产科的学问博大精深是她始料不及的，妇产科疾病远远不是一个子宫两个卵巢或者生个孩子做个人流那么简单，作为一位骨科护士轻易就把自己毫无代表意义的个人经历作为成功案例到处宣传，甚至还指挥别人怎么办，实在是不应该的。

这位护士的肌瘤能够在剖宫产的同时进行切除是有一系列必要条件的。其一，肌瘤一定是尚未影响她的生育能力，否则她怎么能顺利自然地怀上孩子呢？其二，肌瘤一定是生长在浆膜下或者肌壁间，而且数量不太多、个头不太大、位置也不太深。其三，肌瘤生长的部位并不特殊，如果它生长在小孩手指头一般粗细密密麻麻如数条蚯蚓一样青筋暴裂的子宫动静脉进出子宫的要塞部位，我倒要看看哪个不知死活的妇产科大夫敢在剖宫产的同时顺便捅一下马蜂窝。其四，肌瘤的数目并不庞大，如果肌瘤多得就像公园甬路上免费给游园者足底按摩的鹅卵石，如果肌瘤不但数目多，位置又都深埋子宫肌层甚至突到子宫腔内部，像泥土中藏头的一串串马铃薯，我倒要看看哪个不知死活的妇产科大夫敢在剖宫产的同时试试自己的牛刀？

成年女性的子宫至少 20% 以上都有肌瘤，这就像脸上长个青春痘、屁股上长个火疖子、腰上长个闷头一样稀松平常，定期观察随诊即可，如果肌瘤不在短时间内迅速长大，不具备任何一个恶性肿瘤的迹象，不影响大小便，不痛不痒，不影响月经周期、月经量，不影响生育能力，即使有时候它们不是一个两个而是三个五个也是根本不需要进行手术切除的。

我们的身体从降生下来的一刻开始就是不完美的，新生儿中至少存在4%～6%的出生缺陷。随着我们不断长大，毛病也越来越多，胆囊会息肉，肾脏会结石，胃肠会溃疡，心脏会早搏，卵巢会囊肿，肛门会痔疮，难道发现什么就切什么吗？切得过来吗？切了就会好吗？身体受得了吗？更多时候，我们要学会正确认识疾病，学会和疾病和平共处，需要学会接受我们自身的不完美，一个小小的子宫肌瘤不耽误您吃饭不耽误您喝水，何必如鲠在喉不除不快呢？

骨科护士的肌瘤估计就是这种情况，剖宫产的时候就算不切，产后多能在一定程度上缩小。很多肌瘤在生产后的若干年里都不会长大，或者只是非常缓慢地生长，甚至有的肌瘤和女性相伴一生，白头到老，并且最终一起入土为安。如果这位护士的产前检查一切正常，就是因为想切这个肌瘤而选择剖宫产就更不划算了，这不仅使她失去了阴道分娩过程中阴道挤压对宝宝潜在的种种益处，而且万一肌瘤又复发了怎么办？等她的肌瘤长大到不得不切的时候，她开过一次刀的肚子肯定不如第一次手术安全了。她要是打算生二胎，那么，因为第一胎是剖宫产这一胎多数时候还要再剖。业内人士都知道，剖宫产这东西是一次比一次难做，一次比一次危险。就算手术中的风险您都一一躲过，剖宫产后子宫上留有疤痕，留下一个薄弱部位，再次怀孕出现疤痕部位妊娠，子宫破裂的风险就会升高，这些普通百姓闻所未闻的病症都是妇产科急症重症，不仅容易误诊漏诊，更容易在短时间内致命。

什么事情都敢说，都敢随便发表意见，都要给予指点一二的，一般都是源于"无知者无畏"。对专业领域的事情越是深知，越是敬畏，越是不敢胡说乱话。自从成为协和的大夫，我就给自己立下一个规矩，不懂的事情绝不乱说，尤其是和人家身家性命有关的看病这件事。我告诉自己，我只是个妇产科大夫，对别的专业和科室的事只是略知皮毛，老话说"隔行如隔山"，现代医学发展快，而且越发展越精专，甚至是"隔病如隔山"，真的不能给别人瞎指导、乱建议，万一说错了呢？朋友越是相信协和，信任自己，越是不能胡说八道。有时候哪怕是自己浮皮潦草未经深思熟虑的话外音，都可能让朋友在做重大决定的时候跑偏，一念之差，朋友变"损友"。

不是自己专业领域的问题，我最多帮助朋友分析一下疾病和治疗大概的来龙去脉，做个最基本的科学普及，有能力的话帮助介绍一位专家，或者哪怕是推荐一位专科医生都是功德无量的。医生一定要谨慎言行，在涉足不深的领域，即使是和医学相关的领域，也要时刻有一只隐形的嚼环勒住自己的喉舌，免于口舌犯罪，更免于口舌之争。

而最关键的问题还是出在舅舅身上，一个人的学识、对周遭事物的看待方法、寻求帮助的途径手段，以及最终选择性地相信何方力量都是最终决定健康问题走向的重要因素。不信院士的信院子里的也就罢了，他自己也不想想自己何德何能，这种"开一刀解决两个问题"的话也信，"一箭双雕一石两鸟"的好事哪那么好都能让他赶上了？这可苦了我那连自己的身体都不了解，连自己的命运都无法把握，一切都听自己男人的舅妈了。

*　　*　　*

舅舅接着说："小羽啊，我这个人真是不见棺材不掉泪。又拖了一年多，有一次你舅妈上完厕所马桶里血红一片，她直接摔倒在厕所里起不来了。我们到医院一化验血，她的血色素只有6克了。"

我想象着那白色马桶里一汪又一汪的鲜血，顿时手脚冰冷。职业病又让我本能地计算起来，成年人的总血量大约占体重的 8％，为 4000 ～ 5000 毫升，每出 400 毫升血，血色素就会下降 1 克，正常女性的血色素一般来说怎么也该在 11 到 12 克之间，小舅妈的血色素只剩下正常的一半，来一次例假得出多少血啊！我眼前浮现出上大学时洗头用的苹果牌香波，红色、黏稠、一大瓶子 500 毫升，这舅妈来一次月经得流好几瓶子鲜红色的血液。这样"经尽人亡"实在可悲，战争年代洒在疆场上有国家给发烈士奖状，但是她一腔热血都流马桶里顺水冲走了，不光没奖状，到阎王爷那里还得跑上前来一个小鬼给她脑门盖个章——死于愚昧无知。

舅舅说这回带你舅妈去看病的时候，碰到的大夫是个大胖子，嗓门超大，劈头盖脸给他俩一顿臭骂："这么大的肌瘤不做手术，你还想当爹？她还想当妈？我告诉你，你老婆这盐碱地出了问题，你瞎折腾多少回都是白播种。还有，你要是不想和你老婆过了，也不能要人家性命，都这样了还硬撑着不做手术，杀人不偿命咋的？我告诉你，没有别的选择，做了手术你老婆就不再流血了，整个人就有精神了，手术完了好好休养一段时间就能怀孕生娃当妈了，不做手术的话死路一条，恭喜你，可以娶小老婆了！"

胖大夫指着脸色苍白的舅妈接着说："你还是文化馆的呢，有没有文化啊？你家男人不让你做手术你就不做啊，你连自己的健康都不能掌控，还能掌控什么？光掌控你们家大门、二门钥匙和存折保险柜有什么用？到时候你这边一撒手上了黄泉路，那边什么都成人家的了，现在的男人都好找对象，再娶个大姑娘回来都有可能，谁还记得你呀！"

这位医生大侠的咆哮真够犀利的，他舞的是"休克疗法"的长枪，临床中不能常用，需要看准对象，弄不好会遭投诉，或者碰到身后也背同样一杆长枪的武士，两个人当场就得比画起来。

舅说："被一顿臭骂后自己反而没词儿了，想想医生说的都对，就下决心，做手术。手术的时候切出来好大一个瘤子。主刀大夫拿给我看瘤子的时候问我，怎么耗到这时候才做手术呢？我都没敢吱声儿，现在回想，要是听第一个给我们看病的大夫的话就好了。小羽你说，那大夫怎么就不知道再劝劝咱呢，说不定他再劝劝我们就明白这道理了，不早就把手术做了，还哪儿来的这些夜长梦多啊！"

人家大夫一跟您说要做手术，就跟要拿刀杀您似的，您不管不顾，先劈头盖脸把人家大夫从里到外一顿骂，不用骂上多半天，就五个字："你会看病吗？"大夫起码能听出以下意思来：我狗屁不懂，国家发给我的医师执照是张废纸，我没站在病人的角度上考虑问题，我没医德，我狗屁不是，总之，我已经被您这样彻头彻尾地否定了，多说无益啊。

您骂了人家大夫，还指望大夫把满腔怒火准备立马绝尘而去的您老人家拉回来，端上茶，倒上水，先安抚好您那狂躁的情绪，再一五一十地晓之以理动之以情劝您做手术？客观地讲，这种修为极高的大夫不是没有，有，但是稀有物种，您要积多少年的阴德攒多少年的人品才能碰上啊！就算他医德高尚，虚怀若谷，为了人民大众健康，自己脸皮不要了，或者说已经麻木到连个好赖话都听不出来，或者已经修炼到什么都能听明白，但是绝不往心里去的份上，最后，自己时间和精力都不要了，后边排队等着并且已经显出不耐烦的一堆病人也都不管了，都劝退了，跟您聊上一小时，他能达到目的吗？

中国老百姓都知道这个道理啊，上赶着没买卖，他越劝您，您越觉得他有鬼，越觉得大夫要拿您开刀，拿您发财不是。就算都做到了，手术做了，舅妈不再白流血了，几年后生了一个大胖娃娃，他倒是对得起您了，也对得起那几块钱的挂号费了，可是时间久了，碰到类似的事多了，这大夫估计也就坚持不下去了。不如淡淡一笑地说，您先别着急，我个人的意见是最好能尽快做手术，就算不考虑生孩子的事情，时间长了，出血太多，您爱人的身体也受不了啊。要是您不同意，就再观察观察，或者到别的医院听听别的医生的意见。回去后，要是有什么不好了，您随时再来。

大夫对于不信任自己，或者简单粗暴先行否定自己的病人，一般也会说出自己的意见，但是一般就说一次，您爱听就听，不爱听的话，人家也算仁至义尽了，我老家的二级医院挂号费才两块钱，您骂他一句，他还没还嘴骂您，还跟您说再见，不好再来，真的是对得起您了。医院不论大小，道理都是一样的，协和最高级别的知名专家号才14块钱，几十年都没有与时俱进过，又如何要求每个医生都能得道高仙一般地行医呢？

实际上，大夫这个群体内心的精神壁垒都是很高的，多数人首先要保护自己不受伤害，才能悬壶济世，或者说，多数大夫只对信任自己的那一部分病人才有悬壶济世的能力，或者说，才有可能发挥出这种能力。

您要求医生细致敏感，对病人的每一个细小心思都能看出来，对病人的每个顾虑和犹疑都能了如指掌，句句都能说到您心坎里去。您就得接受他内心对外界一切事物的敏感，别说您直接辱骂人家了，就是您不经意间显露出来的多疑、轻狂、蔑视、冷漠等等大夫都是感觉得到的。

您要求大夫对您好，把您当亲人一样，实实在在地告诉您这病是怎么怎么回事，有几种办法，哪种办法最适合您，怎样花费少创伤小最多快好省地解决问题，到底是手术好，还是不手术好，到底是现在就手术好，还是生完了孩子再说，那您起码也得暂时拿他当亲人吧？或者起码暂时给他足够的信任和尊重吧？您若不掏心掏肺，他可能也只当这是一次几块钱的合同交易，您花几块钱的挂号费，他告诉您该咋办，就这么简单。至于您把他的建议理解成什么样子，是当成耳旁东风一吹而过，还是揣为金玉良言好好配合执行，那就完全看您自己了。

医生首先是普通人，之后才是医生，再其后才可能是圣人。患者是病人，但本质上也是普通人，病人的品性觉悟啥样的都有，医生同样也五花八门。医学生18岁考入医科大学之前，他和你完全一样，你的童年也是他的童年，你的教育环境也是他的教育环境，你生活的这个不算健全的社会同样也是他长大成人的一方水土。少年的你偏执，他也会偏执，哪怕他将来从事了医生这个职业；少年的你从不相信别人，他也会狐疑一切，哪怕他将来穿上白衣当上了大夫；少年的你可能变态，他也可能会人格扭曲，哪怕他根本没有翅膀却被称为白衣天使。

当然，确实有所谓的大家风范，医者仁心，我们理想中的好大夫，要多理想有多理想，要多好有多好。但是，我们必须知道，这种大夫，有，但是少，即使有，您也未必就能碰上。与其整天想着万一哪天有病就能碰上一个医学大家，不顾一切拯救自己于水火，却从来不在日常生活中好好历练自己的德行和修为，这和望着房梁等着掉馅儿饼有什么区别？

*　　*　　*

一个成熟的社会，人应该在日常生活中就非常注意搭建自己的社交圈子和人脉关系。如果您是做风险投资的，圈子里起码需要认识个律师或者大小创业者懂金融会管理的朋友吧？如果您是职业作家，圈子里起码需要认识出版商、图书策划和媒体宣传的朋友吧？哪怕您只是小城市里倒腾小买卖的生意人，还得认识几个当地搞工商税务城管的人吧?

各个圈子里,谁都不要觉得多认识一个大夫是负担,人吃五谷杂粮,总会生病的。小伤风小感冒,要是有个医生朋友,一个电话打过去就不用您拖着病体屹立在寒风中打车去医院挂号排队看病拿药了,多花了钱回来还得扯着干痛的嗓子骂娘。真要碰到需要开刀做手术才能解决的大病,大夫起码能够通过自己的人脉关系和对这个行业的了解,帮你介绍一个靠谱的医院,引荐一个业内人人称道的专家,或者,在你拿不定主意的时候,他起码能给您一些再中肯不过的建议。若真是得了大病、恶病、疑难病,谁都难免一死的,帝王将相有宫廷御医、达官显贵有专职保健,名医、国医随叫随到,也没见谁长生不老,但是起码可以不走太多弯路,不让无良庸医给治死,或者起码能死得舒服一点。

很多病人抱怨,现在的大夫都庸俗和市侩,觉得大夫对自己不好都是因为自己没给红包,都是因为自己看上去没钱没势。说实在的,当建筑师的哪一个不愿意给财力充足又有高度的审美和理解力的客户设计大楼?又能实现自己的设计梦想,又能在这个过程中获得知己般的理解和支持。当演员的哪一个不愿意给财力充足不用三天两头克扣剧组费用,会讲故事又能完美表达自己拍摄理念,能让投资方挣大钱又能让演员一炮走红的导演演戏?大夫同样愿意给那些又有修养又有钱的患者看病。病人有修养,医患沟通无障碍,他的表述清晰,对答切题,能够非常到位地理解医生的治疗理念,理解的下一步一定是和医生高度和默契的配合。病人有钱更是好事,治疗起来能够让医生更加专注于医病本身,可以把国际上最一线的治疗理念介绍给他,而不是把大部分精力用在考虑经济问题,或者如何才能更省钱的方面上去。

即使是发达国家,也不可能要求每个病人都财大气粗,更不用说我们这种老百姓刚吃饱肚子没多久的发展中国家,何况赚钱也不是谁都能学会的本领。但是,在医生面前保持一个良好的修养应该不难吧?一个修养好的病人,把病情娓娓道来,不知不觉就会引导医生主动为他考虑疾病治疗在各个方面可能遇到的各种难题,会主动和他讲解可能面临的选择,主动和他讲解如何看待各种治疗方式的利弊风险,说不定还会主动帮他省银子。

要求每个人都有人见人爱、花见花开的人格魅力也不现实。但是,在医生面前保持最基本的真实、信任和坦诚应该不难吧?一个成熟和理智的病人,要学会真诚地对待眼前的医生，信任他，甚至激发他潜在的力量。虽然您没有看上专家号，但是您清晰的表述、发自内心的尊重、对医生充分的理解，不给他施加任何无谓的压力，就可能会让一个原本水平并不十分出众的医生创造奇迹。他可能会发动全身的能量考虑帮助你，即使他自身水平有限，他对疾病的了解不是那么完善或者透彻，但是，他可能会辗转反侧地思考，这次门诊解决不了的问题，他可能会留下你的电话，回去检索国外资料参考书，或者回头请教病房里其他的专家教授，最终对您的疾病提出一个非常有见地的治疗方案。或者，即使他自己不是专家，即使他解决不了您的问题，但是他一定知道业内哪位专家能看好您的病，他给您指条明路也能省掉您在和疾病斗争的道路上不少的周折和烦恼吧？

即使我们交不到一个医生朋友，我们财不大气也不粗，我们也没有闪闪发亮的人格魅力，我们根本不懂，也没时间，而且就算费尽力气也弄不明白什么是人生的修为，我们就是普通得不能再普通的普通人，但是，我们起码能够要求自己不做一个特别没水平的病人吧？

首先，不要在医生面前轻易显露自己对普世的毫无道理的不信任，这没有任何好处，甚至可以说是百害而无一利。

作为病人，我们绝不要说这样的话：哎呀，大夫，终于见到您了，我从昨晚上就在协和门口排队了。我这病前前后后至少看过二十多个大夫都没弄明白怎么回事儿，我觉得其他大夫都是胡说八道，有让我开刀的，这些拿惯了手术刀的大夫真是没法说他们，见了谁都想按在手术台上收红包。还有的大夫给我开了几千块钱的中药，吃了根本没用，我都给他摔桌子上了还臭骂了他们医院一顿。你们西医开的药还多少管点用，可是我才吃了两天就头晕心跳脚后跟发软，副作用也太大了，我就等着您给我好好瞧瞧了。

听听，这种病人，不用千锤百炼的老大夫，傻子大夫都能听出来你对医生的要求是什么。敢情您病了，一是坚决不做手术，二是不能接受药物的副作用，天底下哪有那么好的事啊？电线杆子上贴的牛皮癣小广告上有妙方，不打针不吃药，三天见效，无效还退款，您敢信吗？再有了，您这病本来就不是什么大毛病，更算不上什么疑难杂症，您都看了二十多个大夫结果还谁都没伺候明白您，您见谁都说以前的大夫看得不好，这说明谁有问题呢？问题多半是出在您自己身上。一个谁都不信任的病人，谁能保证他能一改秉性单单就信任眼前这位协和的大夫呢？

现在的医疗环境多不好啊，动辄打官司告状骂人杀大夫，如果再有专业"医闹"介入，一个医生的职业生涯，甚至一辈子的幸福可能就彻底搭进去了，老百姓都不知道大夫们脑袋里那根警惕的"弦"绷得有多紧。您觉得中药不管用就把药摔到大夫桌子上还骂人，哪个医生听到以后不想退避三舍啊？谁还敢再给您看病啊？医生没了安全感，没了那份内心的宁静，如何能平心静气地好好看病呢？

这种内心的宁静一方面来自医者自身的修为，一方面来自社会大环境以及病人是否足够真诚、信任和宽容。医生和病人原本素不相识，但是疾病发生了，它强迫二者在非常短的时间里立即搭建起一座真诚和信任的桥梁。做到了是双赢，做不到的话，医生和病人都失败。伤了医生，他起码是健康人，康复得快，而身和心都受伤，甚至终生难以康复的永远是我们的病人。

我们的病人，问问我们自己，到底能不能面对医生不可能个个都是圣人的现实？我们是要心怀宽容、同舟共济，还是苛责这些本不是圣人的医生都是圣人，进而失望，乃至绝望再导致过激的言行和举动，到后来伤人伤己呢？作为病人，让我们的大夫真正把心情放松下来，或者至少把那根警惕的弦暂时放松，心无旁骛地给我们看病，此乃真正的大本事。病人给医生最好的见面礼就是真诚，最好的红包就是信任。

世人多有傲慢，病人中也不乏傲慢者。但是，面对医生，不要不经意间显露出自己的轻蔑或者不耐烦。例如，您挂了一个主治医生的号，一进诊室您先说："哎，你们协和的专家号实在是太难挂了，本来想找专家给好好会会诊的，没想到只剩你们主治大夫的号了。"这个主治医生很可能就认为，敢情您不是奔着我来的，我是您退而求其次万不得已的选择。类似的情绪产生后，这位医生的主观能动性一定是在不自觉地大幅下降。

遇到自己不理解的治疗方式，先请医生再给自己仔细解释说明一下，为什么要这么做，对您有什么帮助，不这么做还有什么替代办法。别医生刚提出建议说您的病得做手术，您啥也没考虑或者想都没想就先来一句："天啊！我坚决不开刀，伤元气的。"这时候，医生可能本能地认为您是抵触开刀这种治疗方式的。于是，在治疗方案中就把手术治疗这项给直接剔除了。继而医生可能会再给您第二种治疗建议，新换的方案可能更加保守，不如手术听上去那么可怕，但是您不知道的是，这种方案的疗效可能根本就不怎么样，您因为武断否定，已经和最适合自己的治疗方式失之交臂了。

带着宽容和接纳的态度去听取医生的建议，并不意味着您就被医生绑架了，决定权永远在您手上。先听，再提问，先听清楚，再有目的地提问。学会倾听本身就是一门学问和艺术，各行各业都是要秉承这一信条的。

医生首推的治疗方式，往往是他认为最适合您的治疗手段。您可以和他进一步讨论该方案的利弊和风险，治疗的花费如何，治疗本身有无创伤性，如果是药物治疗有没有哪方面比较特殊的副反应，治疗的预期效果如何等等。

对于疾病的治疗，一个好医生一定是具有鲜明的个人立场的，他不会像一个普通售货员，机械地把几种治疗方式往您面前一撂，您喜欢哪样自己选。他应该是一个高级导购员，他了解您的疾病、您的年龄、您的身体状况、您的生育计划，而且通过交谈他也能大致了解您的经济承受能力、您的医疗保险情况，然后把他认为最适合您的治疗方案交代给您。

如果你们能获得交流的一致性最好，下一步就是治疗的开始了。如果不能，您仍然可以和医生进一步交流和比较。总之，交流，坦诚地交流，面对医生，把自己最真实的情况都告诉他，告诉他你的病痛，告诉他这病痛是如何影响您的工作、学习和生活的，告诉他自己曾经接受过哪些失败的治疗经验，告诉他自己的经济承受能力，告诉他你有没有医疗保险，告诉他自己的生育状况，告诉他自己的家庭是如何看待这疾病，并且能够在多大程度和层面上配合自己治疗，告诉他所有和疾病相关的疑惑。哪怕是婚前偷着做过人流，自己是刚被小三儿抢了丈夫的原配，自己是寡妇、未婚母亲、得过性病或者正在从事某种不太能够放在阳光底下说的特殊职业等等，一个好医生不但不会瞧不起你，还会帮你保守秘密，在给予理解同情的同时，一定会尽力帮您解决病痛、重返健康的。

想到这儿，我真有点厌烦这位舅舅了，整个就是不见棺材不掉泪、凡事不听人劝、不听人言的德行。他老婆多流出去的那些血，不赖别人，全赖他这人品。赶明儿碰上别的事，照样得绕这弯弯的道，这就是属于他的宿命和人生。

医生对面永远不缺一个难缠的病人或者家属，各种奇想怪癖和妄念幻想，不一而足。其实他们内心世界的这些毛病、这些弱点我们同样具有，只是因为他们的专业学识并不突出表现在健康和疾病这一块罢了。想来舅舅也是受自己有限的见识和眼界困扰吧，谁动他老婆的子宫，就跟要掠夺他当父亲的权利似的。都是人民，都是普通老百姓，他还没扬手就揍那大夫一个大嘴巴子，也算没犯什么大错。我一再告诉自己深呼吸，不要轻易犯嗔怒之错，不要自以为高人一等，不要居高临下，自打进了医院穿上白大褂我就是医生，不再是寻常人了，需以无比的耐心和持久的悲悯看待并且处理好这一切。我接着问："舅，咱长话短说，后来呢？"

舅说："这手术还真没白做，手术后来例假的时候血真的不多了，再也不贫血了。大夫让避孕两年，等子宫长结实了再怀孕。全家跟着过了两年好日子，你舅妈真争气，还真的顺利怀上了孩子。"

3. 珍惜你的"送子鸟"，子宫这东西不生孩子就生肌瘤

地方医院就是比较保守，竟然让舅妈手术后避孕两年之久。一般来说，不管子宫上有多少肌瘤、多大的肌瘤、什么部位的肌瘤，手术切除肌瘤后避孕一年就差不多了。

手术后的第一个月，切除了肌瘤的子宫基本上已经达到创后重愈。通过超声波的连续观察，在手术后两到三个月时间里，子宫明显缩小并且完成基本的结构重建。手术后六个月，子宫已经基本完成复旧，能够保证再次怀孕时具有良好的延展性而不会被一刻不停生长的胎儿撑破。

只要是开过刀的外科医生都知道，器官的重新修复都是手术后非常近期的事件。要是手术后一年，子宫上面的伤口还没长好，还龇着牙咧着嘴没长结实，就是再给它十年的机会它照样长不好，甚至还可能会越来越糟糕。

给正准备怀孕的病人做肌瘤剔除手术的大夫有两怕：一怕手术后病人不能如期怀孕；二怕一旦怀孕，不断长大的胎儿把做过手术身上有疤痕的子宫撑破，病人回来找大夫算账。以上两怕终将一生烦扰动刀的大夫，因为在科学和客观

的世界里，这些悲剧总有发生。

首先，我们必须牢记，通常不超过 5 厘米的肌瘤，尤其是向浆膜下和子宫肌壁间生长的肌瘤既不影响女性的月经，也很少影响怀孕，更不要说一两个高粱米、黄豆、玉米、栗子或者核桃大小的浆膜下肌瘤了，医生千万不要发现肌瘤就动员病人做手术切除。外科手术刀就是剑，降妖除魔时方为利器，切不可滥杀无辜。

虽然子宫肌瘤剔除术是妇产科医生稍加临床训练就会操作，而且普通得不能再普通的常规手术，但也会动辄给我们颜色看的。例如麻醉意外、呼吸心跳骤停、麻醉药物导致过敏性休克，手术还没有真正开始，病人已经丢了性命；手术中遭遇大出血为了止血保命迫不得已只能连子宫一起端了；手术后子宫切口血肿继发感染导致不可控制的子宫泛发化脓，最终不得不二进宫，再次开腹手术切除子宫。这些人间悲剧都是我从业后时有眼见和耳闻的。

手术切除肿瘤总有代价，甚至这代价是我们根本无法预期和承受的，可又有什么办法？医生注定是要和上天对着干的人，对于每一个生命个体，死神终将获得胜利，医生完败，即使在这个漫长斗争过程中，我们一次又一次地把病人暂时从死神的手中夺回来。但如果医生管理不好手中的这把利剑，让毫无手术指征、几近健康的女性接受有创性治疗，冒无谓的风险，留下难看的伤疤，我们就成了罪恶的推手。

其次，我们必须牢记，子宫肌瘤绝不是不孕症的常见因素。患有子宫肌瘤的不孕症病人通常合并其他真正造成不孕的因素，例如输卵管不通畅、排卵障碍，或者丈夫的精液里根本没有精子。所以，手术前需要全面检查夫妻，只有其他一切正常，所有证据都指向子宫肌瘤才是不孕元凶的时候，我们才能决定下刀。

最后，子宫破裂是无法完全避免的，从来没有做过手术的子宫也有在妊娠各个时期发生自发破裂的实例，何况子宫上因为剔除肌瘤挨过一刀，甚至，多发性肌瘤剔除术后的子宫往往是千疮百孔。医生能做的一是提高手术技巧，把子宫尽善尽美地缝回原来的模样；二是在手术后告知病人，只要有妊娠发生，她将始终携带子宫破裂的风险，在怀孕的各个时期，只要有腹痛发作，应该立即赶往急诊，如果能够在第一时间获得诊断和救治将会把损失降到最低。

手术后让病人重新恢复生育的能力，并且尽量减少怀孕后子宫破裂发生的风险，医生的手术技术至关重要：

其一，尽量在子宫前壁做切口，这能够保证整个孕期子宫切口所处的薄弱部位都能隔着孕妇的肚皮被医生摸到，一旦有先兆破裂，此处会有局限性压痛，有利于尽早发现问题。

其二，尽量通过一个切口切除尽可能多的肌瘤，而不是一把手术刀在子宫上处处开花。

其三，尽量在子宫的中央部位做切口，避开子宫两旁的血管富含区。

其四，尽量避开两个子宫角部位，此处是输卵管进出子宫的要塞，切除和缝合过程都可能破坏输卵管的通畅性。

其五，尽量不切开和进入子宫腔，能够在很大程度上减少子宫破裂的风险。但是如果怀疑有宫腔内的黏膜下肌瘤，就要故意切进宫腔进行探查，决不能遗漏罪魁祸首。

其六，确切止血，彻底关闭死腔，避免局部血肿形成。血肿容易继发感染，也是最不利于子宫恢复和结构重建的因素。

其七，手术以解决主要矛盾为主，多发性肌瘤就像秋天田野里的马铃薯，收割过后，总还能再翻捡出没被发现的小土豆，医生切勿追求尽善尽美，为了抠除米粒小的肌瘤结节而将子宫折腾个翻天覆地，否则肌瘤切除干净了，子宫可能也没法再用了，这和我们手术的初衷是完全相悖的。如此操作者需要在手术前充分告知病人，获得同意和理解，否则病人会在术后指责医生没有尽职尽责将肌瘤切除干净，甚至会诉诸法律。

其八，精巧地修补缺损，分层次仔细缝合创面，修补缝合的方法众多，孰优孰劣还看每个医生的个人习惯。再具体到手术技法，如何稳、准、快，就看每个医生天生的动手能力和后天的练习造化了。

医患关系紧张，这使得医生也越来越谨慎，甚至有时候会让病人付出完全没有必要的代价。有些大夫即使只是切除了一个浆膜下肌瘤，手术的时候相当于拿刀切掉挂在子宫外面一个梨子一样简单，有的甚至不用缝合，或者只用电刀烧灼就能安全止血，或者只缝合一到两针，也让病人避孕一到两年之久。这种情况时有发生，如果这样指导病人是因为医生没有及时更新知识，或者是老一辈就是这样教的尚且情有可原。如果医生是出于害怕术后病人再怀孕时子宫破裂回来找自己的后账,那就说不过去了。如此一来,病人倒是赖不着大夫了,但是无谓地拖延病人的生育计划,会有诸多不利于病人的问题出现。

我在门诊见过手术后当地大夫让病人避孕三年的。我的天,三年时间可是不短,还没开始怀孕呢,新肌瘤又如雨后春笋般重新绽放了,让病人如何是好?

我还见过 33 岁做手术的病人,切一个并不是很大也不是太深的肌瘤,医生竟然也让她避孕两年。等怀上娃娃时她至少已经 35 岁了,因为高龄,她会被定义为高危妊娠进行产前管理,她会被产检医生告之,自己发生难产、妊娠期高血压疾病、妊娠糖尿病等风险都高于年轻人群,陷病人于高危妊娠不说,还增加孕妇的心理负担。并且,因为高龄孕妇生出先天愚型孩子的机会明显增加,她要比年轻孕妇多挨一针羊水穿刺,检查并且确定孩子的染色体正常了才能继续怀孕。肚皮上扎过针、抽过羊水、等待胎儿染色体检验化验报告的准妈妈们忐忑焦虑的心情,医生您知道吗?要是您自己没有切肤之痛,您能稍作想象吗?

最可怜的是病人本来已经 35 岁了,切完了肌瘤,医生先说身体恢复好至少一年,子宫恢复好至少三年,等到被医生允许怀孕那天,她都 38 了。就算生育这些零件都是完好如初,从没长过肌瘤也从没做过手术,她这岁数也离生育的黄金年龄越来越远了,很有可能她这辈子都怀不上孩子、当不了妈妈了。

这些要怪大夫,也要深层次地思考大背景。从这些太不令人满意的病例中可以看出,目前的医疗环境中医生是如何的人人自危,时时自保。医生和病人不能始终站在一处,不能凡事从病人的角度着想和考虑,而病人唯恐自己挨宰遭劫受蒙蔽,一旦有不良预后,定要闹一个明白、索一个赔偿,哪还能全身心地和病魔做斗争?医生则不惜一切代价时时警惕、刻刻自保,唯恐哪天睡一觉就成了被告,哪还有能力给医疗这个本来就充满探索和实验的学科带来突破、创新和进步?一个时代医疗的后退,哪怕是停滞不前,受害的终端都将是我们的病人,甚至包括我们自己。等我们医生自己生病的一天,也没有医生愿意为我们担当风险、荣辱与共。

*　　*　　*

生孩子是女人一辈子的大事,在我一个妇产科大夫看来,人生没有比这更大的事。见到漂亮姑娘,我总是改不了臭毛病,总先劝人家早点嫁人,别老在外头漂着，瞎晃荡什么呀，把自己的心都晃荡出老茧就不好找了。见到已经嫁人的小媳妇，我总爱问人家是不是生娃了。要是人家说生了，我总要发自内心地表示一下敬佩。人家要是说已经生完两个了，我立马变成羡慕嫉妒恨。要是酒桌上多喝两杯，我还经常在酒精的作用下流露出内心无比真实的感受，竖起大拇指直夸人家，说人家早早生孩子这事绝对是超级靠谱。弄得人家在随声附和之余，还要拿异样的眼光看我，说大夫就是和旁人不一样啊，我就生了个孩子怎么就伟大了？我还想一身轻松地再玩两年呢。

那些顺顺当当生了娃当上妈的女性，真的可能不理解我这妇产科大夫，或者只是觉得我这个人挺好玩、挺率性的，或者直接理解为我的职业病。只有我自己知道，作为一个妇产科大夫，在看了太多的人间悲剧后才会如此有感而发。

看了太多年轻时候不珍惜孩子的女人，送子鸟给叼来一个，她说自己正准备考研，有了研究生学历就能换个更体面的工作了，结果给人流掉了；送子鸟再给她衔来一个，她说，哎呀，现在手里有个大项目正在做，要是全力以赴做好了说不上明年就能提大区主管，薪水加倍，结果又药物流产掉了；送子鸟不辞辛苦地再送来一个，她却说，哎呀我还没准备好呢，忘了提前吃预防新生儿畸形的叶酸片，前两天喝了一杯啤酒，最近先生还没有彻底戒烟，同房那天自己感冒了，喝了一包小中药，会不会对宝宝不好啊，会不会生出傻子呀？结果打着怀孕这件事绝不容许有丁点闪失的优生优育大旗，又把好好的孩子给弄掉了。等到她功成名就，终于当上了公司主管，胯下坐骑于城里是宝马，奔郊外是路虎，脚上踩着菲拉格慕，肩上挎着夏奈尔2.55，脖子上不是宝格丽就是梵克雅宝，觉得是不是该有个孩子让自己的生活更完美的时候，送子鸟却再也不肯光顾她了。

有生之年，她每月定期排出的卵子执着等待，和精子不是在输卵管的壶腹部狭路相逢，而是一次又一次失之交臂。精子或者死于阴道强烈的酸性环境，或者被事先埋伏在阴道深部的壬苯醇醚秒杀，或者窒息于天然乳胶制成的每一只都经过电子检测的安全套中。总之，每来一次月经，她的子宫就失望一次，默默流淌鲜红的眼泪。偶有落网之精子和卵子结合，也因为这样或者那样的理由被这样或者那样的现代医学手段扼杀在萌芽之中。

上天用来孕育生命的这套物件，若总是派不上用场，说不上哪天就会出问题。尸体解剖的数据显示，子宫肌瘤的发病率在50%，年龄较大而且从未生育和哺乳过的女性发生子宫肌瘤的危险性更高。随着怀孕次数的增加，肌瘤的发生率明显下降，经历过五次以上足月妊娠的女性罹患子宫肌瘤的危险性仅仅是未育女性的五分之一。

一次我们跟在沈教授后面查房，一个病人问："沈大夫，为什么我的子宫生不出小孩，却总是生肌瘤？"沈教授笑眯眯地说："目前医学界对子宫肌瘤真正的发病机制还没有彻底阐述清楚，可能和体内持续高涨的雌激素水平有关系。"病人接着问："那怎么能预防呢？有没有什么药物？要是长了肌瘤都必须手术吗？"沈教授说："目前还没有药物能够预防子宫肌瘤的发生，如果有人说吃什么药能预防您长肌瘤，千万不要盲目相信，多半是冲着您口袋里的人民币使劲呢。再说了，从育龄期一直到绝经期，要是靠吃药预防肌瘤，得连着吃多少年的药啊！一旦长了子宫肌瘤，通过药物也根本无法达到根本性的治疗目的，手术切除仍然是症状严重的子宫肌瘤治疗方法中最行之有效的。"

病人点头表示懂了。沈教授转过头来提问身边一位山西来的进修大夫："王大夫，您说说子宫肌瘤有哪几种可能的发病机制。"老王支吾着："子宫肌瘤的发病机制有几种可能学说，那些前沿科技的名词我真说不好，最近看《中华妇产科》杂志上说，又研究出女性12号染色体长臂重排，7号染色体长臂部分缺失了什么的都会导致长肌瘤，还有雌激素受体学说，雌酮转化什么的，我真的说不太明白。"

沈教授追着不放，又问："如果前沿科技您说不好，就说说自己的看法吧。"老王眨巴几下眼睛说："沈教授，前沿我真不懂，您要听我的看法那可有得是，怎么着我也是在妇产科干了几十年，整天在门诊看肌瘤，在手术室切肌瘤，也算身经百战，那我可说了。"

沈教授查房从来都是温良敦厚，一双眼睛笑眯眯地鼓励着："尽管说。"老王说："那我就信口开河了啊。在我们基层医生看来，你们这些分子生物学研究都没什么实际意义。一块肥沃的土地不长苗定长草，子宫这个东西不生孩子就生肌瘤。老天派它来生孩子，你却偏偏不让它生，它自然会捣乱。要我说，咱们一个发展中国家，老百姓吃饱饭还没多少年的事，别浪费那白花花的银子去研究为什么长肌瘤了，还不如花钱在电视媒体上做广告讲科普，号召年轻姑娘、小媳妇们趁着肌瘤还没有生出来，赶紧把娃娃生了，这比什么都强。娃娃生了，再好好给娃娃喂奶，别怕什么乳房下垂就不给娃娃喂奶，洋奶粉千好万好不如妈妈的奶水好，你又不是电影明星广告代言人，你那两个玩意儿翘到天上去有个屁用，你就是不下垂，结婚时间一长你家老汉也没有心情天天盯着你那两个东西瞧。这样子宫反而就不长瘤了，就算生完孩子还生瘤，那咱也不怕，小个头的、不影响例假月经的咱们该观察就观察，让肌瘤和女人和平共处。肌瘤又大又多的，影响月经、影响大小便的咱该手术就手术，何苦像现在这个样子进退两难呢？要我说，都是不生孩子不喂娃娃惹的祸。"

老王一通山西话土洋结合的论证总结逗得大家哈哈大笑，连病人都跟着乐了，直说这位大夫说得有道理，我都听明白了。

老王同志的话粗理不粗，说的都是真真的道理。女人到了育龄期就该结婚生子，用一对乳房哺乳幼儿，完全顺应女性身体的自然规律。若都趁年轻早点生孩子，妇产科医生手里就不会有这么多棘手的病例了。

很多有心计的女孩子初涉职场，就会把自己的前途道路设计规划得特别长远，却唯独没有留出生孩子这个环节。怀胎和产假无疑会在一定程度上影响女性职场中的升迁，但这也是人生的必经之路，与其当成累赘和负担，不如以更加乐观和平和的心态看待。通常，做了母亲的女人更感性，对人对事的看法和态度更成熟稳重和豁达，重返职场的她们往往多了一份温柔的力量，这可是一般的黄毛丫头根本无法比拟的。即使不理子宫长肌瘤这茬，也得考虑怀孕的黄金年龄。除非这辈子您都不想当妈妈，如果想的话，最好在 35 岁之前搞定，有条件的话，最好争取在 30 岁之前就把生孩子这事办了。女性一旦过了 35 岁，就错过怀孕的黄金时段了，受孕几率会明显降低，35 岁女性的受孕几率差不多只有 25 岁年轻姑娘的一半。到了 40 岁，即使月经正常，能排卵，能做爱，两人身体都很好，受孕的机会也只剩下百分之几了。

姑娘们，妇产科大夫在替你们着急啊！

＊　　＊　　＊

还好，舅妈那肌瘤生长的速度没有赶上她怀孕的步伐，两年后，她顺利怀孕了。

我说："孩子几岁了，是生的还是剖的？"

舅说："两虚岁了，剖腹产的。因为你舅妈年龄大，生孩子的时候都34岁了，而且大夫说她原来切过肌瘤，子宫上有伤口，怕长得不结实，生孩子的时候一使劲儿给撑破了。"

估计他已经接受教训了。这个意见要是再不听大夫的，死活要自己生，就觉得大夫给她剖腹产是为了多收手术费，多挣他的钱，说不定真得出人命，还是两条人命。我接着问："那做剖腹产的时候，大夫有没有说子宫上再长肌瘤的事儿啊？"

舅说："这可不知道，生孩子那会儿光顾高兴了，没理会这茬啊，咱没问，大夫也没说。"

剖宫产的时候，医生没有主动告诉他们子宫上有肌瘤，应该可以理解为手术的当时子宫上是没有肌瘤的。产科业内是有规矩的，产科医生做剖宫产，在完成胎儿和胎盘的娩出、缝合好子宫切口后，准备关肚子之前，必须检查子宫和双侧附件（卵巢和输卵管统称为附件）是否正常。怀孕的子宫很大，几乎能顶到心口窝，即使孩子捞出来了，也不会马上缩到正常大小，怎么也有刚出生的婴儿头大小。这个时候子宫几乎占据整个手术视野，两个卵巢和输卵管分别位于子宫的侧后方，像小女孩梳在后脑勺上的两根小辫子，如果医生不主动去翻看检查，很多时候是根本看不见的。

手术做完了，产科大夫要把女性妇产科这套零件常规检查一遍。起码看看最基本的生理结构是否正常，多不多什么，少不少什么。例如，有的人打娘胎里就长两个子宫，叫先天性双子宫畸形，双子宫的女性还通常有双宫颈和双阴道，虽然叫作先天畸形，但是照样结婚、同房和生育。文献上还报道过双阴道、双尿道和双肛门的个案。并不是所有的畸形都需要做矫形手术，千万不要什么都拿过来就切。如果双阴道的一边宽敞一边狭窄，可以在宽敞的一侧进行性生活，如果两侧都够宽敞，那就更方便了，唯一需要矫形的是双阴道的哪一侧都不够宽敞。如果严重影响性生活，医生可以切除两个阴道之间的纵隔，两室变一室，不仅成就了性生活，还解决了受孕的问题。双子宫的哪一侧都是可能受孕的，一边子宫怀着宝宝，另一边的子宫也会相应地增大。甚至大部分孕妇可以自然分娩，只是一旦被医生诊断出和别人长得不太一样，就会有产力可能不好、可能会难产、产后万一子宫收缩差会产后大出血等等顾虑进而改成剖宫产。还有的女性虽然只长了一个子宫，但是子宫里头有纵隔，有的纵隔是完全性的，把子宫分成两居室，有的纵隔是不完全性的，像一个半截的门帘挂在子宫中央，有些畸形要纠正，例如纵隔子宫，有的畸形最好听之任之，例如双子宫。医生如果能够仔细探查并且做详尽的记录，可能会让这个病人受益终生的。

天生就和别人长得不一样的人还不算太多，探查的关键更多地在于发现是否有什么后天不该长的东西，检查子宫上有没有肌瘤，卵巢上有没有囊肿，万一有不正常的、需要而且可以在剖宫产的同时进行治疗矫正的疾病地方，应该顺便替病人解决问题。确实可以开一次肚子，解决几个问题，贼不走空，买一送一。

但是也有个别不靠谱的产科大夫，只管自己的一亩三分地，甚至连这一亩三分地的事情也没管明白。做剖宫产手术只管切开子宫捞孩子，把孩子和胎盘拎出来以后再把子宫封上就什么也不管了，甚至根本不探查盆腔。有的医院妇科和产科长期并且严重分家，医学生毕业后直接进产科工作，或者仅仅象征性地到妇科轮转几个月学些皮毛。这样培训出来的产科医生在剖宫产时即使看到了妇科方面的问题也不认识，或者即使认识到是什么问题，也没有能力处理，或者个别医生，尤其是很高年资的医生可能会觉得自己的脸面比天大，如何也是放不下身段去求妇科医生来帮忙的。不把问题解决在当下，草率地关上肚子就算完事了，最终耽误的都是病人。

我在门诊看过一个剖宫产术后一年出现盆腔包块和腹水的病人，非常年轻，才36岁。我们开腹探查时发现肿瘤已经转移得到处都是。可以想象，一年前，在她剖宫产手术的时候，很有可能她的卵巢上已经有原发肿瘤生长了。因为，就算恶性肿瘤生长再快，那也需要时间，也得一个细胞变两个，两个细胞变四个，在最开始的时候，铺天盖地的肿瘤可能只是卵巢上一个非常小的泡泡，或者星星点点的小疙瘩。

我曾经在手术前从头到尾一个字不落地看完病人复印给我们的当地医院的剖宫产手术记录，里头压根就没提及卵巢如何、子宫如何。当时，我执拗地认为，隐藏在子宫侧后方的卵巢很有可能在剖宫产的时候已经有小的肿瘤生长了，医生一定没有仔细检查，或者，医生检查了，根本没有意识到那是萌芽时期的癌症，没有重视。要是当时取个活检，知道是不好的东西，她还处于疾病的早期，就算剖宫产的同时不适合做肿瘤细胞减灭术，满月后起码可以再开刀及时切除肿瘤，说不定她就有救了。

手术台上关腹、缝皮的时候，我一直和沈教授叨咕这件事。他是我读妇科肿瘤博士学位的导师，他也同意我的猜测。

我说："这个产科医生害人不浅，应该受到惩罚。"

"傻丫头，别再义愤填膺了，隔着口罩我都能猜出你愤怒小鸟的样子。我知道你在想什么，特别想揭露真相而后快吧？"

"对啊，真是替病人气不过。"

"事已至此，木已成舟，我们除了尽自己最大的能力救治眼前这个可怜的病人，再做其他也无益。而且，我们不能轻易臆断前面同行的失误，更不能唯恐天下不乱，鼓捣病人家属丢下眼前这个急需照顾的病人，回当地医院找医生怄气或者打官司去。"

我不吱声，沉默往往代表下级医生无言的抵抗。他笑了，说："特不服气是吧？觉得我是息事宁人的和事佬对吗？觉得我特没原则是吧？"我继续不吱声。

"张羽，你不是喜欢读季羡林吗？大师说过，要说真话，不讲假话，假话全不讲，真话不全讲。是有很多基层医院的医生一辈子都在吃老本，从来不学习，他们只是把医生这个职业当成得吃穿住行的一种谋生手段而已，但是你有没有想过，他们的医疗经验不足、做事没规矩是否也和我国家现阶段医生整体的再教育和培训体制不成熟有关呢？如果你实在咽不下这口恶气，可以和当地的产科医生通个电话，和他开诚布公地聊聊，避免以后再发生类似的悲剧。这才是我们上级医院的大夫应该做的，惩前毖后治病救人，任何时候本着解决问题的初衷，不挑事儿才是大美德。"

沈教授凡事看得远，他能从制度的缺陷分析差错的可能性和必然性，并且能够从一个事件中不断反省自身，反省制度，他教会我遇事不要冲动，不要仅仅宣泄私愤，要知道如何入手，才能从大方向着眼避免悲剧再次发生。此人令我终生敬佩。

* * *

既然可以认定剖宫产时没有肌瘤复发，我继续问舅舅："那什么时候发现肌瘤又长起来了呢？"

"剖腹产后，你舅妈一直在喂奶，没有来例假。四个月后产假结束了，你舅妈上班，孩子就断奶了，孩子半岁时她来的例假，好了不长时间，又开始原来暗无天日的日子了。孩子一岁时去医院检查，又长了肌瘤，不断地复查，不断地长大，这回长得比上次的还大呢。"

我在脑海里迅速过滤每天翻看的《林巧稚妇科肿瘤学》，这是新中国妇产科创始人林巧稚大夫毕生的心血，据说在临终前的病榻上，她还一直在修改文稿。出版后虽然一版再版但是封面始终都是红色的，我们称之为妇产科肿瘤的"红宝书"。剖宫产时没有肌瘤，说明新的肌瘤是在短时间内复发的，起码可以判断出肌瘤的生长速度很快，这种肌瘤一般有以下几种可能性：

第一种，即使在短期内复发，但是她这么年轻，而且曾经切除过一次肌瘤，上次是良性的，那么这次最大的可能仍是良性的平滑肌瘤。有些人的瘤子就是长得快，没什么道理可讲，尤其是育龄女性，血脉旺盛，肌瘤长得更快。

第二种，可能就是生长活跃的或者富于细胞性平滑肌瘤，这种肌瘤不是恶性的，但是也绝非善主，除了生长快，手术后更容易复发，但终归是良性的。年纪轻的，还没有生孩子的病人可以单纯切除肌瘤，保留子宫，但是需要长期在妇科医生的门诊保持随诊，一旦有新问题，及早发现，及早处理。

早些年，即使在协和，乃至西方医学发达的欧美，医生也不是非常了解这一类肌瘤，甚至一度将之当成恶性肿瘤来治疗。即使是现在，一些医疗不发达或者偏远地区，由于医生对这一类生长活跃的或者富于细胞性平滑肌瘤的认识不足，或者干脆是因为有的病理医生不认识这种特殊的病理类型，直接把病理结果报成恶性的。很多年轻女性，甚至还没有完成生育就失去了子宫，真是挺可怜的。

最后一种可能就是恶性肿瘤。有可能开始是良性的平滑肌瘤，长着长着变成恶性的了，这叫平滑肌瘤恶变；也可能开始长的时候就不是什么好种子，最常见的三种类型分别是平滑肌肉瘤、子宫内膜间质肉瘤和子宫恶性中胚叶混合瘤。

我问："手术之前，医生是怎么交代的？和您怎么商量的手术方式？"

舅说："这回已经是第二次切肌瘤了，加上剖腹产，是第三次开刀了，大夫说，开肚子不像拉拉锁那么简单，手术一般是越做越难做，有时候，因为严重的粘连，甚至打开肚子这一关都不好过，还有可能没等切除肌瘤呢，就把粘连在肚皮上的肠子碰坏了。至于手术方式，医生给我们两口子摆了两种方案，让我们自己选。一种是保子宫手术，只切肌瘤，再把子宫缝合起来，好处是还有子宫，还能来月经，但是说不准将来还会再复发，再挨刀再做手术。另一种方式是连同子宫肌瘤一起切除子宫，所谓的'一锅端'，好处是没有后患了，但是从此你舅妈就没有了子宫，不会再来月经了，也不能再生小孩了，别的基本不影响什么。我和你舅妈商量后决定还是保留子宫，因为我们虽然不打算再生孩子了，但是这个女儿还小，才两岁，说难听点，万一有个闪失，还有再生的机会。况且保留了子宫，女人总归是完整的。

"手术的时候，你舅妈被推进手术室很久还没出来，比上次我在外面等的时间长多了，真的是度日如年啊！大夫说她切过肌瘤，又做过剖腹产，这次第三次开刀了，肚子里肯定粘连，说不定会把膀胱或者肠子什么的给碰坏了，尽量做到不碰坏，万一碰坏了还要修补，能直接修补上最好，要是修不上，还得在肚皮上接一个粪袋儿，每天从肚皮往外流大便，可真吓人啊！后来大夫终于出来了，手里端着一个不锈钢的小盆儿，装了满满一盆子肉样的东西，烂乎乎的，给我看，说你老婆的瘤子又大又糟烂，不像是好东西，可能是恶性的，但是我们通过肉眼也没有办法一下子判断出是良性的，还是恶性的，需要做一个快速的病理检查，大概要四十分钟，根据这个结果，咱们再商量下一步怎么办。"

4. 病理诊断才是肿瘤最后的判官

对于一个需要手术解决的疾病，例如眼前所说的这个子宫肌瘤，老百姓所知的确诊，也就是诊断，其实在医生那里包含着多方面多层次的含义。

首先是"术前诊断"，这是医生根据病人的主观不适，例如不规则出血、月经量过多，结合B超检查发现子宫上有异常回声团，医生做盆腔检查时能够摸到增大的子宫或者突出的包块，综合考虑诸多因素做出的临床诊断，但这只是个大致判断，相对不靠谱，能做到十之八九的医生就算牛人。

术前诊断帮助医生告诉病人，她得了什么病，要做手术还是暂时观察，手术的话准备切什么，怎么切。手术打开肚子以后，医生根据眼前看到的场景进行"术中诊断"。眼见为实，术中诊断比隔着肚皮猜测的术前诊断靠谱多了，它迫使医生重新思考和再次评估，手术中看到的情形和术前诊断是否一致，反思到底这一刀开得对不对。

肚子开进去以后，有一种情况是要极力避免的。"开空"是外科手术大忌，英文叫"find nothing"，什么都没有发现。医生可能是奔着卵巢囊肿或者子宫肌瘤准备手术切除的，但是打开肚子以后什么都没有。这使病人遭受不必要的创伤、痛苦和经济花费，也让医生陷入极度尴尬的境地。把胀气的结肠误诊为盆腔肿物，把乙状结肠内坚硬的粪石误诊为卵巢肿物，把卵巢生理性囊肿误诊为宫外孕的包块等等。这通常是由于手术前没有全面和充分地辅助检查便仓促上阵造成的。

或者卵巢上的囊肿本来就是生理性的滤泡或者黄体囊肿，这种囊肿不打针不吃药经过几个月时间通常可以自然吸收消失。医生开出去的住院条经常是几个月之前的了，病人经过漫长的等待终于被收入院准备手术之时，恰好生理性囊肿在这段时间里消失了、没有了。如果术者没有在手术前再次核对和检查病人，直接上了手术台，病人肚子打开了才恍然大悟，捶胸顿足，晚矣，悲剧已经酿成了。

协和妇产科有一个多年传承、雷打不动的老规矩，它要求主刀医生在手术前必须见病人、亲自做盆腔检查并且做笔录。不管他是多大的腕儿，从妇产科的创始人林主任，到攻克癌中之王、彻底治愈绒毛膜癌获英国皇家院士荣誉的宋主任，妇产科史上手术超强也是最风流倜傥、终因每天抽烟两包坚持四十年不辍患肺癌英年早逝的"妇科肿瘤斗士"吴主任，还有现今的妇产科大当家郎院士，每个人都在坚持和恪守，不敢怠慢。不是协和医生聪明，更没有传说中的透视眼，而是多年的传承和恪守、制度和流程几乎完全避免了"开空"的悲剧。一旦真的"开空"，医生会尽快关肚子，及时和家属沟通，尽可能把损失降到最低。

大多数时候，刀开的是对的，进去后总是有瘤子要切的，但是术中诊断和术前诊断不完全吻合的情况时有发生。切除的部位和方式都可能会发生变化，例如手术前都以为是子宫上的瘤子，切开后发现其实它是来自卵巢的纤维瘤，这种瘤子是实心的，比较硬，质地和子宫肌瘤相差无几，盆腔本来没多大空余的地方，子宫卵巢输卵管都挤在一个狭小的空间里，术前诊断最容易出错。子宫也不含糊，经常有带蒂的浆膜下肌瘤出溜到卵巢部位生长迷惑医生。虽也是误诊，但并不可怕，一旦打开肚子发现真相，医生立即和家属重新交代病情、重新制定手术方案。遇到这种情况，我们都很镇定从容，病人家属亦都表示理解并且签字同意，手术得以继续进行。病房会组织讨论和对主刀医生秋后算账，所谓高深的专家和教授，其实他们的经验就是这么来的。

进修的王大夫曾经给我们讲过当地医院的一件真事。也是同样的情况，医生出去交代病情，刚说出我们术前的诊断可能有误的词来，家属们立刻变得群情激愤，在手术室外头连声嚷嚷误诊了，误诊了！你们医院有没有医德？负什么责任？而且声称在得不到满意答复的情况下绝对不给大夫签字。院长出面解释说："我们是错了，医学是未知科学，我们不是神仙，隔着肚皮谁也不敢保证百分之百猜对肚子里的情况。你们说误诊了也可以，但是这种误诊并不会给病人带来巨大损失，原来是打算在子宫上做切口切除肌瘤，现在只不过是改在卵巢上做切口切除纤维瘤罢了。"

但是任凭院方怎么解释，病人家属只咬定一句话，你们大夫错没错吧？错了就得负责任，就得承担后果。院长是三十年的妇产科老主任了，知道心疼手术台上的病人。拿手术刀的医生都知道，手术时间直接决定病人手术后的恢复，最终息事宁人答应给病人免除全部住院费用，还补给一千块的营养费，家属才签了字。病人家属觉得自己为老婆"不争馒头争了口气"，做手术没花钱还赚一千块，洋洋得意大数钞票的时候，却不知道本来30分钟就能做完的手术，他的老婆躺在手术台上，鼻子里吸着不无副作用的昂贵麻药，气管里插着手指头一样粗细、坚硬冰冷的气管插管，敞着肚子晾着盆腔整整等了3个多小时。

去年的进修医生老李还告诉我一件事，他们主任最怕病人不依不饶打官司，要是术前诊断和术中发现不符合，根本不交代，干脆将错就错，子宫卵巢一起端了。家属知道什么呀，有多少人能分得清卵巢、卵管和附件的关系，吃了哑巴亏都不知道，出院的时候还千恩万谢呢。

对于这样处理问题的医生，我们怎么咒骂他们没医德都不为过，咒骂他们天打五雷轰都不解恨，即使让他们直接下地狱也无法挽回病人的损失。但是，我们可以从侧面看出，当今社会对这个充满未知的医学领域的宽容性有多差。社会不允许医生出错，一旦错了，定将医生医院置于万劫不复之地。试想，当一个人犯错后需要承担他根本无力承担，或者严重超出他承受能力的责任时，他可能就会采取某种难以想象的、极端的手段去掩盖错误。

作为任何行业的专业人员，要是诚心想糊弄外行，应该不是一件非常困难的事，可是结果又怎么样呢？医生做了这样的手脚，夜里保不齐会噩梦连连，而病人呢？这个被糊弄的病人可能压根就是一个老实巴交的普通人，他不会告状、不会下手打人，更不会去雇医闹闹得全院上下鸡犬不宁，他却要承担后果，却要承担医生为掩盖一个无法完全避免的误差而处心积虑犯下的另外一个巨大错误。

我们这一辈人，能爱护就爱护，或者能维护就维护一下这个脆弱异常的医患环境吧，或者起码不要再雪上加霜。现在的年轻人都不愿意报考医学院了，学医又苦又累，比一般专业的本科要多念一年、两年甚至三五年的书，踌躇满志准备治病救人的医学生从医学殿堂、白色巨塔出来，竟然感到自己一脚迈入了一个老鼠过街人人喊打的罪孽之地，这是什么心情？过去的几年里，协和医院每年都要流失若干专家级别的医生，还有副教授主治医生，这些都是专业带头人和医院里最中坚的力量，还有十几名住院医生，这些医生几乎都是医学博士，并且都是已经在协和供职三到五年马上就要出头的青年医师，他们或者出国，或者去不那么累又有高薪的高端医疗机构，或者下海去卖药、卖医疗器械，医生再这样流失下去，等我们老了，生病了，找谁看病去？就算不为我们自己着想，也要为我们的子孙后代想想啊！

*　　*　　*

以目前的医疗水平，如此多的辅助检查手段，术中诊断和术前诊断大多数还是能对上号的，这个符合率代表一个医生的诊断水平。原则上，一百台手术允许个别病例出错，但是如果一个医生屡屡在手术台上有"新发现"，总是一打开肚子就有"惊吓"，那是需要深刻反省和检查自己的。

进行术中诊断并且重新评估病情后，就需要根据疾病的性质和严重程度，决策手术中应该切什么，切多少，怎么切。

　　手术医生打开肚子并且亲眼看到一切就能保证真相大白吗？非也，医生也是一介草民所生所养的肉眼凡胎，除了一双裸眼的视觉，即使有的大夫戴上眼镜矫正了裸眼视力，还有隔着橡胶手套对肿瘤的触觉，再结合书本上的知识、多年临床积累的经验之外，别无他长。历史和无数伟大的事实反复证明，通过感官和经验判断得出的结论往往和事物的本来面目大相径庭。

　　一些良性肿瘤本善良无欺，但是面相太差，就像平民百姓顶着一张刀疤脸，一搭眼谁都觉得像个通缉犯。这很可能误导医生，把手术做大了，切多了，甚至把不该切的给切了。

　　有的肿瘤本来是恶性的，每一个细胞从里到外都透着凶险邪恶的模样，但是，当它们组装在一起，再加上漂亮的外衣就能伪装出好人的厚道忠实，同样可能误导医生，把手术做小了，切少了，或者愣是把该切掉的东西给留下了。

　　以上两种情况，无论对于医生还是病人都是不容易接受，并且不容易获得理解和谅解的。医生可能因此自责、内疚、焦虑，甚至抑郁，还可能丢了职称、丢了执照、丢了职业，医生的抑郁症严重了也会自杀，甚至丢了性命。患者可能因此失去女性特有的生殖器官，失去当妈妈的权利和机会，失去做女人的美丽和自信，甚至失去活下去的勇气，她们会焦虑、抑郁、严重了也会自杀，或者从此将自己的人生交付给漫漫的司法之路，也丢了职称，丢了执照，丢了职业，即使性命犹存，甚至终获法律的支持伸张了正义，但是生命因此毫无华彩。

　　从病人体内切下来的肿瘤，先要经过福尔马林溶液的浸泡和固定，再经过石蜡包埋制成蜡块，最后制成玻璃切片。病理医生拿高倍显微镜辨认每个细胞的模样，做出疾病的"石蜡病理诊断"，临床上简称"石蜡"。

　　"石蜡"是绝大多数疾病诊断的金标准。所谓"金标准"是指该标准被公认能够反映"真实情况"，使用该标准时，误诊率和漏诊率都是最低。我倒是觉得把病理比喻成生命的判官更合适。该判官最大的优点是客观，是所有辅助检查，即使高端的 CT、核磁，以及做一次扫描要一万多块的 PET 都无法比拟的，准确性接近 99%。但是石蜡最大的缺点就是"慢"。在协和，起码需要七个工作日才能出报告，病人标本少、医院人手多的医院可能会快一些，但是也快不了几天。

　　该判官虽然能够以极高的准确性告诉我们肿瘤的本来面目，却也是一记响当当的"马后炮"，无法为手术台上指挥作战的主刀大夫制定决策提供任何帮助。

手术做完了，伤口也基本愈合得差不多了，术前、术中都以为是良性，但是石蜡病理断喝一声，此乃恶性。这部分病人将不得不冒着痛苦和风险再次接受手术，对于并不富裕的大部分老百姓来说，除了身体受苦，更是沉重的经济负担，因病致贫的事情屡有发生，甚至拖垮背后一个乃至几个家庭。

对于术前怀疑恶性，术中诊断也是恶性，该切的全切了的病人，术后的石蜡病理可能阴险一笑说，这是良性的。结果手术做大了，切多了，医生会切但是不会接，外科手术擅破坏但少有建设，大多数损失根本无法弥补。医学领域中，破坏一个旧世界容易，创造一个新世界经常是不可能完成的任务。在妇产科领域，子宫、卵巢都是不能再接和再生的，近百种手术方式中唯独绝育术后结扎的输卵管可以通过显微外科手术再接，接完了还不一定保证能通，通畅了也无法确定其能恢复正常的容受、拾卵、运送以及蠕动等功能，复通后即使一切看似都好，也没法保证病人都能怀上孕。即便如此，这也是当今为数不多的外科领域堪称伟大的"建设性手术"之一。

＊　　＊　　＊

如何才能解决判官大人马后炮的问题，避免疏漏呢？

让医生把眼睛锻炼成可与显微镜 PK 的火眼金睛？不现实。让病理医生加班加点出石蜡病理报告？更不可能。切下来质地各异的肿瘤标本，需要经过大体检查、固定、取材和包埋，变成坚硬的蜡块后，再像切涮羊肉的肉片一样把蜡块切成若干薄片，最后进行染色。从一块人体切下来的活体组织到一张可以放到显微镜下出病理报告的石蜡切片总共需要 40 多个步骤。要是古代有此等高科技，皇帝老儿也别跳着脚着急，没用，唯有等待，等待一步一步的生化反应，等待一步一步的真相逐渐显现在病理医生的显微镜下。

在协和医院，从手术结束到出石蜡病理报告至少需要 7 个工作日，这其中除了一些生化处理、免疫组织化学染色等必要程序，还有严格的小组讨论和上级医师审核制度，这都需要时间。技术工人良好的切片制作工艺，病理医生高超的分析辨认能力是保证石蜡病理诊断 99% 的准确性的两大必要条件。

那么，能不能又快又准地通过显微镜看清肿瘤细胞的真实面目呢？历史证明，只要有迫切的需求，就会产生伟大的发明。1818 年，里梅尔创立冰冻切片法。冰冻切片是指将手术台上切下的病变组织在冰冻切片机中迅速冷冻后制成切片用于显微镜下观察，得出病理诊断。一般四十分钟左右就能给出诊断意见，是协助主刀医生指挥整个手术方向的重要凭据和法宝。

凡事可谓有利就有弊，冰冻最大的好处就是一个字"快"。但最大的弊端是准确性不如石蜡，仅有 95%。这种求快的冰冻切片主要受制于切片的制造工艺，组织速冻后会有冰晶形成，切片的质量和石蜡根本没法比。同时，冰冻状态下的组织图像与石蜡切片的图像也有差别，所以冰冻的误诊率至少在 5%，在很多情况下，仅能给主刀医生提供参考性意见。

缺点还不止于此。例如，病人的肿瘤可能很大，大到像橄榄球，像篮球，但是病理医生只能选择最有代表性的部位进行冰冻，妄图以点代面。甚至有时候，在同一块肿瘤中，不同部位的病变性质还可能各不相同。就拿地球仪来比喻卵巢肿瘤，亚洲板块可能都是良性的，非洲板块可能是交界性，也就是良恶性之间的，仅有欧洲那一块是恶性的，但外观上它们长得都差不多，病理医生通过肉眼取材的时候，很难一下子就命中性质最差的欧洲板块进行冰冻。有慧眼取到一块最能代表病变严重程度的组织，需要病理医生具有极其深厚的内功。这功夫不是一天两天就能练成的，至少需要专业病理医生十几年的工作经验和见识，需要这医生在刺眼呛鼻的福尔马林溶液中无数次地捞起各种肿瘤组织观察其大体外观，再走到显微镜前凝视镜下每一个细胞的显微结构，在宏观和微观之间反复进行验证和记忆。这需要病理医生出具过大量病理报告，遭遇过若干次误诊漏诊的滑铁卢，走过无数次刚愎自用的华容道，才能历练出一双准确取材的好手，一双立辨真伪的火眼金睛。

如何克服取材片面无法代表整体的问题呢？答案很简单，尽量多点取材，多点冰冻。理论上可行，但是客观上没法操作，因为时间不允许，手术台上的病人不可能敞着肚子、吸着昂贵的麻药无限制地等待下去。所以，冰冻病理注定是不尽如人意的。

即使有这样和那样的问题，冰冻仍具有 95% 的可靠性，仍然算得上手术室里的"高科技"。中国很多基层医院因为考虑到冰冻切片机等昂贵医疗设备的购入，没有足够的使用流量，无法收回投资成本，没有能看切片会出报告的病理科医生等问题，仍然不能开展术中冰冻病理诊断。

舅说："我熬过了有生以来最难熬、最漫长的四十分钟，真像四十年那么长。"

我问："那冰冻病理的结果是什么？"

舅说："冰冻说不能除外恶性平滑肌瘤，大夫说这个冰冻病理的好处是快，但最大的缺点是有可能不准。大夫又给了我两个选择，一个是相信冰冻结果，把子宫和两个卵巢都切了，还要切除淋巴结看看是不是有转移发生。另外一个选择是反正现在已经切完瘤子了，子宫也整形缝合好了，可以马上关肚子，等一个礼拜左右石蜡结果出来后再决定怎么办。如果石蜡说是良性的，就算捡了大便宜，如果石蜡仍然说是恶性的，没办法，就得再开一次刀。我看着大夫，她全身遮盖得严严实实，帽子和口罩之间只露出一双眼睛，我真希望从那双眼睛中找到答案看到希望，但是什么都没有，只有惊人的镇定。"

医生的镇定是好事，说明一切在可控范围内，要是医生也跟着病人家属慌了神儿，大呼小叫一惊一乍的，可要真正的大事不好。

"我真的是不知道怎么选择，就问大夫怎么办。大夫说毕竟有95%的准确性，赌博不都是把宝押在胜算比较大的一边儿嘛，还是应该采取相信的态度，况且病人已经完成生育了，根治性手术对她来说不是大禁忌。要是没生过孩子的大姑娘，怎么也要等到最后的石蜡病理出来我们才敢下刀的，就是您要求我们切，我们也不敢切。道理是这样讲，最终的主意还得您自己拿。"舅说，"我真不愿你舅妈再做一次手术了，她真的遭不起那罪了，你不知道动一次手术全家上下都跟着剥了一层皮的感觉，我自己也快受不了了，就签字同意全切了，就算你舅妈怪我，我也认了。"

我问："那最后的石蜡病理结果呢？"

舅说："最后的结果也是恶性的。大夫说还要化疗，怕将来转移。你舅妈现在的样子，真像风中的树叶，我怕她经受不住，就想来协和会诊一下，看看到底还要不要化疗。"

我问："您把舅妈的病理切片带来了吗？"

"带来了，是那张有彩图的写着恶性诊断的病理报告单吗？"

我一听这回答，他肯定压根就不知道还有病理切片这回事，肯定没带来。这么重要的会诊资料不带来，却把术后初愈的舅妈给折腾到北京来了，还口口声声说奔着我来的，来之前怎么不事先跟我打个招呼呢？或者和当地医生打个招呼也行啊，就说自己在北京协和医院妇产科有个外甥女，想让她帮着找个教授会诊一下，看看到底需不需要化疗，只要好好说，当地的大夫一定也会支持他的，肯定会提醒他带上病理切片和手术记录的。不知道这舅舅是不是又犯了旧毛病，是不是又跟大夫吵架了，是不是又不欢而散摔门而去才来的北京。总之，不管怎么样，他们这趟北京算是白跑了。

我说："舅舅，您先别着急，病的来龙去脉我大概都听懂了，咱们要想知道下一步怎么办，最关键的是要把病理切片拿到我们医院，请我们医院的病理科教授会诊。起码先看看这病诊断得对不对，再谈别的。您说的那张纸应该是病理报告单，而病理会诊需要把肿瘤制成的玻璃切片放在显微镜下看，才能知道是什么东西。"

"啊？！还要玻璃切片？那东西在哪儿啊？从来没见过啊！手术后都这么长时间了，估计早都找不到了吧！"

"不会的，切下来的瘤子已经制成蜡块了，连同做好的病理切片都在咱老家医院病理科的库房里存着呢，这是手术病人最重要的医疗资料，医院是有义务长期存留的。我给您写个借阅病理会诊的证明，盖了公章以后您给带回去，您就在家等着我吧。您凭这个证明先回老家把东西借来，我再帮您找教授看片子，其他的回家再聊，我得上手术了。"我挂了电话，赶紧回手术室，又一台手术马上开始。

麻醉师已经开始诱导麻醉了，病人整个瘫软下来，闭上警觉和紧张的双眼，不再机警和好奇地审视手术室里陌生又可怕的一切。麻醉医生插入气管插管后，病人入睡安然，麻醉机有节奏地鼓动病人的双肺均匀地呼吸着。此刻，无论她是处事精明做事老辣在中央后勤部门干了一辈子的老油条，还是没心没肺不谙世事的大学生，或者成熟沉稳略显脑腆的少妇，不管好看不好看，不管有钱没钱，不管有势没势，都暂时告别了这尘世的喧嚣，把自己完全交给了一个手术小组，手术中任何差池都可能让她再也醒不过来。

手术台上的医生也是尘世俗人，刚才的电话让我时而厌烦愤懑，时而同情怜悯，想到医学的种种不确定性，想到我们在和死神的争斗中总有一天要败下阵来，想到医生和病人之间永远说不清理还乱的矛盾更是感慨无限。但是只要上了手术台，打开肚子的一刻，这些烦恼事都要暂时搁置一边了，看到肿瘤的我们目露凶光，只想图穷匕见，待从头，收拾旧山河。

5. 病理切片和手术记录，一样都不能少

一天的手术下来，我的两条腿酸胀、像灌了铅一样往下沉，一点也不想抬起来走路，只想随便靠在哪儿像一摊烂泥样地歪一会儿。怎么这么累呢？原来，今天我整整站了一天连续做了六台手术，可恼的是明明把弹力袜都装在口袋里了却还是忘了穿。

长期站手术台的外科医生都应该穿弹力袜，这个道理我已经知道很长时间了，只是国外大品牌的弹力袜要好几百块一双，而且至少要买两双换着穿，我一直抠门舍不得买。我看一个门诊病人的挂号费才5块钱，一上午拼了命也就看二十个病人，虽然医院现在把这5块钱全部提给门诊医生，不像以前还分红似的提走一半，可就算是这样，实在也是没有几个钱。每次花钱之前，只要是超过人民币100块的东西，我都要把市面上疯长的物价换算成协和医院几十年来一成不变的门诊挂号费，只要稍加换算，我立刻就会变成一毛不拔的铁公鸡，捂紧自己的荷包，觉得什么东西都贵得离谱，坚决不要乱消费，誓死保卫自己辛苦挣来的血汗钱。

我下决心花钱买弹力袜，是因为一天在食堂和基本外科的匡勇大夫吃了顿饭聊了会儿天，匡大夫的遭遇无论从感官上还是心灵上都极大地刺激了我，并且让我真正行动起来。

匡勇是我实习外科时候的带教老师，他是山东医科大学80级的本科生，毕业后分配到协和外科，除了念硕士博士暂时离开临床进入实验室和小白鼠为伴，其他时间一直泡在临床一线。据说从来没有休过假，包括人生可能为数不多或者仅有一次的婚假、四年一次的探父母双亲假以及每年的教学假。

此人异常勤勉，曾经一度带坏协和中高层医生的工作风气甚至人生观和价值观。副教授和教授职称竞聘的幻灯片中竟然公然增加了一条类似"工作以来从未休假"或者"连续N年春节战斗在临床一线，没回过老家看爹妈"的标榜。

外科医生的学习曲线本来就长，念了学位再完成手术训练，等到自己能够独立拿得起一摊手术的时候，匡勇都四十多岁了。可惜造化弄人，也怪他生不逢时，当他完成学徒一般辛苦寒酸的临床训练，终于有能力开创自己的一片小天地时，正赶上前面一位大他十岁的科室主任风头正劲。此人技术圈里是学霸，

同事圈里是恶霸，再加上协和的床位实在少得可怜，不光是病人争来夺去的稀缺资源，也是医生之间相互倾轧明争暗斗的兵家必争之地。于是，吃得近二十年辛苦、学得一身武艺的匡勇只能屈就，坚持默默无闻地在手术台上给主任打下手，成为外科闻名遐迩的"千年老二"。四十五岁那年，匡勇的职业生涯终于拨云见日，一是因为大主任更加如鱼得水，院里院外名利双收实在忙活不过来，只能抱了西瓜丢芝麻，天天吃大肉终于也有了让下边马仔们喝口汤的情怀，撒手让下面的人干了；二是看在匡勇人所共知多年勤勉的分儿上，而且再不给人家手术台实在是有悖"扶老携幼、拉手中年"的协和大外科精神，才终于决定分他一杯羹。

匡勇有了五张床位和一个手术台，大展宏图的时刻终于到来，虽然在一个外科医生的职业生涯中，这已经是晚得不能再晚的大器晚成了，但是毕竟前进的号角已经吹响，匡勇亦是时刻感到时不我待，于是只争朝夕大干了三年。四十八岁那年，他被诊断患有严重的双侧大隐静脉曲张，先后手术了两次效果都不是太好，他的腿部皮肤出现严重萎缩，并且不断地有溃疡形成。这时候，身体已经向他发出严重警告，警告匡勇应该休息了，不能再让原本脆弱不堪的静脉血管承受压力。但是多少年含辛茹苦才等来的一个带组手术的位置实在让他难以割舍，终于有一次在手术台上他曲张的静脉发生破裂，他才被迫下台。从此，匡勇拖着一双"老烂脚"，只能偶尔看看门诊，打发一下除了工作之外毫无个人爱好的枯燥生活。

匡勇不能再站手术台以后，五张床位和一个手术台随即被比他年轻、同样是饥饿了多年的医生瓜分一空。这以后，除了逢年过节医院工会发豆油、发脐橙以及洗发水、沐浴露的时候按照员工大名单通知他来取东西，渐渐地，整个外科、整个医院也就淡忘了这个过早失去战斗力的医生。

一次我在食堂看到匡勇一个人孤单地吃中饭，就坐过去陪他说了一会儿话，匡老师语重心长地对我说："身体是革命的本钱，年轻的时候不觉得，其实老话说得都对。我是太不争气了，好不容易熬出头来，却因为一双烂脚早早地废了。你们一定要注意身体，身体好就是一切。你们妇产科是全院最累的科室，女大夫当男的用，男大夫当牲口用，虽然这些不是你们能决定和控制的，但是自己可要知道为自己减压。白天要是太累晚上回去就睡觉，千万别再熬夜查文献写文章了，教授那东西早一年晚一年晋升没什么了不起的，协和医生虽然整体优秀，但也是个比资格靠年头的地方，到后来学识都差不多，谁能比谁强多少，能熬过大多数人的话你就赢了，剩下的就都是你的。还有，你上手术台一定要穿弹力袜，静脉曲张预防最重要，咱们手术大夫还有老师、售货员都是静脉曲张的高危人群，健康这东西，只有失去了才觉得重要，这些老话和俗词现在看来都对，都对啊！"

匡老师端着饭盒缓慢蹒跚着离开食堂，我把他送到马路对面的公交车站，看他迈着不太灵便的腿脚上了晃晃悠悠连个空调都没有的106路公交车，流下了心酸的眼泪。当天傍晚，我就买了两双看似极其普通但是国内外都有足够循证医学[1]证据证明可以预防下肢静脉曲张的弹力袜。

说妇产科医生整天浴血奋战毫不夸张，不论是接生、做人流、做刮宫，还是进行各种开腹、腹腔镜手术，我们每天都在和可能携带各种已知和未知的病原菌、微生物的血液亲密接触，一副保护眼睛的护目镜是至关重要的。在国外都有专门的防护措施，而国内，即使是协和，也只为给明确感染艾滋病、梅毒、乙肝、丙肝病人做手术的外科医生准备这些劳动保护用具。前有白求恩大夫手术台上割破皮肤继发感染牺牲的前车之鉴，后有外科医生因为手术台上血液迸溅感染乙肝、艾滋病的报道，于是，我又为视力5.1的双眼配了一副平光眼镜。手术后，我经常会在眼镜片上发现零星的细微血点，心中不禁一阵后怕，若是没有眼镜，医生此刻可是正视淋漓的鲜血，一旦发生严重的医源性感染，就只能独自直面惨淡的后半生了。

* * *

女人成熟的标志就是不再无谓地为难自己，而且懂得爱惜自己了。因为她开始了解这个世界是多么的势利，一旦你没有战斗力，定会遭到职场百分百的抛弃。这时候你才发现，永远接受你、为你遮风挡雨的是你的家人。所以，对自己好一点，留一些时间给家人，终有一日你会发现这些都是对的。

晚查房后，又陪几位教授一同查看了明天准备手术的病人，终于下班了。

---

[1] 循证医学：循证医学是从20世纪90年代以来在临床医学领域内迅速发展起来的一门新兴学科，是一门遵循科学证据的医学，其核心思想是"任何医疗卫生方案、决策的确定都应遵循客观的临床科学研究产生的最佳证据"，从而制订出科学的预防对策和措施，达到预防疾病、促进健康和提高生命质量的目的。循证医学不同于传统医学。传统医学是以经验医学为主，即根据非实验性的临床经验、临床资料和对疾病基础知识的理解来诊治病人。循证医学并非要取代临床技能、临床经验、临床资料和医学专业知识，它只是强调任何医疗决策应建立在最佳科学研究证据基础上。

我用青霉素小瓶装了一点汽油，用密封胶带封好口，装在一个密封胶袋里。为了避开地铁的安全检查，我故意没有拎包回家，把钱包、公交卡、那只青霉素小瓶，还有一包棉棍揣在风衣口袋里，进了东单地铁站。

在协和上班，最大的好处就是能准确无误地避开北京的上下班高峰时间。每天早晨六点半我就准时上地铁，大部分上班族还在被窝里呢。晚上我经常是九十点钟才回家，保证有座。我可以脑袋向后一靠打着小呼噜有恃无恐地睡到一号线地铁的终点站，而且永远不用担心坐过站，因为车一进四惠东站，立刻会有戴红胳膊箍的执勤大妈跳进车厢，一边手脚麻利地把所有散落在座位和地上的饮料瓶子扔到一个大编织袋里，一边高声尖叫"下车了、下车了，别睡了，车要回站了，赶紧醒醒"。

今天破例，可能是做贼心虚，为了青霉素小瓶里5毫升易燃易爆危险物，我一直保持警惕，到站后终于松了一口气，赶紧溜出地铁往站外走。我没直接回家，先去发小家把孩子接回来，顺便给舅舅送去申请病理会诊的证明书，再给舅妈看看伤口。本来我想下了地铁买点水果带过去，结果水果摊都收了，后来想想干脆省了这些繁文缛节直接去吧，我是大夫，不能忘了自己独一无二的功用，我的登门拜访就权当见面礼了。

女儿和他们家的两个儿子玩得正欢，头发都散开了，看到我进屋，披头散发一脸笑嘻嘻地说："妈妈，你怎么这么早就下班了？"我心想，都快晚上十一点了，还早呢，这个没心没肺的丫头。其实，她不是不懂妈妈的辛苦，只是还没有和两个小哥哥疯够呢。独生子真的很孤单，我们小时候触手可及的、完全不需要成为问题的玩伴竟然成了他们心中的奢侈品，真是时代的悲哀。

我揭掉还粘在舅妈肚皮上的纱布，伤口早就长好了，但是肚皮上，伤口两侧都是那些一道道反复贴上去的旧的去了新的再来的胶布印子，黏糊糊黑漆漆，还粘了很多内衣掉下来的细微柔软的红绿黑各种颜色的毛毛线头。医生不细致不到位的医疗和病人自身医学常识的欠缺，导致术后伤口就像一只以疤痕为身体、以一道道胶布印子为爬脚的大蜈蚣，肆无忌惮地趴在舅妈的肚皮上张牙舞爪。

我用小棉棍蘸了汽油，一点点擦掉那些胶布印子，就像清理卫生间洁白底色瓷砖上的灰黑污渍一样过瘾。

在协和，病人出院的时候，住院医生拆线后要负责把胶布印子用汽油一点一点地擦掉，再盖上新纱布。病人临走的时候，要根据她的病情，嘱咐好病人以下问题：什么时候可以自己揭掉纱布，什么时候可以冲洗淋浴，洗澡时如何处理伤口，多少天后可以洗盆浴，多少天后可以有性生活，如何采用安全有效的避孕方式，手术后多长时间可以考虑怀孕，给她术后复查的预约号，告诉她术后复查的预约时间，出现哪些意外情况需要随时回来复诊等等。

我当住院医生第一年，每个礼拜四下午都跟着普通妇科组的刘教授出门诊。那天是一个她亲自手术的病人回来复查，检查后一切恢复得很好，病人下床之前，刘教授示意她等一等。我上前一看，心中暗叫"糟糕，病人伤口上的胶布印子还在，一定是哪个住院大夫粗心，出院前忘了给擦掉了"。刘教授自己取了棉棒，蘸了汽油，一点点地把那些难看的印子擦了去，然后亲手拉她起来说："真对不起，可能是您出院之前我们的住院大夫太忙了，没帮您把胶布印子擦掉。"病人受宠若惊一副教授您可羞煞我也的样子说道："没事，没事，不碍事的，哪能让大夫干这个呀，肚子里头恢复好了比什么都强。"

那一幕对我触动很大，住院大夫拆完线，都要用棉棒蘸了汽油擦掉病人肚皮上的胶布印子，当时我觉得这工作又没技术含量，又瞎耽误工夫，一点没有教授在手术台上呼风唤雨的成就感，而且，还觉得挺没面子的。有一次我妈从老家打电话问我工作都一个月了，学什么大本事了。我没好气地说："啥也没学到，病房里就是整天写不完的病历，手术室里就是拿消毒液给病人消毒肚皮，病房里就是换药、拆线，完了还得给病人擦胶布印子，练的都是搓澡工的手艺。"

刘教授亲自给病人擦胶布印子，还向病人道歉，让当时站在一边傻乎乎的我手足无措，脸一阵红一阵白的。因为我们这些住院大夫的懒惰或者疏忽，让她那颗渴求完美的心一定很不舒服，我们给她如此完美的手术抹黑，她却没有一点恼怒和嫉恨，也没像个别教授那样，一旦抓住别人小辫子就绝不放手。刘教授不仅保持了长者良好的风度，还身体力行地弥补过失，亲自向病人道歉，不是一般的胸怀。那时候，我仍然背不出协和精神，但是我受到的都是言传身教，在这种教授手底下干活，整日马马虎虎、不求甚解的话，自己都过不了自己这关。

舅妈一直在抱歉地嘟囔："真不好意思啊，小羽，让你这大医院的大夫给擦肚皮，我就是一直不敢洗澡，问了周围的人，也说能不洗就不洗吧，别洗坏了，大夫每次查房都很忙，匆匆而过，出院了也没有人告诉我该什么时候洗澡。我试着用热毛巾擦过肚皮，只是这些胶布印子实在擦不掉，自己又不敢用手去抠，就怕刀口感染。"

我说："没事儿的，我们大夫就是干这个的，以后不用再盖纱布了，今晚就可以好好洗个淋浴了，彻底舒服舒服。"

＊　　＊　　＊

我把申请病理会诊的证明书从风衣口袋里掏出来，交给舅舅。又嘱咐舅舅一定要把全部切片都借来，可能的话，把蜡块也借来。

舅舅略显迟疑地说："要是人家不借怎么办？"

我说："只要有我们医院的证明，有公章，他们都会借的，这是行业内的规矩。"

舅舅又问："那个蜡，蜡什么？对，是蜡块，必须要拿来吗？"

我说："对，最好借来，有的单位不外借蜡块，您不是咱老家重点中学的教导主任嘛，动动关系，想想办法，保证好借好还就是了，又不是偷。或者给管事的送些小礼物，或者别的什么的，这个就不用我教您了。还有，最重要的是千万别说借病理是为了确诊后打官司告状什么的话啊。"

看到舅舅一副挠头的样子，我猜他一定是又和人家当地医院怄气吵架了，我实在太累，懒得说话，也懒得去核实。任何时候和大夫闹不愉快都没必要，更何况这一路问下来，我们老家医院对舅妈这个病的整体决策还是相当不错的，第一次切除肌瘤保留子宫和生育能力，第二次顺利做剖宫产帮他们得了一个大胖孩子，第三次根据冰冻病理结果做了根治性手术，手术中能做快速冰冻，基本上已经达到大型三甲医院水平了。要是不吵架，情商够高，心眼够多的话，来来回回和医院打这么多次交道了，早都该交上一堆的医生朋友了，至于来北京会诊连病理切片都没有人提醒他带来吗？

前段时间，多年前在协和进修过的老窦请我和病房的几位教授吃饭，席间得知人家老窦回去就当上妇产科大主任了，这次来北京可不是当年挤火车坐硬座了，是当地人大副主席开着宝马一路高速拉来的。一周前，副主席的老婆在他那儿做手术，情况和舅妈差不多，他们也是来协和会诊病理切片的，想向我们主任讨个下一步的治疗方案。手术中的情况老窦是一清二楚，在会诊医生面前他就是一个活的手术录像回放，手术中的情况也是无比形象清晰一清二楚地描述给了我们教授，人家此行不光带来了病理切片、蜡块、切好的白片子，甚至把泡在福尔马林溶液中的肿瘤标本都带来了，绝对专业，不佩服都不行。

不知道这位脾气火爆的舅舅和老家的大夫是不是又发生了口角，是不是摔门而去还留了什么狠话。要是术后病理发现恶性疾病当地医生没有好办法或者拿不定主意，是当地医生主动建议病人和家属来协和会诊的，怎么会不提醒他带上病理切片和手术记录呢？

舅舅还在愁眉不展，说："能不能让你们教授看看你舅妈，我们就想知道是不是还要化疗？"

我说："舅舅，您以为大夫看病是江湖术士相面吗？病人是要看的，但是更重要的是看病理会诊报告。这方面我们是有过深刻教训的，我们郎主任告诉我，早些年有外地病人来协和会诊，外院病理报告出的是'卵巢交界性黏液性囊腺肿瘤'，我们教授就在病历手册上大笔一挥写下'不用化疗，定期随诊'的意见，但是一年后病人肿瘤复发，死了。家属要和我们医院打官司，这时候我们才想起来要把外院的病理切片借过来会诊，结果真相大白，病人得的病根本就不是交界性肿瘤，是纯恶性肿瘤，相当于卵巢癌。打那以后，我们医院规定，事关要不要再次手术、是不是要化疗或者放疗这种重大决定，都要以我们协和病理科会诊切片后发出的病理诊断为依据，这一方面保护医生和医院，同时也是为病人的病情着想，更是对病人负责任。试想要是病理报告出错了，那么整个指导方向就都错了，岂不成了南辕北辙？总之，您要协和给您出下一步的治疗意见，必须先让病理科会诊病理切片。"

带足够多的资料来北京会诊，这话可不是说着玩的，我在门诊工作时，每天都要碰到大量根本就不知道这么回事的病人和家属。很多外地病人千里迢迢来北京，就为会诊，结果啥也没带，都以为和医生鹦鹉学舌般地描述一个大概，协和神医就能给他们出谋划策。还有的只带来一张或者两张病理切片，如果切片制作或者染色质量不好的话，再牛的病理科医生也没办法给出诊断。而且大多数来协和会诊的病理，都是在当地有争议的，谁也说不好是什么的病，或者后面都跟着官司，跟着老百姓的公道，跟着同行的命运。所以，协和病理科医生深深知道，这判官的笔不是轻易就敢下的。

来北京看病还有一件事也很重要，就是复印病历，最重要的是手术记录，必须带来。这对于我们了解手术中的具体情况非常重要，而且，在没有手术录像的情况下，在没有主管大夫跟着来描述术中所见的情况下，这是唯一有效的方式。

病人往往说不清楚到底做了什么手术。病人说切了卵巢囊肿，其实，可能大夫是连着卵巢一锅都端掉了；病人说做了淋巴结清扫，其实，医生可能只是针对个别肿大的淋巴结进行了单纯活检，而非系统性的切除；要是医生再问，都切除了哪里的淋巴结，病人更是答不上来，他们哪里分得清哪儿是髂内淋巴结，哪儿是髂外淋巴结，哪里又是腹主动脉旁和肠系膜下淋巴结。

手术记录是医生之间最好的交流方式，当然，前提是，那是一份真实可靠、有条理、详尽，体现出主刀大夫完整和清晰的手术思路的记录。手术记录对医生和病人都很重要。有的医生大笔一挥，切除全部淋巴结组织，根本不标明具体部位，这种记录，我们看了也和没看一样，仍然一头雾水。还有的医生一天做 5～6 台手术，当时不写手术记录，想起来写的时候，完全分不清哪个病人的囊肿长在左右哪边儿了，写错的情况时有发生。

6. 公平正义重要，还是乐和过生活要紧？

舅舅来看病的时候正赶上五一，回东北的火车票根本买不到，我劝舅舅干脆等几天再回去拿切片和病历，好不容易来一趟北京，还不带着舅妈到天安门故宫颐和园走走。

舅舅说："小羽别开玩笑了，你舅妈刚开完刀，哪儿能旅游啊！再说了，也没那个心思。没生病的时候，多想来北京玩玩，紫禁城北海颐和园都是我们这辈人心之向往的地方啊。"

我说："舅舅，这个您就得听我的了，舅妈手术后都一个多月了，早就能下地了，只要别太累，基本的生活早该自理了，出去走走散散步是完全没有问题的，大不了走累了歇一会儿呗，快出去透透气吧。"

临出门的时候舅舅一个人送我。我说："舅妈卵巢切了以后相当于提前进了更年期，身体和情绪上都会有很多不舒服不稳定的地方，您要学会理解，更加关爱她，多和她聊天，到外面走走分散一下注意力，有好处的。等病理会诊完了再说看病的事儿，现在整天犯愁有什么用？再说了，这么年轻的人哪儿那么多癌症啊，您别光往坏的地方想。"

两周后，梅花给我打电话说："哥们儿，你和我舅说的那几句话还真管用，他们两口子情绪好多了，我舅妈有空还替我去幼儿园接孩子呢。两人也把北京的名胜古迹走个差不多了，我舅把切片也带回来了，你看下一步怎么办？"

我说："你把切片送我家里来吧，病理会诊的事儿我就全权代办了，等出了结果再让舅妈看一次我们老板的专家门诊，弄清楚下一步怎么办就齐活了。我们协和你还不知道，全国人民蜂拥而至的地方，没病的都能挤出病来，而且从来不分年节和冬夏，没有淡季和旺季。病理科在老楼，好几层呢，每一层都是干不同事用的，跟迷宫似的，要是误入常年都诡异阴湿的大体标本室可能会吓个好歹的。别说你舅舅了，我刚来的时候一进去就转向，快别让他一个人去了，还不够我替他操心的呢。"

梅花不无喜悦地说："我还真没白交你这个朋友，关键时候总能派上用场，这么多年来你动不动就损我没有医学常识的那些话我就既往不咎了啊，咱俩来日方长。"

我鼻子一哼："什么来日方长？以后再有这类事情，要不是你亲三舅、亲二姨少来找我，我这是替你尽孝呢，你知不知道？我要是不指点你的迷津，排队你都找不着队尾巴，扛着猪头你都找不到庙门，瞎耽误工夫还干着急，连请几天假你们老板就得给你白眼，你欠我的呀我都给你攒着呢。"

不一会儿，梅花送来了病理切片和蜡块，还拎了舅舅从东北带回来的一小袋大米，一纸箱子鸡蛋。她指着纸箱子对我说："真正的柴鸡蛋，我舅舅带给我那箱我妈已经拆开了，每个鸡蛋都不一般大，红皮白皮的什么颜色都有，好多还沾着鸡屎呢，纯天然绿色无污染，每只母鸡都是我姥姥亲自用高粱和小米喂出来的，你可别吃白瞎了。"

纸箱子里，每个鸡蛋都用报纸包裹着，一个挨一个码得整整齐齐，这是天底下最让人感动和温暖的礼物了。

吃着每一粒米都泛着油光和香气的黑龙江五常大米焖出的大米饭，我心满意足地给发小发了条短信:"东北大米,好7好7,谢谢咱舅。"发小马上回短信:"好7你就多7点儿,还有,我丫爱你丫。"笑死我了,北京人都是拿"丫"骂人的,还没见过拿"丫"称呼自己的。

朋友对于整天在协和忙碌并且时时处于重压之下的我来说,是坚持下去和保持淡定必不可少的一剂良药。

很多医学大家站在领奖台上总结自己的一生时,都说是凭着救死扶伤的理想和伟大的共产主义信念工作,我觉得多半是胡扯,很多人成名成家后就再也说不出接地气的话了,他们已经习惯言不由衷,或者一张嘴就是放之四海皆准的套话,这种话说给普通人听要么人家不信,要么根本不往心里去,说给尚未入行的莘莘学子简直就是误人子弟。

我就胸无大志,将来也不想成名成家成院士,但我是个好大夫,也立志做一个越来越好的大夫。至爱亲朋是我把每件小事做好的最大动力。我追求清新的思路、善良的心地,还有宁静的心灵,为人生快乐、身心自由、养家糊口的同时献身于让自己心灵满足的工作。

小时候,我语文数学都考一百分是为了让我妈高兴,我要做个让她骄傲和抬得起头来的好孩子。进了协和以后,我做了一年全科轮转的实习医生,面对各路高手,我根本谈不上优秀,只能算是比较踏实、只知道傻乎乎干活的平庸之辈,但是妇产科的大当家郎景和主任却在诸多竞争者中选了我这个唯一的本科生进入妇产科当住院医师,我认认真真地管好每一个病人,写好每一份病历,为的就是不辜负他老人家当年的信任、看重和给予的机会。

我穿上白大褂第一天开始独立看门诊的时候,甚至还不能灵巧使用妇产科最基本的阴道窥具时,就有老年病人坐在我的对面,面对一个黄嘴丫儿还没褪尽的小姑娘医生,那么真诚并且无比信任地告诉我她的难言之隐;或者平时在商场官场多么叱咤风云的凌厉干将在我面前放下身价,告诉我那些独属于女性私密处的困扰;还有那些老实本分的外地病人,把一本本历经风雨周折倒手数次揉搓得不像样子的病历手册用沾了唾沫的手指一页一页捻开给我看,在我记录病历时,甚至帮我按着纸角,怕被风吹乱了。每当看到她们无助和求助的眼神,我都会告诉自己,一个人这么信得过你,她把健康交给了你,把生命交给了你,把女性最无法向外人诉说的私密事情告诉你,你还装什么大尾巴狼呢?

能做些什么就为病人做些什么吧，能给病人提供什么方便就提供什么方便吧。

做住院总的时候，病房的教授，我的老板，我的博导就是我的天，就是我的中心。医院里动不动就拉横幅写标语提口号，什么"以病人为中心"，要我说管理者就应该"以临床大夫为中心"，别临床大夫给病人开个化验单，一预约就把病人支到两礼拜之后去了，一竿子支到3000年就不用看病直接作古了；别临床大夫手术台上吃不到中饭，下了手术台食堂都关门了或者只剩残羹冷炙，医生饿着肚子都不下台，厨子凭什么不能轮流值班？别临床大夫申请出国开会或者短期进修交流的时候，好不容易从繁忙的临床工作中抽身片刻，结果到了出国管理办公室遇到的马脸比签证的外交官还傲慢和难看。"以病人为中心"那还用强调吗？管理者把大夫伺候舒坦了，大夫自然好好看病，自然以病人为中心。

读博士做课题的时候，我整日埋头在协和老楼实验室里，不知寒暑地养细胞、喂小白鼠踏踏实实做实验，认认真真写论文，就是为了不给我的博士生导师丢脸。我的博导属于年少有为、意气风发、年纪轻轻就破格提拔的人才，当年正处于事业的上升期，虽然他不说，但是我知道他也面临很多瓶颈问题，英才有英才的烦恼，很多同年资甚至老资格的教授并不是特别服气，还有人当着我的面指责我老板的不是，我因身轻言微，无法直面抗衡这些并不中肯的流言蜚语，只能暗中要求自己做个好学生，起码不给我的老板脸上抹黑，不让我的老板操心，不让别人觉得他的研究生烂泥扶不上墙而影响对他的看法。

谈理想谈道德总是很空泛，就为伴我一生的亲人，宽容纵容我的爱人，生命转折处总能拉我一把的贵人，对自己言传身教的能人，还有那些生活中总会出现、让人不愉快的但也时时提醒自己小心谨慎、尽量不要授人以柄的小人，都让我觉得自己要是不好好当大夫活得像个人似的，得多让他们失望。我为爱活着，为爱工作，而且是一个需要很多爱才能活下去的小女子，这导致大志常说："这世间唯细胞和女人难养也。"

* * *

拿到病理切片那天是礼拜天，我查了一下协和病理科分管院外会诊的教授轮值表。

郭教授是协和医院对妇产科病理研究最多最透的，对于我们妇产科的疑难杂症，尤其是最容易引起争议至少有 100 多种以上病理诊断名词，包括上皮性肿瘤、生殖细胞肿瘤、卵巢性索间质肿瘤、脂质细胞瘤、性腺母细胞瘤、非卵巢特异性软组织肿瘤、未分类肿瘤、转移性肿瘤以及瘤样病变等等大类，每一大类还分无数小类，每个小类还有多种分型的五花八门的卵巢肿瘤家族，她最权威。

病理医生在疾病诊治过程中是站在背后默默奉献的人，他们不为大多数患者所知，却肩负着指导一个病人治疗方向的大使命，他们工作的大部分时间就是坐在显微镜前面，注视着显微镜下不足 $1mm^2$ 的区域，在红与蓝相间的图像中，运用所学的知识、所见病例的经验、免疫组织化学及分子病理检测手段，对疾病的本质做出判断。病理诊断工作虽然没有手术台上惊心动魄，但它需要海量的知识信息以及高度的责任心，应该说病理医生的成长过程毫不逊色于外科医生，也是漫长而艰苦的。据说一个合格并能胜任一般常规诊断的病理医生起码要训练五年，每年要看至少 5000 例病理切片，这是一项沉重的、寂寞的，甚至需要苦行僧一般的修行才能让自己坐在显微镜前完成的训练。郭教授之所以成为妇产肿瘤医生集体信赖的病理医生是有原因的，一是得益于她早年曾在国外著名病理学专家旗下工作和学习过，二是她本人长期专注于妇科肿瘤病理学的研究，三是善于交流和沟通，很多病理医生只是坐在显微镜前工作，从来不和临床医生沟通，郭教授定期参加妇科肿瘤专业组的看片会和月报会，和很多妇科手术大刀都是好朋友。

病理科的主任是个全才，无论是血液病、肝胆胰腺肿瘤还是妇科肿瘤都看得不错，人家的名字取得也好，就叫全才。行政大主任永远是一个科室里最忙的人，也是神龙见首不见尾最难找到的人，我从这个礼拜的会诊表上也没看到他的名字，可能是出国开会了或者在忙别的什么。

另一位是中国病理学界的泰斗级人物刘院士，虽然年事已高，仍然宝刀未老，每周会抽一定时间进行全国疑难病症的病理会诊。再怎么有争议的病理标本拿到刘院士的显微镜下，得到的都将是定锤之音。她是图书馆、病案室、老教授这"协和三宝"中最为瑰丽的一宝。

全才主任不在家，郭教授是星期五会诊，刘老是星期四会诊，都让人觉得等不及。片子必须让这两个人中的一个看，最好两个人都看而且得出的意见一致，才是当今中国最可信的病理诊断。

　　星期一早晨查完房，我就带着切片和蜡块去病理科找方崖，他是和我同一年进协和实习的上海医科大学的高才生，毕业后分到病理科，是个非常爱较真甚至有些苛刻的男生，做事古板不懂变通，时常让别的医生吃闭门羹，但他一直以来还是比较听我的话，我们既是同学，又是哥们儿。虽然他还是主治大夫，但是小鬼办大事，把片子交给他，再通过他找上级医生会诊就容易多了。

　　我总是逗他，说你干病理科这个工作最合适，玩的是一锤定音。那群内科大夫大查房的时候，总是关于病因争论得面红耳赤，可是谁也不知道最终谁是对的，谁也说不上到底是谁下的药治好了病人，就是一部悬疑推理片。我们外科大夫手术前也是争来争去、面红耳赤的，其实都是瞎讨论，瘤子切下来是个啥东西都得听你的，你说是啥就是啥，谁都没法跟你病理大夫争高下。

　　方崖很少说话，他的眼睛里都是 HE 染色后病理切片中细胞质的粉紫，细胞核的湛蓝，写出来的文字都是非黑即白，从不含混，也含混不得。

　　我把病理切片交给方崖说："你先帮我看个大概，有可能的话拿给郭大夫或者刘院士过过目掌个眼，病人是我发小的亲舅妈，全家人都等着这病理报告决定下一步咋办呢，拜托了。"

　　快下班的时候，方崖给我打电话，说结果出来了，让我过去一趟。我问："结果怎么样？你快告诉我。""你过来再说吧。"方崖总是多一句话都没有。

　　"张羽，病理切片我看了，郭教授和刘老也都看过，我们三个人的结论是一致的，没有争议，这就是富于细胞性平滑肌瘤，根本不是恶性的平滑肌肉瘤。"

　　我连呼："我的老天爷上帝耶稣基督圣母玛利亚啊，竟然不是恶性的！也就是说当地医院误诊了？冰冻错了，石蜡也错了？"

　　"对，冰冻是一种高技术、高难度、高风险，但是没有高收益的活计，是极其不符合市场规律的一个玩意儿，病理大夫每天把眼睛瞅成斗鸡眼儿，也只能保证冰冻报告 95% 的准确率。你们这些临床大夫和病人都觉得我们报对是应该的，要是报错了这 5%，都觉得病理大夫罪不可恕吧？"

　　"这些我作为医生的都能理解，可病人不理解啊，就因为这么几个字的差别，人家的子宫和卵巢都切了，没了月经，没了生育能力，还提前进了更年期，够可怜的吧？这事儿怎么说呢，方崖你说这是不是就是倒霉啊？难道是天意？"

　　方崖不理我的大呼小叫，接着向我讲学术问题："富于细胞性平滑肌瘤一眼看上去就是很像肉瘤，四十到五十岁年龄段有子宫肌瘤并且有症状的女性病人中，特别容易发生子宫肉瘤。术前诊断为良性，手术中发现为恶性肿瘤的几率是 0.23%，也有报道 0.49% 的。你要是熟悉平滑肌肉瘤的病理学特征，就会理解确诊真正的肉瘤是多么困难的一件事了，尤其是富于细胞性平滑肌瘤，第一眼看上去甚至和肉瘤完全一样，本质性的区别在于肌瘤没有大量的有丝分裂相。还有就是手术中的肿瘤的外观特别重要，肉瘤一般发生在巨大肌瘤的内部，血液供应很差，不像一般的肌瘤那般坚硬，用手术刀的刀背刮组织的时候，你会发现它很软，并且非常容易出血，形象地说有点像生猪排。"

"这些当地的病理大夫应该懂啊，怎么就报错了呢？"

"这不怪当地的病理医生，我们整个病理学界对于子宫平滑肌肉瘤的诊断标准还没统一呢，有的病理学家主张依靠有丝分裂相做客观指标，如果十个高倍视野中发现十个以上有丝分裂相就定义为恶性，如果少于五个有丝分裂相就定义为良性，五到十个之间的定义为有潜在恶性可能的平滑肌瘤。我说的这个标准也只是大多数病理医生接受，还有一些病理学家认为有丝分裂相确实有一定的意义，但是他们宁愿选择细胞核染色过度、细胞核异型性、巨大细胞及其他形状怪异的细胞，以及凝固性坏死来做诊断。甚至，还有病理学家提出，病理学诊断并不可靠，只有肌瘤发生转移或者不断复发才提示恶性的可能。"

"唉，病人和临床大夫要的都是非黑即白，今儿我算知道了，其实你们这些大判官的笔也是游移不定的，原来这些重要问题在你们判官那里关于善恶忠奸还没有统一标准呢，甚至还弄出什么潜在恶性可能这样暧昧的字眼，唉，你说科学是什么？医学是什么？"

"医学本来就不是万能的，金标准也不是完全准确的，只是尽量接近真理罢了。苏格拉底说过，人的智慧是有限的，更何况我们一个大夫、一个协和医院病理科。浩瀚星河中的这一瞬间，我们对于真理的认识都是有限的，都是相对的，诊断的金标准无非是目前这个时段全体病理科医生的一点共识罢了，我们永远围绕在科学和客观的周围，想要完全重叠在一起是不可能的。"

我倒吸了一口凉气："是啊，病人本来就是千人千面，就拿良性的平滑肌瘤来说吧，有的良性肌瘤野草一样地疯长，切了还长反反复复发，有的却是几十年没有变化，稳稳当当地跟着主人一起入土为安了。恶性肿瘤也并非全恶的不行，有的手术后多少年不复发，有的这边切着、打着化疗、做着放疗，那边一照片子，瘤子又鼓出来了。"

方崖摘下眼睛，朝镜片上使劲哈了一口气，一边撩起白大衣的一角擦镜片一边说："是啊，疾病的面目千差万别，有绝对的良性，也有绝对的恶性，还有很多中间性质的，谁也不知道它会变得更好还是更坏，没法预测，也没法改变。而当这些千差万别落实在病理医生的笔下，我们就必须通过客观标准的界定将它们分成良恶性，要知道，标准永远是针对大多数的，难免有个别特殊病例会被硬性划分为良性或者恶性，客观上，误判永远存在。"

"你说这些我懂，可是病人不见得理解啊，就算临床大夫懂，都不见得会愿意理解吧？要是打起官司来，一准儿把屎盆子往你们病理大夫头上扣，都赖你们病理报错了，我们的手术刀才跑偏，把自己洗脱得干干净净。"

"说得对，所以，我都不想再干下去了，别说冰冻病理 5% 的误差率，就是石蜡病理也有 1% 的误差率，我们的社会和人民，甚至你们临床大夫都不允许。"方崖重新戴上眼镜，镜片的四角还有很多长年积攒的进溅性污点，也许是他从标本桶忍着刺眼呛鼻不免掉眼泪流鼻涕捞出各色肿瘤准备做大体诊断时进溅的福尔马林，也许是制作冰冻切片时进溅的组织液，或者是在免疫组化[1]染色时一遍一遍将切片架子在各个不同流程的桶里捞出放下时溅出的各类染色液、固定液、洗脱液。

镜片的中央被擦得锃亮，露出他冷静、单纯又略显执拗的目光。我劝他："方崖，你就是想得太多了，知我者谓我心忧，不知我者谓我何求，你太理性，结果苦的是自己，那么多病都治不好，甚至大夫根本都不知道那些稀奇古怪的病是怎么来的，即使是常见的临床疾病误诊率还不下 30% 呢，但是全中国上上下下多少大夫还不是浑浑噩噩地活着嘛，全中国那么多病理科大夫，我敢说一大半都不如你，不也是拿着判官的大毛笔白纸黑字地判着吗？就你想得多。"

方崖不说话。我又问方崖："为了那 5%，你还真不想干了怎么着？你妈这么多年白供你念书了。"

"若是迷途，何时知返都为时未晚。"

---

[1] 免疫组化：是应用免疫学基本原理——抗原抗体反应，即抗原与抗体特异性结合的原理，通过化学反应使标记抗体的显色剂（荧光素、酶、金属离子、同位素）显色来确定组织细胞内抗原（多肽和蛋白质），对其进行定位、定性及定量的研究，称为免疫组织化学技术或免疫细胞化学技术。

　　我说："不理解就不理解吧，不能指望谁都理解，老百姓也都不容易，钱都花了怎么别人都治好了，我就栽在你这个大夫手里了？你们手里这只判官笔就算好用的了，你瞧瞧我们妇产科那些武器，还停留在原始社会的冷兵器时代。就说做人流吧，吸管就是一根头上有孔的铁管子，子宫有前挺的还有后撅的，而且姿势形态各异，但铁管子永远是直的，我们大夫就靠一把宫颈钳子矫正子宫的位置。子宫腔里头一片黑暗，铁管子前头既没眼睛又没探照灯，我们妇科大夫做人流做刮宫那都是盲刮，相当于一个睁眼瞎子，全凭手感。子宫穿孔的发生率是千分之二，你做一个人流没事儿，做一百个也没事儿，等做到一千个就有两个会出事儿而且是大事儿。病人甚至会因为一次几秒钟的高潮、一次意外怀孕、一个小小的人流弄到开腹手术切掉子宫的地步。简单穿孔还没什么大不了的，要是穿孔后医生没有意识到，带着负压的铁管子会穿过子宫进入腹腔，把大网膜和肠子通过子宫和阴道拽出来的，除了切子宫还得补肠子，要是伤的小肠还好办，当场缝上就行了，要是伤了直肠和乙状结肠，有的还得先做造瘘，造瘘懂吧？就是把肠子接到肚皮上，大便改道从肚皮排出，没有了肛门括约肌，粪汤子随时产生随时往外流，网民没事就调侃'菊花'，殊不知这'菊花'对人类多重要。一个月以后还得再开一次刀把肠子还纳[1]回去，悲剧吧？谁摊上谁倒霉，病人大夫都倒霉，可是有什么办法呢？不是还得照样干下去吗？你们的这个1%和5%就算不错了，就让他们不允许去吧，总有一天我们的社会进步了，民众懂了最基本的医学知识，说不定就理解了。"

　　方崖浅笑："我等不及了，历史车轮的大概方向是滚滚向前，但有时候也会暂时地倒退和犹疑，目前的中国医学举步维艰，甚至说就在倒退，病人不信任，医生不担当，谁都不冒险，大夫都想着宁可不给病人治病，不接手这生意，不挣这份钱，也不能让病人死在自己手里。星河浩瀚，我们都太渺小了，有时候，历史晦涩的瞬间已然是我们的一生，我不愿意把自己的一辈子都搭在这个犹疑不前甚至可以说正在倒退的车轮上。"

　　"你就是想得太多，人类一思考，上帝就发笑。要做个乐观主义者，说不定很快就有改观了呢？你看改革开放才多少年，咱中国人剪了腐朽的长辫子，现

---

　[1] 还纳：还纳是指医生通过手法使患者脱出或者离位组织或躯干恢复到原来位置，达到治疗目的。

在不也一样穿 PRADA，挎着 LV 晃荡在国际舞台上了吗？别着急，民众是需要教育的，明智是需要开启的，担此重任，唯有你我。"

方崖终于被我逗乐了，说："张羽，你是个清醒而且乐观和理智的理想主义者，我真希望你这样的好姑娘一辈子都生活在美好、不被尘世烦扰的空气里，高高兴兴地当一辈子好大夫。至于我，你就别再劝了，我决定的事情不会再变。其实别人怎么看，我并不是特别在乎，关键是我自己也不能接受那 1% 的误差率。医学是一门太让人敬畏的科学，我知道的越多就越敬畏。年轻的时候我特别自信，觉得整个病理科除了刘院我谁都不服，可是随着阅历的增加，我越来越发现医学的奥妙和精深实在不是我等凡夫俗子可以掌控的。每次，当我靠近目镜，寻找视野，调整微距，看到那些细胞又像甲又像乙，但实际上可能是我们永远都搞不懂，甚至还不认识的丙或者丁，真的是如履薄冰、如临深渊啊，我实在受不了这种纠结和折磨了。"

他整天看显微镜的眼镜片后面的双眼，不再对着一张张病理切片近距离地凝视，而是迷茫地遥望窗外的玉兰，九号院里的两棵玉兰是名副其实的两棵大树，江湖人称阴阳二树。靠西的一棵枝繁叶茂，靠东的一棵萎靡凋敝。中间的办公楼大门称阴阳门，踏入此间，寒气逼人，便进入了阴阳界，是非曲直皆化虚空，一切尽看机缘造化。

*   *   *

从方崖那里回来后，我就一直盘算，怎么办，怎么办？

不用再找我们导师决定什么化疗方案了，这肿瘤根本就是良性的，是最容易被基层医院误诊为恶性肿瘤的一种情况。根本就不用切除子宫，年轻病人只要切除瘤子本身就可以了，更不用切除卵巢，也不用切除盆腔的淋巴结，更谈不上术后化疗和放疗的事了。

我想象着告诉舅舅病理结果后他可能会有的种种反应。

庆幸？幸亏自己来协和会诊了，否则还不知道要在求医问药这条道上摸黑走多远呢。同床共枕如花似玉的老婆在接受化疗后会变成秃头，满脸晦暗，白细胞低到没有任何抵抗力，哪怕一阵风吹来都可能导致严重感染。她可能整天戴着口罩，不敢出门，没了工作，没了收入，不再独立和自信，终日以泪洗面。

癌症对于一个普通人真的是摧毁性打击。

高兴？毕竟不是恶性的，不用再考虑化疗，舅妈从此可以无牵无挂地上班了，一片阴天彻底晴朗了，而且，舅妈再不会每个月都血流成河惹得全家上下老小跟着紧张了。

愤怒？老家的医院竟然给误诊了，太缺德了，不仅手术台上的冰冻误诊，导致医生把妇产科这套东西都切了，最后的石蜡病理也误诊了，导致我们风雨漂泊数日寻求要不要化疗这件事。

担忧？老婆没了子宫、没了卵巢还是女人吗？老婆这么年轻就进入更年期了，她的健康怎么办？她会就此衰老下去吗？自己如何面对这样一个年轻的"老太婆"？我还这么年轻，还是一条精壮的汉子，这以后下半身的问题怎么解决？孩子还小，才两岁，万一碰上个什么三长两短的怎么办？这一脑门子的事情想想都天昏地暗。

自认倒霉？天底下的事确实是无奇不有，医学确实不是万能的，但是为啥倒霉事都让我赶上了呢？接着，他会想要讨回公道，可能会去打官司告状，或者回医院找妇产科主任和院长私了，要一笔钱，弥补病理误诊导致器官切除带给他们心理和身体上的伤痕。甚至还可能会找医闹砸了医院，也许，还没等他下火车，已经有医闹的小头目等在车站了，说你把这单给我吧，公司人力资源充沛，短时间内聚集几百人完全没有问题，我们深谙闹医院的有效手段和具体流程，曾经有多个成功案例可供您具体参考。

以上是我能想象的，可能还有想象不到的。

病理是生命的判官，却也有百分之几的错误，谁又敢保证协和出的会诊诊断就百分之百地准确？即使是郭教授和刘院士都看过，已经代表中国的最高水平了，但是国际水平又如何呢？面对疾病，我们只能无限接近真相，却永远无法保证落实到每个具体病人身上的绝对准确。舅妈回去以后不做辅助治疗，也不是完全没有转移或者复发可能的，哪怕千分之一、万分之一，这种几率也是始终存在的。

我没有直接告诉舅舅病理结果，却打电话约了梅花下班后来我们医院门口的星巴克咖啡坐一会儿，我觉得我们需要从长计议一下这件事情。

我要了一杯拿铁，面对咖啡上方的奶香四溢，我好像失去了嗅觉和视觉，只有大脑在飞速运转，我要如何交代这件事，如何把持整个事态的发展？

我把病理会诊单递给发小。梅花进来先喝了一口她的拿铁，然后抿着嘴边的奶泡，眨巴着眼睛说："什么意思？张大夫，这上面每个字我都认识，但是组合在一起真不知道啥意思，你得给我解释啊。富于细胞……性……性……平滑肌瘤，我的妈呀，怎么还和性有关，这是什么意思啊？"

我已经没有心情调侃她了。我说："平滑肌瘤就是咱们老百姓常说的肌瘤。富于细胞性平滑肌瘤就是大量平滑肌细胞呈现一种活跃生长的态势，是最容易被病理大夫误诊为恶性肉瘤的一种良性疾病。"

"你什么意思？你是说我舅妈的肌瘤根本不是恶性的？"

"是的，本来不用切子宫，也不用切卵巢，更不用化疗或者放疗，这些都不用问我们主任，我就能给你答案。"

"天啊，我的白发亲娘啊！这可怎么办啊？"

我问发小："以你对你舅舅的一贯了解，你猜猜你舅舅知道了会怎么办？"

梅花喝了一大口咖啡，想了半天说："我估计他会打官司，我舅舅是老师，一根筋，肯定会去讨公道的，而且他一贯相信人民政府会给他一个公平正义的审判的。"

"以我这么多年做医生的经验，很多人都会去讨公道的，而且多数病人会义愤填膺，觉得自己受了天大的伤害，他们多会诉诸法律，要求巨额补偿，包括身体上的和精神上的，狮子大开口要几百万上千万的都有。"

梅花睁大眼睛惊奇并且不无见利忘义般地问我："真能赔那么多钱吗？"我说："赔你个大头鬼啊，真以为告大夫能发大财啊？""不是都说'要想富，做手术，做完手术告大夫吗？'"

我敲了一下她的脑门儿，说："那是社会丑陋现象，怎么倒成了鼓励你拿起法律武器的由头了？我告诉你，冰冻病理本来就有 5% 的误差率，而且手术的当时，关于是否切除子宫和卵巢，医生是咨询过你舅舅本人意见的，也和他详细交代过冰冻病理出现误差的可能性，你舅舅也是签署了手术知情同意书的。从法律程序上讲，医生没有错误，全世界的石蜡病理都有 1% 的误诊率，基层医院这个差错的几率更高，主要是受当地医疗条件的限制，这不算医疗事故。在国外，只要医生不是玩忽职守，不是出于私人恩怨恶意篡改病理结果陷害病人，都不构成犯罪，更不会判医疗事故。"

梅花被我这么一说，又恢复了平静，甚至有点不好意思了："那就是说告状也是白告？"

"一般也不会白告，中国的法院最会在原告和被告之间和稀泥了，法院会认为医院受自身技术水平的限制，在诊疗过程中有差错，给病人造成损失，象征性地赔给你舅舅一些钱，可能还不够他找律师的律师费。而且，起诉、取证、立案、医疗鉴定等等，一年半载能判下来就不错了。这期间，你舅舅要无数次地出庭，出庭前的焦虑，出庭后的烦恼，无时无刻不会影响他的情绪，日子还过不过了？学生的课还上不上了？教导主任还当不当了？明年老校长就退了，还想不想再往上走一步了？而且你没听说过吗，大盖帽两头翘，吃完原告吃被告，打官司没那么简单。"

"我刚才也挺气愤的，但是听你这么一说，觉得你们医生也不好干啊。病理诊断对了的99%，也没人给他们歌功颂德，觉得那都是应该的，他们就是干这个的嘛。但要犯了那1%的错误也够受的，老百姓即使知道医学不是万能的，可落在谁身上谁受得了啊，谁愿意拿自己身家性命去理解你们啊。幸亏高中那会儿我没你学习好，考不上医学院才没当大夫，这个职业穿着白大衣表面光鲜好像人人都求着你看病开药的，背后不为人知的辛苦真是太多了。唉，那大夫大人我的好姐姐你说咱舅舅的事儿怎么办呢？"

我说："我虽然不太了解你家舅舅，但是通过几次短暂的接触，我觉得他挺倔的，当老师的人都特爱较真儿，你舅妈的子宫和卵巢反正都切了，赔多少钱又能咋的，反正也接不上了，没了子宫你舅妈也是女人，也能行夫妻的房事，照样过日子。但是，舅妈这么年轻就没了卵巢可不行，需要激素替代治疗，否则严重的更年期症状你舅妈根本受不了，你说的她爱出汗、爱生气、睡眠不好都和这个有关系，而且还有一些无形的伤害是一时半会儿表现不出来的，例如心脏病的风险升高，还有严重的骨质疏松，坐个屁墩儿别人都没事儿，她就有可能把胳膊肘子或者胯胯轴子摔碎了。"

"唉，我舅舅是个拧脾气，要是官司打不赢说不定还会上访呢，我的妈呀，弄到那个份儿上还过不过日子了？"

"嗯，上访这事儿我还没想到，还是你了解你舅舅。所以我才叫你来这儿，和你商量商量，这个结果怎么和你舅舅交代呢？"

发小说："干脆就不告诉他，说虽然是恶性的，但是该切的都已经切了，不用再化疗或者放疗了，让他们两人高高兴兴打道回府，养好眼下这个孩子好好过日子不比什么都强吗？"

"咱二人是不谋而合啊。但我是外人，不好深说，只有亲人之间才能操作这种事情。"

发小说："这个你放心，回家我跟我妈聊聊，我妈是家里老大，我姥姥一直身体不好，这么多年除了养几只老母鸡什么都不管，舅舅算是我妈管大的，长姐为母嘛，我妈要是能做这个主，就这么办了。"

她又问："那这张病理会诊报告怎么办？我舅舅可是识文断字的高级知识分子，会百度会 google 的，这纸包不住火啊。"

我说："这个容易，你完全可以说张大夫是找内部人给您看的片子，没要钱，所以也没有收据和正式报告，咱东北人情味比较浓，老家那边的医院最爱来这一套，你这么说，咱舅准信。"

发小一阵坏笑："那会诊费你出啊，我舅不给你，我也不给你啊。"

"咱哥们儿，谈钱就俗了，要是这几百块钱能换得咱家舅舅后半生的消停安生日子，我觉得值。你说说，我们两人这么跑前跑后的，你提供吃喝住行，我提供技术支持外加跑腿办卡排队缴费，为的是什么？为的不就是好好过日子家和万事兴吗？有时候告诉病人真相不见得都有好结果。前一段时间，我们同一天里做了两个卵巢癌，都是晚期的，都要化疗。一个是农村大娘，大字不识，她家老伴一直糊弄她，说她得的不是癌症是盆腔脓肿，说虽然大夫把一大包脓液都弄出去了，但是怕复发还要定期来医院打消炎针。那老太太没心没肺，能吃能睡，总说医院的饭菜比家里好吃，看到什么都新鲜，没事儿就翻我们看剩下的时尚和八卦杂志，最爱看《男人装》，而且什么也不向我们打听，什么抽血化验的结果怎么样了，什么刚才做 B 超肚子里头什么情况啊，一概不问，整天跟弥勒佛似的活得好着呢。我们都爱到床边逗她说话。

"另外一个是对外经贸大学的女教授，手术后得知自己是卵巢癌症，哎呦，不是冷若冰霜就是愁眉不展，要不就是愤世嫉俗，觉得全世界的人都对不起她，女儿来护理就骂女儿，单位领导来了就抱怨组织不重视她，老伴儿来送饭，不管做得多好吃都说不好，不是咸了就是淡了，不是肉太肥就是菜太柴。那个肿瘤标记物 CA125 的数值稍微一有波动，她心里头就跟着翻大波浪，我们每天查房查到她那个屋子的时候就像进了愁房，真恨不得时光飞逝如电啊。

"卵巢癌的病人是妇科肿瘤里头最惨的，两个 70% 足以说明问题，一是 70% 在确诊时都已经是晚期，二是 70% 的病人活不过五年。虽然我们都知道，这种病人里头十个有七个都活不过五年，但是谁知道谁是那三个能活过五年的人呢？有时候心态决定身体状态，简称心态决定身态。就算这两人都活不过五年，那你说她俩谁活得更好？谁活得更自在，会在死后留下的念想多？这种磨人的老太太我见多了，最后走的时候，儿女都被熬得心力交瘁身心俱疲了，病人闭眼咽气蹬腿的一刻，孩子们都没一个眼泪疙瘩可掉了。什么叫久病床前无孝子？那也要看病中的人是怎么样一个心理状态，有的病人好啊，去世时不光亲人哭、朋友哭，有时候我们大夫都跟着掉眼泪。我们大病房里最多的时候一个屋子住八个病人，得的都是一个病，但是她们的余生和最后的结局都完全不同。"

发小听得直在旁边咧嘴："你可别再说下去了，太恐怖了，你说的这些我都明白，你的想法我都懂，我也知道怎么办了，你就把心放在肚子里头，这事儿我担着。"

我笑了："什么你担着呀，你还是把会诊费给了吧，好几百块钱呢，我看一上午门诊的挂号费都揣自己腰包里还不够抵呢，快给钱，要不回家交不了账，今儿回家又晚了，大志还以为我上哪儿跟谁开房去了呢。"

转眼就是第二年，舅舅当上了实验高中历届以来最年轻的校长，当年学校高考成绩在整个吉林省排名前三，考上了好多北大和清华，舅舅被教育局奖励全家香港四日游。路过北京的时候，我们三家人在小肥羊吃了顿热气腾腾的火锅。席间，我们七嘴八舌地告诉舅舅到了迪斯尼乐园怎么排队，如何利用 FASTPASS 尽量多地把好玩的项目都玩一遍，还有一定要看花车巡游，最后睡公主城堡夜空的焰火一定不要错过，还有去哪能买到便宜又好看的黄金首饰，到哪儿能买打折瑞士手表，到哪里能淘到一二折的时装大牌，还有许留山的甜品最好吃，任何一个分店都不要放过。听得小舅妈心花怒放蠢蠢欲动，听得舅舅龇牙咧嘴直捂钱包。

看见他们一家人脸上洋溢着小富即安、平常得不能再平常的微笑，我心里最后一丝担忧也终于烟消云散了。

中国式医患关系

1. 医生永远记得要多一分耐心给"困难病人"

周四上午是术后病人复查和随诊的时间，正当我连续看完三十几个病人、没喝一口水也没上一趟厕所、口干舌燥打算赶紧去食堂填饱肚子的时候，手机响了。朋友电话可以不接，家人电话可以不理，但是以6529开头的院内号码一定是和病人有关的事，就像军事命令，我赶紧按键接听。

刚接通，就听那边病房的小住院医师连珠炮似的向我嚷嚷和抱怨："领导，您赶紧回来看看吧！有一个叫林青的明天的手术病人还不肯签字，眼看中午了，手术方式还定不下来怎么向手术室递交手术通知单！要是12点之前还不递交她可就做不上手术了，手术台不能白白浪费了，要不咱们换个病人吧，让她先出院，自己好好想想清楚再来治病。"

"病人为什么不签字？"

小住院大夫说："不想切子宫呗，都48岁了，生过两个孩子，整个子宫上满是多发性子宫肌瘤，大大小小疙疙瘩瘩都快老中青三代了，还要誓死保卫子宫，你说多可笑。关键是我怎么解释她也不听，这种中年妇女简直就是我的杀手，我说一句她有十句等着我，我搞不定了，现在的病人怎么都这么不听话呢！就像我们医生都在处心积虑谋害她的子宫一样，就像我们和她的子宫有仇似的。不切拉倒，医院外头不是有几百个病人排队等着切的嘛！让她出院算了，咱换个病人，给谁切还不是切呢？我已经报告病房的住院总医师了，我俩正翻住院条琢磨再叫一个新病人呢，让她继续回家养瘤子好了，把保卫子宫的战役进行到底。"

协和医生的等级制度森严，下级大夫是很少这样和上级大夫说话的，就算我平时没有什么领导架子，处处和她们摸爬滚打在一起，一般来说，小大夫也是很少这样气急败坏汇报病情的。更换手术病人是大事，岂是她们想换就换的，更不是我想换就换的，得请示病房的教授。由此我判断，小大夫肯定是被中年妇女气昏头了，完全不淡定了。

每个手术日都有四到六台，甚至八到十台手术，每天的手术里都会有一两个"困难"病人。

这些困难有的是纯技术性的，多指疾病的复杂性，医生需要在手术前全面评估病情，审慎地设计手术方案，充分考虑到手术中随时可能出现的紧急情况并设计应急方案，想到可能需要的协作，预先商请相关科室会诊。最后，也是至关重要的一条，也是容易被很多医生忽视的问题，就是要充分地评估自己，要知道自己几斤几两，了解自己解决问题的能力，"没有金刚钻别揽瓷器活"，说的就是这个道理。手术能力本来就是一个外科医生对手术台上病人的道德承诺。

病人是一个有机的整体，有的困难完全是思想上的。这些困难表现在很多方面，总有个别病人对自己的身体一无所知或者根本也不打算知道，医生说什么她根本没有能力听懂，她完全无法主观和能动地参与到自身疾病的治疗过程中来，完全没有办法和医生交流，更不用谈通晓各种手术方式的利弊，和医生共同制定一个最适合自己的手术方案了。

这种情况随着科普知识的推广以及女性知识结构的改善已经越来越少，但是这不要紧，即使她不懂，只要她能做到全心全意把自己交给大夫，大夫说什么就是什么，那么医生干脆大包大揽全程包办就是。最可怕的是很多女性异乎寻常地关注自己的身体，进而借助图书、借助网络甚至是借助亲朋好友非常个人化的体验以及完全无法复制比对的个人经历涉猎太多医疗相关信息，但又受制于自己有限的辨别能力而陷入无谓的迷乱和纠结。病人一时间无法认清疾病的严重程度或者复杂性，治病迫在眉睫但她始终没有办法和医生达成默契，或者没法对医生制定的医疗方案给予全方位的配合，这很正常，作为大夫，本来就不能要求病人太多，病痛会凸显人性的脆弱，甚至使人变得不可理喻。

管理病房，就是要把重点放在这些"困难"病人身上，把困难病人搞定，常规病人自然会循着我们妇产科多年来形成的一套成熟流程从住院到出院，顺顺当当走下来的。这是我当主治大夫管理病房的小经验。

我当住院大夫的时候也经常搞不定病人，动不动闹得脸红脖子粗。很多时候，我们年轻气盛，不懂周旋，和病人一旦较上劲了必须要有第三方力量介入才行。那时候，我总觉得怀揣一颗为病人着想的闪闪红心就够了，很多时候根本没有注意做事的方式方法。其实，凡事都需要一点艺术的周旋。家长教育孩子百分之百是为孩子好吧，那还要注意方式方法不能动辄打骂呢，物极必反，把孩子弄反叛了，弄离家出走了，跟坏孩子学吸毒偷盗不就彻底完蛋了吗？医生也一样，如果我们没有准备或者没有能力说服病人理性地选择并且贯彻和执行我们相对科学的意见和建议，来一个不信我拉倒，我还不管你了，结果一拍两散，病人愤然离去，转而到电线杆子上去抄小广告上包治百病无效退款的电话号码，或者相信包治百病的神医汤药去了，何尝不是做医生最大的失职和失败呢？

我连忙在电话里说："傻丫头又说气话了，这个时间换病人，你们就得重新写大病历重新化验检查，一切重来一遍工作量太大了，再说这都快中午12点了，再让住院总医师临时叫一个新病人过来住院也不是特别现实，你把那个叫林青的病人约到咱办公室，我亲自和她谈谈。"

这个时候再叫个新病人来住院确实不太现实，病人接到电话后必须得马上过来住院，否则根本来不及做术前准备。这个时候通知人家住院，人家是来还是不来呀？人家不来住院吧，你们要不吓唬人家"过了这个村就没这个店了"，要不旁敲侧击地说这可是天上掉下的大馅饼正好砸在您头上，您不麻溜地感恩戴德还犹豫什么呀？人家要是来住院吧也够烦恼的，现代人谁还没个工作和岗位呢？况且一个子宫肌瘤或者卵巢囊肿，哪怕是最让人烦恼和尴尬的先天性无阴道都不影响病人上班，有几个人开了住院条以后辞了工作收拾好大提包整天抻脖子等着我们协和通知住院的电话啊？更何况做手术可不是病人一个人的事，还要把爱人叫来签字吧？现代社会的岗位都是一个萝卜一个坑，一个和尚一个钟，假不是随便就能请的。而且，说不上人家家里还有正在上学的学生或者襁褓中嗷嗷待哺的婴儿，未成年人一时一刻没人管都不行。我们这些小住院大夫从小就是天之骄子，在协和的象牙塔里待久了都不太接地气，满脑子的优越感都不知道打哪儿来的，永远是一副皇帝女儿不愁嫁，谁都得奔着协和来的臭德行。

2. 安全感从哪儿来

所以，无论如何临时调换病人都不是明智之举。我走在回病房的路上，努力回想林青这个病人，我在门诊好像见过她，我让住院大夫约林青到办公室等我，我立马打道回府亲自和她谈。

见病人之前，我先去护士台翻阅了她的病历，对她的病情做到心中有数，只要准备出击，就不能打无准备之仗，如果我再搞不定她，矛盾就要捅到教授那里去了，这是我不愿意看到的。一方面等于承认了自己的无能，另一方面也没有完成对病房主管教授全权负责的病房主管职责。说白了，其实我还是害怕教授笑话我没能力。

我扫了一眼床位号，病人住在单人间，单间每晚收费300元，完全自费，不在医疗保险的报销范围内。首页上病人的职业写着"无"，再看家庭住址，东四环的别墅区，估计是有钱人家的阔太太。一进办公室我就看到一位穿着病号服看上去四十岁左右的女性，紧绷着脸，目不斜视，腰板坐得溜直，完全没有一般家庭主妇的闲散慵懒，脸上却是一副拒人于千里之外、大义凛然誓死保卫子宫的架势。这是一个多发性子宫肌瘤的病人，看着年轻，实际年龄已经48岁，生过两个孩子。

我记住了她的名字，直接称呼她："嗨，林青，住院了？我是张大夫，记不记得我？门诊我给您看过病的。"我这都是废话，历来只有大夫记不住病人，哪儿有病人记不住大夫的，而且来协和看病的病人在来门诊挂你号之前，都是恨不得通过网络或者亲朋好友把你调查个底儿掉。

废话不可忽视，千万别小看我直接叫出病人姓名这件事，这是一个非常良好的开端。

一个社会关系完善的成年社会人住进医院后，他可能突然发现自己的名字没了，他变成了一个床位代号，变成了一长串的病历号，他会感到自己没有得到最起码的尊重和重视，他会觉得医生根本不熟悉他，不了解他的情况，就连自己的名字都不知道。即使当时他可能表现得并不在意，他可能觉得是不是进了医院都这样，大夫每天见那么多病人，哪有工夫记住每个病人的名字呢？表面上他似乎接受了这个代号，但是在内心深处，医疗隐患已经悄悄埋下。如果一切平顺，可能不会表现出什么矛盾，可是一旦他再次受到冷落，或者哪怕是发生很小的不如意，他的不满都会瞬时膨胀，变成大发雷霆，或者流露超出常理的不满意或者不合作。

按照咱们国内妇科手术传统的手术流程管理，平均住院日怎么也要 7 到 10 天。看过门诊需要手术的患者先收住院，在病房完成各项术前检查和会诊后接受手术，术后观察一段时间，最后伤口拆线才出院。2008 年的统计数据显示，国内 47 家医院妇科的平均住院日长达 9.4 天。平均住院日长是一件坏事，病床周转缓慢，医院效率低，医疗费用增加，浪费社会资源，而且病人在医院里待的时间越长，各种院内感染的发生率越高。

协和妇产科的平均住院日不到 5 天，一方面是因为协和在国内率先开展腹腔镜微创手术，病人肚皮上不再有大刀口，只是几个钥匙孔一样的洞，甚至不用缝合，手术后两到三天就能出院。另外，提高效率和周转的关键是流程设计，我们把术前检查放在门诊完成，在门诊就预先对手术风险进行评估，把病人分成低危和高危患者，让年龄大的病人尤其是有各种合并症例如心脏病、糖尿病、血液病的病人在门诊进行多科会诊，等待条件成熟后，也就是把全身状况调整到一个相对稳定并且能够最大限度耐受手术打击的程度再收入院，入院后第二天就安排手术。

缩短住院时间，追求高效的床位周转率，最怕的就是"萝卜快了不洗泥"，如果以病人安全为代价，是绝对得不偿失的。如此一来，既要效率高又要最大程度的安全，就需要各个级别的大夫更加细致地检查与核对病人，单位时间内付出更多的精力和关注。有效的流程优化带来的是可观的经济和社会效应。统计资料显示，在年年物价飞涨的当今，协和普通妇科平均住院费用十年来仅增长了 600 块钱，手术量却增加了整整一倍。这是我们在病源长期超饱和、病房长年无扩建状态下取得的成绩，说协和妇产科大夫在用全部的精气神与时间生命赛跑也不为过。

但是，凡事有利就有弊，有得就有失，我们在获高效，也就是为更多病人做了手术切除了肿瘤的同时，失去的往往是对每一个病人更加细致入微的人文关怀。很多时候，病人就像流水线上飞速转来的机器，我们拿过来迅速修理加工后，只要能恢复基本运转就不错了，甚至无暇再多瞅上一眼，更别谈抛光打磨了。医生也像上了游戏轮盘的小白鼠，越是手蹬脚刨地努力干活，那轮盘在脚下就越是转得飞快。我们每天都在疲于奔命地做手术，但是对于每一个住进来再离开并且重返社会的女性病人来说，医疗安全保证了，更多的人享受了教授的手起刀落药到病除，但是，她们共同的感受是没有得到足够的关爱和人文关怀。

听到我张口就叫出了她的名字，林青愣了一下，有一个非常细微的表情从她脸上掠过，甚至可能是她自己都没有意识到的，但是，我捕捉到了。此时，我已经胜券在握。

我的病人从大清早住进医院到现在，从在住院处办理住院手续交齐各种证件押金和支票，领取病号服，办理饭卡，入住到病房，到穿上蓝白道相间的病号服，接触穿着类似警察制服的门卫，穿着蓝色制服的护理员，穿着白色制服的护士，主管自己的住院大夫，管病房的住院总医师，应该说统统都是新面孔。即使有人对她微笑，可能也是礼貌层面的，或者程序式的客气和问候，况且这种职业性的微笑在医院里并不常见，甚至是稀缺的。全新的环境，毫无变化白色的墙，医护冷静理性甚至是冷漠的面孔，消毒药水冰冷异样的气味，还有那些躺在病床上身上插满管子、接着各种引流袋，或者吸着氧气正在艰难喘气的危重病号，一切都构成让她陌生、害怕、发自内心的没有安全感的理由。

"林青，门诊我就看过你，刚才我又仔细看过你全部的病历资料，包括超声波检查，还有各种血液的化验报告，你的病情还是蛮重的，而且肌瘤也发现很多年了，怎么拖到现在才考虑做手术呢？"

这句话完全没有甜言蜜语，看似再普通不过，但病人起码能读出以下内容：张大夫竟然能够叫出我的名字，她每天门诊要看那么多病人居然还记得我，是个不错的大夫，或者起码她对我是有好感的，或者说在某方面我是有着某种能给人深刻印象的人格魅力的；张大夫刚才全面看过我的病历资料，说明她是关心我并且切实地在关注我的病情；张大夫说我病情蛮重，说明她在同情和理解我，她知道一直困扰我的问题是什么，她正等待我的倾诉和沟通。此外，还有一个重要的信息传递就是，这医生在门诊看过我，我们是打过交道的，不算新相识，现在说话算旧友重逢。进入陌生环境的病人会有一种终于见到了亲人的感觉，她的警惕和抵抗都会减少许多，这非常有利于我们进一步增进了解和交流。

我继续询问："B超上看肌瘤又大又多，平时月经量一定很多吧，你的脸色很不好啊。"

"是啊，就是月经量多，每次月经都要用5包卫生巾，白天都要用大片的夜用卫生巾，一两个小时就要去一次厕所更换卫生巾。最近更厉害了，晚上睡觉都要用成人尿不湿，一翻身就会觉得下身一股暖流，大血块会顺着腿向下流。"

我说："晚上一定睡得不踏实吧？"

"哎，是啊，还是女人了解女人，我是个特爱干净的人，这些年来不知道扔掉了多少洗不出来的白床单，每个月都要有一个多礼拜的时间整夜地辗转反侧，到了白天一点精神都没有。"

我看过她的B超报告，子宫前壁后壁里里外外长满大大小小的肌瘤，整个子宫至少有怀孕三个月那么大，这么大的子宫会直接造成对膀胱的压迫。肾脏产生尿液，再通过双侧输尿管将尿液输送到膀胱，膀胱是要收集到一定容量的尿液之后才会产生尿意通知主人去厕所。但是，她长满肌瘤的子宫大铁锤一般重重地压在膀胱上，膀胱只收集到一点点尿液就膨胀不起来了，还以为装满了呢，就会忙不迭地发出如厕信号，弄得主人好不尴尬。

我问她："是不是最近憋不住尿？"

"嗯，出远门都不敢喝水。到了任何地方不是先找逃生通道，而是先找厕所，先生和两个孩子都叫我'厕所之王'，哎，真难为情啊！"

她的生育史中记录她生过两个孩子，聊孩子谈老公是女人之间获得良好沟通最直接的途径，医患之间也是如此，我问："两个孩子都多大了？"

她说："大的已经大学毕业了，小的在念高中。"

我说："你真幸福，大的学什么专业啊，工作了吗？"

"学国际贸易的，毕业后又去英国留学了，还要接着念博士呢。我那大女儿啊从小就乖，也不交男朋友，就知道整天埋头念书，我真有些替她着急啊。"说起孩子的时候，她的脸上开始溢出温情，并且恢复了一个有涵养的家庭主妇平日里的宁静和满足感，不再是我刚进门时候看到的那样剑拔弩张，"腰别一副牌，谁说冲谁来"的架势了。

趁她已经融化，我赶紧切入正题。"明天准备给您做手术了，还有什么顾虑，能跟我说说吗？听说您还没有签字呢。"

她说："我知道自己有肌瘤，不做手术不行了，但是我不想切子宫，切了子宫我就不完整了，我就不是女人了。前年，我的亲表妹也因为肌瘤切了子宫，一年以后就离婚了，那男的很快就找了个大姑娘还生了一个男孩，我表妹一个女人过日子真的是惨不忍睹。"

做子宫切除手术对于妇科医生可以说是一件再稀松平常不过的事情，只要经过日复一日的手术训练，很快就能成为一项熟练工种。对于病人却不然，这可能是她一生的大事、最重要的事，甚或是她人生中碰到的最大挑战和抉择。她会觉得切除子宫后，她的健康和幸福都会受到威胁，觉得自己可能失去性的能力，可能失去爱人，甚至失去家庭。

以上是我当医生每天在临床工作中都会碰到的最困扰女性的问题，千万不要以为自己掌握了医学知识就一概认为这些想法是荒谬之极，就认为可以对这些想法置之不理，或者觉得这真是一群难缠的同胞，有着各种不可理喻的奇思怪癖和妄念幻想。千万不要以为改变这些愚昧的认识和看法不是我们这些高级知识分子的分内之事，因为不论这些想法是否正确，几千年来，我们的服务对象，我们的女性同胞们，甚至包括男性就是一直这样固执地认为的。

早在 2000 多年前，埃及人就提出，子宫对于女性的精神生活有着非常重要的影响；对于现代女性，子宫仍然具有标志性意义，很多人认为月经来潮，排出经血，是身体的一种周期性自我清洁；很多女性并不把月经看成一件烦恼的事情，反而当作自己的老朋友一样，有人还亲切地称之为"大姨妈"。很多妇女认为月经周期就是自己的生命规律，就像计时器，像月亮的阴晴圆缺，伴随着自己的情绪变化。她们担心一旦失去子宫，她们的生活会变得无措，切除子宫后女性担心爱人的鄙视或者抛弃，担心失去性生活的能力，担心没有性高潮，更会担心切除子宫以后自己会迅速变老，失去女性的魅力，甚至有人担心切除子宫后自己会变成一个长出胡须和喉结的男人。

　　能大胆地提出这些问题的女性并不可怕，她们通常有机会得到医护人员专业的解释。最可怕的是那些一直有此固执认知，又因为某种原因必须切除子宫的女性，她们从不说出这些恐惧，只是在内心里把这一切看成是上天对自己的惩罚，只是选择默默承受。如此，医生只是治愈了她们肉体上的痛楚，却在她们的内心植入了深深的伤害，虽然手术成功，但是整个医疗事件以病妇一生精神的苦楚告终，又何谈成就何谈治病救人呢？

　　有的女性在切除子宫后再也不主动和丈夫同房，她的男人也认为她不再完整、不再是一个女人了，甚至还有病人切除子宫后主动退位或者逼迫对方和自己解除婚姻关系，更有甚者还会主动为爱人找二奶圆房。

　　我指着墙上大大的女性生殖系统解剖挂图说："林青，来看看，这就是我们的子宫和卵巢，头一次看见吧？子宫在女性的身体里有两个作用，一是怀孕的时候用来当房子，宝宝住在里面，二是在卵巢周期性排卵的调控作用下排出子宫内膜，也就是来月经。您今年 48 岁，有两个可爱的女儿，不考虑再生了吧？"

　　她羞涩地笑了笑说："这个年纪了还生什么孩子呀，要是我大女儿早早结婚，我都要做姥姥了。"

　　"决定您是男性还是女性的关键是您的染色体，这个从您生下来那天开始就是终生不变的。维持您所有美好的女性外观的要素也并不在子宫，而是子宫旁边两个小小的卵巢。您现在出问题的是子宫，卵巢完全正常，我们要切除的是子宫，绝对不会切除卵巢的。所以，手术后您只是没有了月经的外在表观而已，您的女性内分泌功能，您所有的女性气质，您的温文尔雅、从容淡定，还有与生俱来的母性都不会改变的，这个我保证。"

　　她半信半疑地说："张大夫，为什么人家都说切了子宫会变成男人呢？想想就害怕呀。"

　　"林青，到了医院是听'人家'的，还是听我这个随时准备无条件帮助您的专业医生的呢？"

　　她说："当然听您的，到了医院，我就把自己交给您了。"

　　"那好，手术后您绝对不会变成男人的，这个我也是能保证的。我们妇产科每个月要做几百台子宫切除术，您看看哪个女病人走出去的时候长胡子了？要变性的话可没那么容易，要出国做手术，要整形外科、泌尿外科、妇产科医生共同合作，要花几百万的，还要长期注射男性激素加以维持，哪儿有花几千块钱把子宫切了就变男人那么轻松的事儿啊！"

她被我逗笑了，说："您这么说，我就懂了，但是我表妹手术后她老公就不和她同房了，还在外面乱搞女人，很快就离婚了。"

"林青你看挂图，子宫是子宫，下面连着的才是阴道，手术只是切除了子宫而已，女性用来过性生活的阴道无论是长度、宽度还是松紧度都是没有任何改变的，怎么会影响性生活呢？怎么会不能做爱了呢？"

林青说："听人家说，切了子宫，'那个'的时候就没有感觉了。"

我拉下脸来佯装恼怒："现在开始，林青你要是再提'人家人家'的，我可走人了！"

她又被我逗笑了："嗯，张大夫别走，从现在开始，我就听您的。"

"我明白你的意思，你说的那个就是指女性的性高潮，这没什么好避讳的，毕竟你还年轻美丽，不能因为生病了就告别人生的欢愉。女性的高潮分为阴道高潮和阴蒂高潮，子宫确实在一定程度上也参与性高潮的形成，但不是主要的和决定性的因素。性的欢愉不光建立在性器官完整的基础上，它更多是来自双方情感上的默契和关爱。你再仔细想想，你表妹离婚一定还有其他更重要的原因吧，离婚和手术可能只是一个时间上的巧合吧？"

"唉，我也不知道具体怎么回事，不过确实可能有别的问题。我那表妹仗着家里有权有势特别蛮横，一点都不给她男人面子，有子宫的时候他们感情也不怎么好。"

"被我猜中了吧？你表妹很可能是因为自己女人做得不好，却不愿意面对自身乖戾致使婚姻破裂的现实，对外人动不动就拿没了子宫作为离婚的原因和借口吧？您自己的家庭是稳固的，孩子都这么大了，您爱人也是有学识有品位的人，怎么会因为切除了一个生病的并且折磨了您这么多年的器官而抛弃多年的结发妻子呢？手术后，您照样能和丈夫享受鱼水之欢，这个我也保证。手术中我们一定尽全力保留和保护您的卵巢，您的女性内分泌功能也不会有过多波动，您还是会和其他妇女一样享受更年期的到来。而且从此，您除了可以彻底摘掉

'厕所之王'的称号外，还不用担心再得子宫内膜癌或者宫颈癌了。要知道，50岁以后，女性这套生育零件虽然不作为了，可偶尔还会闹事儿，而且闹的都是大坏事儿。"

听我这么一说，她不好意思了，低下头说："张大夫说的我懂了，其实我这个岁数也很少想那种事儿的。"

我扳着她的肩膀说："林青，你可够封建的，性爱的欢愉本来是我们成年女性的权利，有什么不好意思的嘛！"

拍拍病人的肩膀，或者拉着她的手说话，这种身体上的接触如果运用得当，会迅速地拉近两个人之间的心理距离，会在情感上给予对方异常强大的支持。我们不是要忽悠病人什么事都必须听大夫的，凡事绝对都是可能走向谬误的。

医生也不可能在一次短短的不到一个礼拜的住院时间里改变病人对人生的预测和对外部世界的感知方式。重要的是承认并且接受她的感知，再通过医生的专业知识，结合安慰、理解和支持让病人迅速了解手术的过程，知道医生准备如何帮助她们，迅速改变以前那些不健康的甚至是荒谬的想法，建立一个正确地对待自己身体的态度。同时还要允许病人适当宣泄她的焦虑，甚至要毫不犹豫地鼓励她们说出自己的顾虑，哪怕是可笑的、微不足道的。永远不要小看病人的小杂念，这些甚至会让医生多年所学的理论知识和常年练习的手术技巧完全没了用武之地，一概付之东流，毫无存在的价值和意义。

女性天生情感丰富，性和生育是一个女人一生中的大事，生殖道相关部位的手术都会引起数不胜数的情感障碍，处理不好就会遗留很多远期后遗症，这不光会给手术后的全面康复带来诸多障碍，更会给医生繁忙的临床工作增加很多不必要的负担，这并非危言耸听。

手术前，我们要认清和识别患者对即将进行的手术的种种误解和顾虑所在，帮助她们建立正确的认识，手术后及时发现并且解决病人的压抑、焦虑和误解，帮助她们尽快康复，并且一起制定进一步的和生育生活相关的计划。一个妇产科医生仅仅在技术和诊断上做到熟练是远远不够的，还必须了解妇科疾病可能引起的心理方面的问题并且事先有所准备，及时做出积极的处理。

如果因为病人不理解医生制定的手术方式进而拒绝手术就让她出院，我们再换一个病人进来做手术应该不是一件太难的事，在原则上，毕竟只是医患双方一言不合之后的一拍两散，没有达成客观上的合同和契约关系而已，医生并没犯什么大错，更不会有什么麻烦。但是如果能够利用自己的专业知识、难以抑制的使命感以及恒久的耐心，帮助每一个女性病人尽早做出有利于她自己身体健康的决定，应该说是更具挑战性的，做成此事更是功德无量。

顺利完成这个挑战以后，医生也会对将来的自己更有信心。任何事情都是双向性的，我们并不是在单纯地布施或者救赎别人，在这个过程中我们也在帮助自己，我们不断地演练，知道如何交流更加有效，也会在这个过程中不断增加对自身价值的认知。赠人玫瑰，手有余香。医生在治病救人的过程中不光是撑船渡人，在前行的道路上我们也在摆渡自己，顺着灵魂指引的方向，不断迈向新的高度。

和林青聊完，已经过了中饭时间，想想食堂已经没什么能吃的东西了，正郁闷着，看见刚才打电话抱怨的小住院大夫从身后递过来一个盒饭说："老大，不得不佩服，您在搞定病人方面是超一流的，有耐心又不乏策略，这个盒饭算我请您的，受教了。"

我一边吃盒饭，一边和小大夫接着聊："其实病人不是存心和你过不去，她就是焦虑，健康知识的欠缺让病人感到自己从一个能够掌控生活的成熟的社会人突然变成了一个一无所知的妇人，她无法想象住院治疗期间她可能会被强迫做什么，生殖器官可能面临的毁损和切除让她不免对未来的健康和性产生极大的失控感和不安全感，所以病人进入医院后产生焦虑和恐惧是再正常不过的事情。其实我们要做的无非就是尽量减少或者消除病人的这种不安全感，这样病人就听我们的话了。做到这一点并不是很难，关键的问题是我们是否愿意和准备这样去做。让病人知道手术后她的生活质量会得到提高，手术能够帮她减轻痛苦、去除病灶，对于年轻有生育要求的病人，手术甚至可以恢复她的生育能力。通过交谈我们要让病人知道她的健康会比手术之前更好，整个过程中，我们要让病人信任医生，相信医生愿意并且有能力帮助她，患者有了信赖和安全感之后，一切小纠结顿时迎刃而解。

"作为医生，我们还要耐心地讲解整个治疗经过，手术大概几点钟开始，家属需要什么时候到场，手术时家属应该在哪里等候；手术大概需要多长时间，采用什么麻醉方式，半麻（硬膜外麻醉）还是全麻（全身麻醉），手术过程她有知觉吗，有痛觉吗，全麻会让她醒来后变傻吗；手术后大概多长时间她能醒过来，什么时候能说话能喝水能下床活动，什么时候能自己控制大小便，什么时候能排气，什么时候能像平常一样吃饭；手术后什么时候换药，换几次药，伤口要不要拆线，什么时候拆线，拆线疼不疼；什么时候出院，什么时候能够生活基本自理，什么时候可以做家务和上班，什么时候可以开始性生活，等等这些看似简单，却是每个患者都会特别关注的问题。即使我们已经对过去的病人无数次地解释过，我们仍然要要求自己不厌其烦地向新病人耐心细致地解释。我们需要时刻谨记，对于眼前这个病人，这可能是她人生中第一次或者唯一的一次手术，医生永远不要苛求每个病人都有医学常识，医生不解释病人就不知道，就可能发生悲剧。"

3. 细节是天使

麻醉之前，我一路小跑赶到手术室，到手术间门口时赶紧急刹脚步。一个慌里慌张的手术医生会让病人心跳加速，深呼吸后我迈着相对从容的脚步走到手术台边。林青已经躺在手术台上了，麻醉大夫站在她的头侧，准备马上进行静脉诱导和气管插管，住院大夫也已经在刷手准备消毒。我摸了一把她的额头，顺势帮她把散落在前额挡住眼睛的一缕头发别到她耳后说："林青，别紧张，我们都和你在一起呢，一会儿你闭上眼睛睡一觉，再睁开眼睛的时候病就好了，咱们马上开始啊。"

林青因为紧张绷得没有一丝表情的脸上出现一抹笑意，她已经被束缚带固定的两条胳膊无法再抬起来，但我注意到她紧张成鸡爪样的双手终于放松下来。她看着我帽子口罩外面唯一露出的双眼说："不怕，看到您我就放心了，一切拜托了。"

子宫切下来以后，我用手术刀把子宫从前壁做 Y 字形剖开，先检查子宫内膜。Y 字形的两个分叉是为了切开和暴露两个子宫角部位的子宫内膜，如果只是简单的纵行一字式剖开，这两个部位很容易成为盲区。在确认内膜没有异常后，我又将每一个子宫肌瘤都沿着各自的最大径线剖开，仔细检查每一个切面的外观形态，企图通过肉眼凡胎识出一二破绽。手术后剖开子宫和肌瘤的步骤非常重要，是医生除外恶性病变的第一步，保证我们尽可能地在第一现场和第一时间发现问题。剖开的方式也是约定俗成的。器官切下来的时候是属于外科医生的，但是切不可胡乱切开，所有妇科医生都要沿子宫前壁切开，并且将标本完全浸泡到配置好的福尔马林溶液中，并且在病理申请单上写清楚病人的姓名、年龄、病房和病历号，以及具体描述病情经过、术中所见和大体外观检查所见。标本送到病理科后就是病理医生的工作主体了，有素质的外科医生应该保证把处理最得当的标本送到病理医生手中。林青子宫上的肌瘤虽然密密麻麻又多又大，但是每一个瘤子和子宫的界限都是清楚的，每一个切面都是典型的旋涡状结构，没有坏死、糟烂、出血等恶性肿瘤的常见外观。我松了一口气，把标本递到冷教授的眼前说："领导，给您过目，应该没什么大事儿。"

冷教授看了以后说："嗯，看着没什么大问题，我把瘤子拿出去给家属看看，告诉他们手术做完了很顺利，别让他们在外边等太久，否则家属会很着急的。你收收尾，然后也下台吧，今天够辛苦的，后边还有手术呢。"

冷教授是个做得来大事又十分重视细节的人，对重点课题和国家级的科研项目有着宏观的掌控能力，又愿意从细处着手关爱病人。一般来说，切除肿瘤基本代表手术成功，剩下的就是一层一层的关腹、缝皮，最后包扎伤口，手术结束。但是病人从麻醉恢复到彻底清醒送回病房和亲人见面至少还要半个小时。早一点给等候在手术室门口的亲属看标本，告诉他们手术室里平安顺利的消息能减少家属们等待和内心煎熬的时间。应该说，这种紧张和焦虑情绪对手术室外即使完全健康的人来说，仍然是百害而无一利的，是隐形杀手。

当医生的经常会看到这种情况，手术室里接受手术的是一位五十多岁的母亲，但手术室门口的家属等候区里等待的亲人中，竟然还有她八十多岁挂着拐杖在众人搀扶下颤颤巍巍的老母亲。医生的很多工作细节，书本上从来没有书写，执业医师的职责章程中也从来不会涉及，医生这样做了也不会有奖励，病人家属从主观上也不会因为有比较而感到自己受煎熬的时间减少了，即使我们已经尽早通报手术成功的消息，那分分秒秒盼望亲人平安消息的等待仍然显得度日如年。医生不这样做也不会有责罚，病人和家属更不会来质疑，但是多年来，协和的教授一直这样要求自己，也言传身教给学徒的小医生。不为别的，其实就是为了自己对人、对亲情、对感情，甚至是对陌生人的一种尊敬，没有这份尊重的医生无论在手术台上如何叱咤风云，都不过手术匠一个罢了，终是难成大家的。

这件事上，我是有过刻骨铭心教训的。

有一次夜班，我们正在做一台剖宫产手术，刚取出胎儿胎盘缝好子宫，急诊大夫就急急忙忙推进来一个浑身是血的孕妇说："快，快做手术把胎儿捞出来，孕妇出了车祸，阴道出血不多，但是胎盘已经过早剥脱，内出血一定不少，血压都开始往下掉了，胎心已经开始减慢，赶紧上台大人孩子还都有救。"

我们赶紧用飞一般的速度缝好上一个产妇的肚皮，换了手术衣和手套直接转入下一台手术。不出所料，捞出奄奄一息的胎儿交给儿科医生后，我们遭遇了产科最恐怖的产后大出血，我们浴血奋战了两个多小时，先后使用了催产素、卡孕栓、欣母沛一系列收缩子宫减少出血的药物，用手和温盐水纱布不停地按摩和刺激子宫，希望它有力地收缩后能减少出血。最后没有办法，我们只好用长达一米的细长纱布把整个创面都在冒血的子宫腔完全填塞，在差不多输光了当天血库全部的 A 型 Rh 阳性红细胞和血浆后，我们终于止住了出血、关上了肚子把病人送到 ICU。

当全体医护人员都长出了一口气的时候，我突然想起上一台剖宫产的产妇还在麻醉恢复室，当我们把产妇推出去报平安的时候，听说她老妈因为看到反复出入手术室到血库取血护士仓促的脚步和紧张的神情，误以为手术室里大出血的是自己的女儿，竟然急得犯了心绞痛，已经被家属送进急诊抢救室。后来老太太住到心脏内科病房放了心脏支架才好歹救过一条命来，马上要出院的前一天夜里又突发脑出血，她还没有看上一眼自己的孙辈，就因焦急的等待去世了，她的女儿刚当了妈妈就失去了自己的妈妈。

老太太非我们所杀，但是因我们而死。从那以后，只要手术超出我们交代的预期时间，我都会叮嘱巡回护士到家属等候区知会一声，希望别再发生类似的悲剧。

每个医生在他漫长的从医路上都会有这样或者那样的遭遇，有的虐心，有的狗血，有的凶险离奇，有的暴戾乖张，一个个血的教训在他柔软的内心刻下一个又一个警醒的符号。这些现实生活种种不容商议的呈现逼迫他们哭泣、思考和改变，当他抹干眼泪抬起头来继续向前的时候，这些内省和彻悟让他减少犯错，或者至少保证他不再迈入同样的泥潭。于是，慢慢地，他长成了现在的模样。

冷教授出去交代病情，我们开始收尾和善后，这些工作看似简单，但是仍然来不得一点疏忽。我取出填塞在盆腔里的纱垫，向盆腔倒入一盆清水，完成最后的清洗和检查。助手用连接负压的吸引器沿着水面吸走冲洗水，我细心观察水的颜色判断是否还有出血。细小的活跃出血点会在清水中呈现出一缕一缕的"冒烟样"的变化。手术的最后我们通过这种方法，既能很好地观察和确认有无细小的术野渗血，还能起到清洗盆腔的作用，有利于减少术后感染的发生。

水很清，我用护士递过来的干净纱布垫最后一次轻轻按压和擦拭手术创面。眼下一派和谐大好的景象：病灶切除，相邻的重要脏器没有损伤，前面的膀胱后面的直肠两侧的输尿管各就各位安然无恙，术野没有渗血，一个"美丽新世界"。我对器械护士说："清点纱布和手术器械，没问题的话，我们准备关腹了。"

最近我和冷教授都比较偷懒，因为石家庄来的进修医生许大夫正在我们组里轮转。她在当地一家三甲医院已经是妇产科主任了，听说在协和进修一年回去后准备提业务副院长。人非常能干，手术台上看她打两个外科结即可判断出是个干净利索的好手，是手术台上的一把好刀。她带着我们的住院大夫缝伤口，绝对不输协和水平。

不能老让住院大夫拉钩，要给他们学习和练手的机会，否则时间长了，年轻人在我们这组学不到什么东西难免心生怨恨。繁重的临床工作对于年轻人并不可怕，怕的是没有学习和收获。将心比心，想想自己当小住院大夫那会儿，要是拉一天的钩，能轮上缝合一个手术切口，就会屁颠屁颠乐上好几天，什么腰疼背痛腿抽筋的全都忘了。

让住院医生亲自缝合自己病人的伤口，不光是练手，更有利于病房的安全管理。他们会更加仔细地换药、护理和观察伤口的情况，不往大道理上靠，就往小了说，哪个年轻医生愿意自己缝合的伤口感染、化脓、愈合不良或者裂开呢？

病房里大中小号形形色色的医生是一个密不可分的团队，有能力的上级医生应该是宏观掌控、小处放手，让下面的副教授、主治医生、住院总医师乃至最小的住院医师都能各司其职，各自在自己的层面上做事并且各负其责、各尽其职，病房自然会有一个稳定良好的运转。

作为上级大夫，要让年轻人有幸福感和小小的成就感，鼓励他们在这条艰苦的从医之路上坚持下去。不要以为当年你能熬下来，现在的年轻人就也能熬下来。时代不一样了，外面的世界精彩纷呈，这个社会好像越来越速成了，眼看着同龄人都已经在各自的领域里小有成绩，什么部门主管、大区经理、资深媒体人、动辄都 CEO（首席执行官）、CFO（首席财务总监）、CAO（首席艺术总监）了，而当年班里成绩名列前茅考了医学院的佼佼者们不光被上面的教授呼来喝去，还没学到啥东西，年轻人如何受得了？

我到休息室上好闹钟，闭目养神了二十分钟。闹铃一响，差不多该是手术结束的时候了。我赶回手术室，林青已经拔除了气管插管，还在麻醉苏醒的阶段，她意识朦胧，还睁不开眼睛，反应也很慢，我握着她的手，在她耳边轻声说："林青，手术特别顺利，你会很快好起来的。"

能够在手术医生的陪伴和鼓励中进入麻醉状态的病人，如果还能在手术结束后的第一时间听到手术医生的声音以及手术成功的消息，哪怕这时候她还没有完全苏醒，甚至意识朦胧，你都会惊奇地发现，这类病人术后的精神状态更好，恢复得也快，不管是身体方面还是精神方面，在遇到小挫折的时候，例如排气晚一些、伤口有些痛等等，她多数时候能够在医生的帮助下很好地配合并且获得迅速康复，而不是采取抱怨、埋怨甚至怨恨乃至诉讼等手段和方式。

临床医生如果能够牢记这一点并且坚持做就会非常有效。

4. 包打听的热情可能会害了朋友

人吃五谷杂粮，天王老子也躲不过生病或者病死。大夫在医院上班看病是必须履行的职业义务，下班后要是还得看病咨询就成了负担，而在亲朋好友或者街坊邻居眼里，认识个大夫也就这点用处，要是不回答或者不帮忙就成了假清高。

　　甚至有邻居会在我早晨火急火燎去上班时在电梯间那短短几分钟的时间里，或者在一同赶往地铁的那几分钟路上，说她邻座的同事又月经不调了，问我有什么好办法，给她推荐吃点什么药好。一边说着一边还拿出圆珠笔和小本本一副"您快说吧，时间有限，我赶紧记下来别耽误您太久"的架势。

　　我理解邻居的热心肠，人家问我也是信任我，但她这种热心确实是不合适的。

　　首先，她在不知不觉中透漏了邻座同事的个人隐私。月经不调，大姨妈时来时不来，或者一来就不走这种事在很多女孩子心里是隐秘之事，不见得愿意自己邻座的热心大姐到处帮忙打探神药秘方，弄得沸沸扬扬满城风雨。另外，月经不调只是身体出问题的一种表象，找到导致月经不调的具体病因，对症下药才是根本，西医调经同样讲究标本兼治。

　　例如，刚来月经的小女孩和快和月事彻底说拜拜的更年期大婶都可能月经不调，但月经不调的病因，治疗的方法、手段和侧重点都是有差别的，治疗最终所要达到的预期方向也是完全不一样的。

　　小女孩的月经初潮，代表着女性的身体开始迈向性成熟。在这之前，女性的生殖器官全部是幼稚和静息的。女童的外阴没有阴毛覆盖，阴道窄扁狭小，阴道内壁菲薄；子宫只有一颗蚕豆大小，子宫内膜也只是蝉翼般薄薄一层衬在子宫腔里，输卵管弯曲细长，两个卵巢呈条索状，其中储备了大量的始基卵泡。女性胎儿在母亲肚子里四个月的时候，两侧卵巢共含 600 万～ 700 万个始基卵泡，出生时约剩 200 万个，儿童期多数卵泡退化，青春期只剩下 30 万个。这些预备级卵泡中只有 400 ～ 500 个最终有机会化身为可能和精子结合发育成新生命的成熟卵子，与卵巢最初的始基卵泡数量相比是真正的九牛一毛。这和男性一次射精产生几千万个精子而最终只有一个胜利者到达终点是何等惊人的相似，生命是多么不惜一切代价在为传宗接代做着异乎寻常的巨大贮备。

　　所以，人类一旦进入真正的性成熟期就应该结婚生子，这是最符合自然规律的生活轨迹，而其他一切诸如考研、考博、出国、职场，这个 BA 那个 BA 等等贴金镀银的人生谋划都是浮云。

　　进入青春期后，下丘脑—垂体—卵巢轴被激活，女性的身体开始逐渐走向成熟，卵巢变得浑圆，开始排卵；女性的外生殖器开始成熟，阴阜隆起，大小阴唇变得肥厚、出现皱褶，阴蒂增大，阴道开始变长变宽，阴道黏膜开始变厚并且出现皱襞，这都是为它在将来的性生活和分娩时具有良好的甚至是惊人的延展性做准备；子宫增大，从拇指姑娘变成倒置的库尔勒香梨大小；输卵管增粗，内壁出现皱襞和纤毛，它即将捡拾卵子、充当精子和卵子碰面结合的洞房，再通过蠕动和纤毛的运送将受精卵输送到子宫腔内最终定居、生长，由一个几乎看不见的细胞变成一个活生生的大胖娃娃。

而这个调控轴在走向成熟的过程中，会经历相当一段时间的不成熟和不稳定。在女孩子身上的表现是有的周期有排卵，月经就正常来正常走，有的周期可能就没有排卵，于是月经该来的时候不来，或者来了月经就没完没了，大姨妈常驻不走。

有的女孩子的调控轴很快发育成熟，而且运作起来坚强、稳定，从来不受外界环境的干扰。什么天气冷热，大小考试，和父母吵架或者老师批评等等一概不在话下，这些女孩子可能从来就不知道什么是月经不调。

有的女孩子的这个轴天生脆弱，极端不稳定，没有什么原因也会月经不规律。吃个冰棍儿月经就少了还颜色紫黑，一到期末考试就不来月经，或者眼看着要考试了就月经淋漓不净。还有的孩子，父母批评两句就血流成河，有的女孩子甚至会发生老百姓所说的"血崩"，血色素掉到 6 克以下，严重贫血，身体里一半的血都流出去，这种情况需要住院接受正规的妇科内分泌治疗。

这个时期的女孩子，一方面要让她们知道，青春期就是处在一个心理和生理都剧烈变化的"动荡"时期，让她们认识自己的身体，不要紧张，注意舒缓和控制自己的情绪。只在必要的时候使用药物控制月经周期，更重要的是随着时间的流逝，等待调控轴的成熟和稳定，确实应了那句话，最后，时间医治好了一切。

而更年期大婶的月经不调多是卵巢功能走向衰退乃至衰竭的过程，是一个逐渐没落的过程。一辈子有限的那 400 多个可用的卵泡丧失殆尽，卵巢功能几近耗竭，时而排卵，时而不排卵，可能三五个月才排一次卵，最后彻底不排卵了也就绝经了。

对这部分患者治疗的重点是通过药物使之定期来月经，定期撤退出血，如果听其自然几个月不来月经的话，子宫内膜会在雌激素长期和持续性的刺激作用下只增生不脱落，长期的增生会使子宫内膜出现无序生长，甚至发生单纯增生、复杂增生、不典型增生乃至癌变。

还有一个重要事实，更年期女性大多在 50 岁左右，人生过了大半，开始进入浑身上下各个零部件随时可能出毛病的多事之秋，高血压、冠心病、糖尿病这些老年病、常见病的帽子开始被扣在头上。别看子宫和卵巢都快没什么功能了，但它们并不甘心退出曾经辉煌过的历史舞台，当不了光彩夺目的正面角色，干脆做十恶不赦的大坏人，于是它们在丧失功能之后开始长瘤子、闹毛病。从更年期开始，女性三大癌的发病率开始直线上升，它们分别是宫颈癌、卵巢癌以及子宫内膜癌。

对于这类更年期女性，除了止血、调整月经周期，还有一项重要工作就是除外器质性疾病。很多更年期女性的月经不调实际上并不是月经不规律，而是长了肿瘤得了病。

门诊一个病人告诉我，她从一年前开始，每次性生活后下身都会出血，这令她非常害怕甚至开始厌恶房事，后来她干脆躲着丈夫拒绝性生活。最近半年他们二人分居了，她一直没有性生活，不再有房事后的出血，可是又添了月经不调的毛病，说不准什么时候就来月经，量还不太多。这让她更加烦恼，平日里根本不敢穿白裤子，手袋里长期携带卫生护垫，因为这种出血完全无法预料，指不定什么时候就会让她措手不及陷入难堪。最近她觉得自己的阴道分泌物开始发臭，那不是一般的下体异味，而是让自己都难以忍受的怪味儿，她甚至不愿意离别人很近。终于她无法忍受了来看妇科门诊。

我用阴道窥具撑开她的阴道，暴露阴道的顶端。此刻，本该光滑圆润的宫颈已经被一个巨块型的菜花样肿物占据，同时一股恶臭扑面而来。一见一闻已经可以初步确诊这是宫颈癌。此时，只需用活检钳咬下一块组织送病理检查就可以获得确诊证据。几天以后的病理报告证实了我的判断。

宫颈癌病人的肿物大多糟烂脆弱，所以病人最初的症状就是同房后出血，也称"接触性出血"。肿瘤不断生长，局部发生溃烂或者血管破裂导致自发出血时，即使不同房也会出现和月经周期完全无关的出血，这种出血经常被女性认为是月经不调，继而被忽视并且一再错过可以早期发现早期诊断和治疗的机会。

可见，病人的表象相差无几，都是阴道出血，病因却是各不相同。面对更年期女性，除了不漏诊恶性疾病，还要提供专业的更年期保健知识，让女性平稳宁静地"滑过"更年期，而不是"闹过"更年期。

和小女孩以及更年期女性不同，育龄期女性的月经不调多是有排卵的，但又涉及卵泡发育不良、排卵高峰黄体生成素的分泌不足，以及 LH 低脉冲缺陷、子宫内膜剥脱不完全等五花八门的原因。还有一部分异常出血可能是子宫或者卵巢的器质性疾病，例如最常见的子宫内膜息肉、子宫内膜不典型增生，或者向子宫腔内生长的黏膜下子宫肌瘤等。还有的病人子宫是好的，可是卵巢上长了恶性肿瘤，有些肿瘤本身具有特殊的激素分泌功能，例如颗粒细胞瘤，瘤子长在卵巢上，表现在病人身体上的却是子宫异常出血。

要是不见病人，不了解详细病史，不做全面检查就随便在电梯间或者路上给人家出个主意、开个方子，治好治不好另说，耽误了人家身上的器质性疾病，也就是说耽误了长在人家身上的瘤子、息肉或者增生怎么办？

千万别小看月经失调，写起来那是馨竹难书，妇科内分泌学是妇产科学领域一个非常重要的分支和亚学科，是很多妇科内分泌大家穷极一生都研究不完的神秘学科，岂是电梯间里俗世中的大夫杂夹着上班要迟到的焦急情绪就能给你解释清楚的？而且中间还要经过你的转述，病人听到你的转述后，还可能产生各种各样得不到及时解释的误会和误解。所以，这种替代和包办问病有时候问了还不如不问，人家还不如没你这个热心肠的同事呢。

病人亲自去医院看病永远是第一，也是最好的选择。

任何时候，如果你的身体不适，已经到了你认为需要求助医生的时候，一定要亲自走到医生身边，让医生看到你，亲自告诉医生你的问题和困惑，医生亲自检查后提出的治疗方案才是相对确信可靠的。当然，这并不代表一定不会出错，但起码不会出大错，而且，一旦有了问题，在随诊和复查过程中，医生也会通过疗效的观察以及你的感受和反馈及时矫正最开始可能发生的差错，或者治疗方案上的偏误。这种做法，是性价比最高的选择，收益大于风险。

任何时候，你若是对身边的朋友、同事真正负责任，不要替她道听途说地打听仙方妙药，不要告诉她，你自己看了书，或者看了电视，知道了哪些土办法，建议她也试试，或者说你自己试过什么办法，很灵的。你和她根本是不同个体，很多病症表现一样，病因完全不同，说不定你觉得不错的方法用在她身上就不灵了，要是适得其反就更惨了。

我家楼下住着一个性格外向的北京大妞，她怀孕五个月的时候托人做 B 超，早早知道肚子里的是个男孩，于是给儿子取了个名字叫光头，我们都叫她光头妈。某年某月某日的一个傍晚，我们被各自的老公挽着胳膊迈着八字步在小区的花园里饭后遛弯，各自挺着同命相怜月份不相上下的大肚子打过一次招呼以后，算是有了一面之交。

从那以后，光头妈便开始了隔三差五和我的对话，每次对话的内容不同，相同的是每次都是"遭遇战"，她从来不专程来家里敲门坐下说事，或者特意打电话言明本意。

一次我下楼倒垃圾，正碰上光头妈。光头妈说："哎呀，张大夫，这么巧遇到您，正打算问您个事儿呢，我们部门经理最近总说腰疼，您说她会不会是盆腔炎啊？我听说很多女的腰疼都是人流做多了落下的毛病，我们写字楼里都是坐便，女的都共用一个马桶，也不知道这病会不会传染，您说是不是我从来不往马桶上坐就不会传染上毛病啊？"

这种问病的方式不好，几句话一开头，起码让人觉得她是个鄙俗的人，自己的同事生病了，不是付出理解同情关怀问候，首先想到的是会不会传染自己。还有就是坐便的事，您不往上坐您怎么上厕所啊？要不蹲马步，要不直接脚踩，前者也就罢了，后者实在是缺乏公共道德，公共卫生间马桶上的黑脚印子都是你们这类美其名曰爱干净，认为自己脚丫子比别人大腿还干净的人弄出来的。

我说："腰疼是不传染的，如果真是我们妇科盆腔炎导致的腰痛，那也是人家肚子里头的感染，和别人没有太大关系。急性盆腔炎症最明显的伴随症状是白带增多，但只要白带碰不到您的生殖道黏膜就不会传染的。再者说，腰疼的原因很多，有腰椎的问题、腰肌劳损的问题，还有泌尿系统的结石问题，都可能导致腰疼，具体怎么回事儿还得亲自去看医生。"

光头妈说："哦，原来这么回事儿啊，弄得我这几天怪紧张的。张大夫，你们协和哪个专家是专门看盆腔炎的，您给介绍一个教授给我们领导看看呗！我俩关系不错。"

和大夫交往，暴露无知不要紧，人之常情，但是最忌讳的就是暴露自私，动不动就怕传染自己、中国人不能客观看待疾病、对一些疾病产生严重的超乎常理的社会歧视，他们都在贡献自己微薄的力量，我虽无严重道德洁癖，心里起码不是特别欢喜。

　　盆腔炎是妇产科常见病，协和任何一个有独立执业资格的医生都能看，我哪能轻易就把你们领导介绍给我们领导啊？我们领导那都什么人物，人家不是专门切宫颈癌、切卵巢癌的妇科肿瘤专业大刀，就是专治不孕不育会做试管婴儿的生殖内分泌专家，要不就是在病人肚皮上打三个钥匙孔大小的洞就能切除五六个七八公分不等子宫肌瘤的微创手术专家，给人家介绍一个看阴道炎、盆腔炎之类的病人，那是高射炮打蚊子。

　　但是这些我都不方便说给光头妈听，说了好像管人家要好处似的，或者让人家觉得你们协和大夫装什么啊，怎么就这么难求呢，或者让人家觉得，敢情我这领导的事您压根没放眼里，或者说，敢情我这邻居您压根没放在眼里。

　　我只能说："阴道炎和盆腔炎都是妇产科常见病，妇产科医生都会看，没有专门看这个病的专家，要是信得过，下周一上午我出门诊，让你们领导来找我吧。"

　　"听说协和是一号难求，她挂不上号怎么办？"

　　"要是不起大早排长队那是肯定挂不上号的，她是您领导，咱们给照顾，让她到三楼妇科的 5 号诊室直接找我，提您的名字就行，我给她加号。"

　　"我们领导特忙，可能抽不出太多时间，到了您那儿，您马上就给她看吗？"

　　"这个可能不行，我一上午对外挂 15 个号，能挂到这些号的病人都是头一天晚上，或者当天一大清早就来排队的，必须先给这些病人看完病，之后才能看加号的病人。"我想，光头妈年轻，肯定没看过几次病，协和多年来的规矩和行情她肯定不懂，于是耐下心来解释给她听。

　　"那她几点钟去比较合适？"

　　"上午十点半左右吧，这样不会等太久，她要先到我的诊室，我才能给她开预约条，预约条要加盖我的名号章才有效，她拿了我的预约条到挂号处挂上号以后再回护士台排队，加号的人肯定不止您领导一个，另外还有一些随诊、复查的老病人，或者别的朋友介绍来的病人。原则上，加号的病人也是谁先来的谁先看，否则加号的病人也会打架。"

　　"哦，原来这么复杂。那有什么办法能让我们领导一到协和就看病呢？"

"没有什么好办法，除非您亲自出马，先给她挂好号，再替她排队，然后领导来了就可以直奔诊室了。但是，没这个必要吧？您这儿大着肚子呢。再说了您都给她要了预约号，她省去多少排队的时间啊，您就别帮她加塞了。"

"不好意思啊，张大夫，我这不是拍领导马屁心切嘛！要不您什么时候有空，我让她直接去病房找您吧，免得门诊病人多因为排队加塞什么的总打架。不会耽误您太长时间的。"光头妈还是不死心。

"那可不行，病房里有严格的探视时间，不是住院病人和家属是不能随便出入的。我们没有门诊的时候都特忙，不是做手术，就是大查房或者专业组讨论，真的腾不出时间看门诊病人。再说了，很多门诊检查项目病房里根本没法做的。"

"您还做手术呢？看不出来啊，真厉害，我以为你们妇产科就是生孩子呢。"光头妈一脸真心敬佩的同时，又进一步暴露了自己的无知。敢情我在她眼里原来就是个现代接生婆啊。

我们妇产科分妇科和产科，单就产科来讲，也不只生孩子那么简单。遗传咨询和产前诊断都是协和产科的强项，产前诊断能够在胎儿出生前通过各种手段对胎儿进行先天性缺陷或遗传性疾病的诊断，为是否继续妊娠提供科学依据。

全世界每 700 到 800 名新生儿中就有 1 名是唐氏儿，唐氏综合征又称 21- 三体综合征或先天愚型，是 21 号染色体数目异常引起的最常见的染色体异常疾病，大约 2/3 的唐氏儿在妊娠早、中期发生自然流产或者胎死宫内，少数存活至足月分娩。患儿呈特殊的愚型儿面容，智力低下，生长发育迟缓，并可伴有先天性心脏病和消化道畸形，生活不能自理，劳动和社会适应能力均差。2005 年《中国卫生经济》报道，一个唐氏儿将造成 39 万元的社会经济负担，现有医疗技术对唐氏儿尚无有效治疗方法，唯一的预防措施是在母亲怀孕后进行产前筛查和产前诊断降低唐氏儿的出生率。目前，产科通过唐氏筛查筛选高风险患儿，再通过产前诊断获得胎儿细胞的染色体进行唐氏儿的锁定，减少唐氏儿的出生。

产前检查也是产科工作的一个重要组成部分，虽然没有剖宫产或者侧切接生那样轰轰烈烈的大动作，却是在为最后生出一个健康孩子一路上保驾护航。

怀了孩子以后有想生的，还有不想生的，还有因为母亲的身体疾病例如先天性心脏病心功能不全不能生的，还有妈妈想生但孩子不争气胚胎停育或者先天畸形的，还有孩子没有怀对地方不仅没法生，还可能要娘亲性命的宫外孕，或者胚胎不当不正恰好种植在前次剖宫产子宫上留下的手术疤痕部位，这些都是计划生育的工作范围。

以上还不算什么，最悲剧的是生孩子生不好还得癌，普通老百姓可能都没听说过。3000 多年前我国古书记载，有女生子六百，被称为水泡状鬼胎，怀的不是胚胎，而是无数小水泡样的葡萄胎。13 世纪 Heneberg 伯爵夫人的墓碑上这样记录：她在 40 岁时生下 365 个孩子，一半取名叫约翰，一半取名叫伊丽莎白。其实伯爵夫人怀的也是葡萄胎，越是高龄女性怀孕生葡萄胎的风险越高，而且这种葡萄胎容易恶变成侵蚀性葡萄胎继而发生全身转移。生子六百的女子和伯爵夫人还算幸运的，还有怀孕一下子就怀成绒毛膜癌的，曾经被称为癌中之王。二十世纪六七十年代医学不发达，很多医生不认识这种病。绒癌的首发症状也是多种多样光怪陆离，甚至有以颅内高压颅内肿瘤为首发症状的，病人经常被送到天坛医院开颅，还有以大量咳血、肺部转移肿瘤为首发症状的，病人经常被送到外科开胸。协和医院妇产科的宋鸿钊院士以化学治疗根治绒癌，为世界医学做出卓越贡献。无数患上"癌中之王"的绒癌病人被治愈，并且最终生下了自己的孩子，完全健康的孩子，并且这些孩子也已经生下了自己的孩子。这都是妇科滋养细胞肿瘤专业组的工作重点。

还有根本怀不上孩子的，试管婴儿中心就是专门帮这些夫妻造小孩的地方。

另外，妇科各种良、恶性肿瘤，长在子宫上的、宫颈上的、卵巢上的、输卵管上的、阴道里的、阴道外的，等等，都是需要妇科肿瘤专业组进行包括手术在内各种手段综合治疗的。更加形象地说，妇科医生就是专门进行女性盆腔手术的外科医生，当然要动刀了。

年轻的时候，我会把这些一一道来，告诉那些根本不了解我们妇产科医生工作的外行，我们每天都在做什么，在忙什么，不光做人流和生孩子那么简单。但是，慢慢地，也就懒得说了。

"了不起，了不起，那就这么定了，我通知我们领导，麻烦您了。"光头妈连声道谢，她整个人仍然沉浸在对我这个小女子还能开刀做手术的各种惊诧和敬佩之中。

　　为了避免交叉感染，医院里的垃圾桶是脚踩式，皂液盒是肘压式，洗手龙头是感应式。医生的职业让我在卫生和清洁方面养成诸多类似洁癖和强迫症的生活恶习，如果走在我前面的人随手往地上扔一个烟头，我是一定要上前用脚把烟头捻灭才肯罢休的。

　　我走到垃圾桶旁，用事先准备好的纸巾垫在垃圾桶盖子的把手上，掀起盖子把垃圾袋扔了进去。我没有放下垃圾桶盖子，等着光头妈一起扔了垃圾袋再盖，这样可以减少一次开合，减少一次手污染。结果，光头妈根本没理我的茬，很自然地把垃圾袋直接扔在垃圾桶旁边，拍拍手准备回家了。气得我弯下腰一把抓起光头妈的垃圾袋扔进了桶里，咣当一声扣上垃圾桶，愤愤不平地上楼去了。

　　周一上午我看完门诊，本来打算直奔食堂吃饭，忽然想起光头妈的领导还没来，于是给她打了个电话。光头妈说："哎呀，真不好意思，我们领导这两天腰又不疼了，就不去了，以后再疼的话，再麻烦您吧。"

　　这种事情是比较忌讳的，说好了来看病结果不来，原则上属于失约。如果不是临时有事来不了，最好事先和医生打个招呼，哪怕发个短信也行。如果您不来，大夫可能还有时间给其他挂不上号的病人加号，权当自己发福利造福社会了。大夫要是不问您到底什么情况，看完预约病人直接走人，万一您来了找不到大夫也不好。或者大夫正吃着午饭，这时候您来了，大夫被您一个电话揪回诊室看病，您就成了讨人嫌了。打电话问怎么回事，也让大夫一万个不舒爽，倒成了一副求着别人来看病的样子。

　　食堂里碰到琳琳，她问我怎么才来吃饭，别饿着肚子里的孩子。我如是这般地告诉了她这些。

　　琳琳说："你这个人最爱干的事就是犯贱，她爱来不来呗，你还打电话问人家。上赶着没买卖不知道吗？你想过没有，你这电话还给人家徒增烦恼呢，还得逼着人家给你编造理由，让人家给你道歉说对不起，还得说改天请您吃饭谢罪，你还白白浪费自己电话费，何苦呢？

　　"再说了，也许根本就不是病好了，也可能她的领导压根就没瞧上你这主治大夫，另攀高枝儿去了。你们家这个邻居也够逗的，什么事都往身上揽，说不定人家领导就是那么一说，她就拿着鸡毛当令箭使唤你，或者人家领导同时撒出去几个网呢，说不定网到更牛的专家号了，谁还看你这个主治大夫？不过也好，你落得轻省，看一个病人才5块钱，现在5块钱能干什么，中午吃食堂都填不饱肚子，还不如省下时间中午多休息一会儿，瞧瞧你这么大的肚子，还为这些个闲人烂事伤神。"

其实，比起刚工作时候的我，这个时候的我已经有了很大进步。那时候，根本不是什么重要的人，甚至现在我都不记得他是谁了，说自己有肩周炎，让我问问骨科大夫还需要做什么检查，怎么治疗。我会立马找到实习时候带过我的老师，问个明白，再一二三地给人家讲清楚。那人接着会说，您打听的这位大夫口碑不错，但据说号很难挂，小张大夫您能不能再帮我个忙，给我要个预约号。我还得再去找老师一趟，这种二阶段式的要求实在是折腾人。

后来，我除了包打听，干脆直接给人家要个最近时间的专家号。结果人家回话的时候却说，谢谢小张大夫，我这是老毛病了，不着急看，下个礼拜还要出差呢；或者下周三正好有客户来北京，不能去看病，或者说下周太忙了，您能给换个再下周的吗？更有甚者，一清二楚地求你要下周三的某某专家号，结果你回话的时候，人家随便一个理由就不去看了，弄得我还得再去知会人家教授一声，否则，以后没脸再和人家过事了。

年轻的时候，我总是太把自己当回事，太把协和当回事，也太把别人当回事。随着岁月的磨砺，我少了棱角，也没有了那份热心和激情。有的人打电话咨询半天病情，就是不开口求我要专家号，不开口拉倒，咱们又没什么交情，我也绝口不提是不是要帮您要个号什么的。还有的人那才不会说话呢，上来就说，我前天体检查出鼻子里有个息肉，你们协和的耳鼻喉是全国最好的吗？我直接各种谦虚谨慎虚怀若谷，说同仁的耳鼻喉科最好，您还是找找别的朋友，直接去同仁吧。

科室好不好，是不是全国领先确实代表一个专业的整体水平，但是给您看病的不会是整个科室，只会是一个大夫，所以，这个大夫好不好，你的病是不是他的专长最重要。现代医学临床分科越来越细，尤其是大医院，好多大夫不仅是专科医生，甚至是专病医生。例如有的医生做人工耳蜗全国第一，但是你让他做鼻子里头的息肉就不见得灵光，看耳朵的不懂鼻子，看咽喉的不明白耳朵的大夫多了去了，现代医学不是隔行如隔山，是隔专业如隔山，隔病如隔山。

放着我这种在协和各个科室实习轮转过，了解每个专家到底是看什么病最拿手的大夫您不当回事，奔着全国第一的名望，真不见得能找到最合适自己的医生。

5. 人脉是需要经营的，好钢用在刀刃上

女儿出生后，我休了工作以来最长时间的一次休假，四个月的产假。很快，便被投入到病房开始了又一轮没日没夜的工作。

那段时间周六总是值班，周日只要有些空闲，我就带女儿下楼晒太阳，这是我忙碌生活中最喜欢干的事。女儿柔软地依偎在我怀里，两只眼睛时刻好奇地看着这个世界，不哭不闹特别乖。而且，抱着她到小区里遛弯，还能看到好多别的孩子妈妈，一起海阔天空地聊天，互相打探一下童装品牌，哪个品牌最近的打折促销比较火爆，或者凑在一起搞点进口奶瓶、奶粉、尿不湿的团购，闲来再听听各个养孩子的家里各种关于月嫂婆婆保姆丈母娘之间的家长里短也蛮有意思。总之，对于我这个整天神经紧绷，不是开膛就是破肚，每天各种惊吓的妇产科大夫来说，重回人间的感觉温暖闲适，感觉自己真正是个女人。

一天我在小区的糕点房买面包，隔着透明的面包搁架正碰上了光头妈。

我们各自选好面包，一边排队等着收银，一边聊天。她说："前一阵我们高中同学聚会，我的一个同学不孕症好多年了，刚刚借腹生子没成功，有个老中医给她吃了几万块钱的药，说只要再找西医大夫通通输卵管就有机会自己怀上。张大夫您手艺高强，给她通通输卵管呗，您看她哪天去找您合适啊？听说通输卵管要月经干净3到7天，我还不知道她什么时候月经干净，要不我把您电话给她，你们俩聊聊吧？"

我的妈呀，这都哪儿跟哪儿啊！借腹生子就是"代孕母亲"，这种事在中国根本就不合法，她同学都是些什么选手啊？中医是祖国传统医学，博大精深，但是动辄给病人吃几万块钱药的中医的真伪就有待商榷了。几万块钱的药都吃了，还要病人再去找西医通输卵管，简直就是骗子。而且，这种"小活"都是住院大夫的事，您也太拿我这小村长不当干部了。

我说："对你的同学来说，通液[1]并不见得有必要，或者能够对她有什么实质性的帮助，要是想解决不孕的问题要挂生殖内分泌门诊。"

她一听，点头啊啊了半天。趁她还没反应过来进而提出进一步的要求，我赶紧抓起面包说："家里还有事儿，我得先走了，改天见。"

后来，我还是难逃厄运，被她追着给她同学要了一个试管婴儿中心的专家号。再后来，我也不知道她那同学怀上没有。

这是光头妈的长项，进入状态超快，哪怕上个公共厕所碰上了，她都能让自己的声音越过隔断门询问你一件人命关天的大事，或者要个专家号什么的，但是从来就没有后续事宜。我指的后续事宜并不是等着人家请客吃饭，或者买东西送礼。事关看病健康的事，尤其是对于专业人士，起码您得给我一个回音吧，起码让我知道您这朋友的病在我们协和到底看好没有啊。

有时候我就在心里琢磨，或许是病看好了，她怕人情太大避而不谈，还是病根本没看好，怕我不好意思？哎，要是后者，那完全没必要啊，谁能保证给您要个专家号就能看好病呢，病来如山倒，病去如抽丝，到医院都能看好病的话，这世上得有多少百岁老人、千年寿星啊？

这一次我主动问光头妈："你那个干过借腹生子的事的同学后来怎么样了？怀上孩子了吗？"

她支吾了半天说："我同学去看门诊了，说你们协和试管婴儿的成功率才30%到40%，而且做一次就要三五万块钱，她觉得还不如原来她看的那家医院呢，那家是十万块钱费用全包，不分做几次。好像后来就没再随诊，接着看中医去了。哎呀，张大夫，您说现代医学都这么先进了，人家病人做一次试管婴儿要花三五万块钱，你们医院怎么才有三分之一的成功率啊？"

我说："医学并不先进，它总是跟在其他学科的屁股后才能有一点点的进步。例如计算机、X光、B超，都要相关的物理化学成像技术进步到一定程度才能用到医学上。避孕和生育都是全世界级别的医学难题，全世界试管婴儿的成功率都是这个数，多少年都没什么大进步了，要是什么私立诊所保证比这成功率

---

[1] 通液：输卵管通液是利用美蓝液或生理盐水自宫颈注入宫腔。再从宫腔流入输卵管，根据推注药液时阻力的大小及液体返流的情况，判断输卵管是否通畅。通过液体的一定压力，也能达到使轻度梗阻的输卵管恢复通畅的目的。

高，绝对是骗人的，别让你同学上当啊。"

光头妈说："张大夫，上次还托您要了试管婴儿的专家号，真不好意思，哪天您有空，我约上我同学咱们一起吃个饭吧，她有钱，让她请咱们吃大餐。"

我也没帮上什么忙，怎好让人家破费呢？再说，我们大夫都明白，什么燕窝鲍鱼鲨鱼翅，本质还不都是各种必需和非必需氨基酸，各种长链短链脂肪酸，吃到肚子里最后一律都变成臭屎，不同的是比吃草吃菜吃粮食拉出来的屎更臭，我们也不把这些东西当成什么好玩意，千万不能让人家瞎花钱。

我是真关心她同学后来的情况，或者说成某种专业性的好奇和八卦也可以，没办法，在协和待了这么多年养成的习惯。没想到我这种专业性的追踪和随诊病人后续治疗结果的毛病，倒成了向她要好处、要饭吃似的。

我倒是无比佩服光头妈，在北京城里张口就敢攒饭局，真是勇气可嘉。现代社会每个人都那么忙，若不是亲朋好友的聚会，说实话，赶赴谁的饭局在某种程度上就是给谁面子。再者说，这种饭局哪儿是正经吃饭啊，整个就是全程病情咨询，我上班都和病人说了一天的话了，就想回家吃口泛着稻花香的东北大米饭，就着我婆婆做了一辈子的家常东北菜，要多舒坦有多舒坦，吃饱了再抱抱我那刚会说话咿咿呀呀淌着口水在我腿上乱蹦的可爱胖闺女，怎么会愿意花一晚上时间去面对一个根本不认识的她的什么同学。要是去了，我这人还实在，深知"拿人手短，吃人嘴短"的道理，还得一五一十从上到下殚精竭虑地给她解释一遍试管婴儿制造小孩那些事，我烦不烦啊？

我说："别客气，孩子太小，哪儿有空出去吃饭啊，再说了，你同学也没在协和看好病，我也没帮上什么大忙儿，怎么好意思吃饭呢？"

那以后好长时间没碰到光头妈，听说她带着孩子回她妈在望京的房子住了，这期间，日子过得仍然紧张繁忙，但是非常消停。

过了一段时间，下地铁回家的路上，我又碰到她。我说："好久不见啊。"

她说："是啊，我三姨从南方回来探亲，住我妈那儿了，我就回来住几天。三姨前两天打电话说有点胃不舒服，大便也不怎么顺畅，张大夫您说这是怎么回事儿啊？"

我的天，三句话不离我的本行，又来了。我说："胃不舒服的原因很多，我不是消化科的，也不敢乱说。要是不严重的话，最近少吃些不好消化的东西，再观察一下，要是严重还是要看医生的。"

她说："那您给要个协和消化内科的专家号吧。"

要是我们自己科室的专家号还可以考虑，不管怎么着，这么多年的同事上下级关系，教授们肯定给面子，而且我们也经常跑腿给教授办事，这嘴是张得开的。

消化内科就不一样了，协和共有5000多员工，内科本来和我们外科系统就是两大门派，平时井水不犯河水，互相打交道的机会不多，即使打交道，也多是我们求着人家的教授会诊帮我们解决问题，那些大牌教授这辈子都求不着我们这些中层医生。

内科的专家号真是一号难求，没人脉又没钱的平民百姓一般都是租军大衣和躺椅排一晚上队靠着"劳其筋骨"的意志才能挂到，号贩子和黄牛党那里，听说有的专家号甚至炒到一两千块钱。我们这种中层大夫在那些全国知名专家教授的眼里根本没什么面子可言，去加号谈何容易啊。

如果和教授没有任何私交，临时找教授加号，大概只有以下两条路可以走。

一是示弱并且大打亲情牌。示弱就是要把自己低到尘埃里去，说清楚就是求助，表达自己孝心爱心的同时，激起专家的同情心，让他不忍心拒绝你。亲情牌要打直系亲属的，谁没有一大堆八竿子打不着的远亲，专家根本管不过来。所以，要是据实以报，这是我三表姐爱人的四妹妹的婆婆，成功的几率就要大打折扣。总结下来，如果是堂兄表姐之类的最好以兄弟姐妹相称。长辈级别的最好以亲姨娘舅姑姑大伯相称，要是自己的爱人或者爹妈公婆，那就完全没问题了。协和的教授这一点特别讲究，即使他已经很累了，即使中午晚吃一会儿饭，也会给你加号的。如果他看完门诊马上要赶飞机出去开会，真的没有时间加号，他也会给你一个下次门诊的预约条，或者让你在规定时间到指定地点找他看病。

二是激起专家的好奇心并且大打专业牌。要把病的治疗经过描述得盘根错节，让他技痒难忍，觉得不看看这个疑难杂症的究竟，自己誓不罢休。这方法很笨，但有效，尤其适用于雄心勃勃、正处于事业上升期、尚未完全功成名就的新晋升教授。但是，随着近年来医患关系的恶化，这种方法慢慢开始退出我的历史舞台。因为在中国，大夫看什么病都是一样的挂号费，看个十二指肠溃疡多简单，给一个疗程的抗酸和抗幽门螺旋杆菌治疗，病人就完好如初，何必接一个走了好多地方都看不好、身体状况还在日渐衰竭的疑难杂症，看好了没什么功劳，看不好可能就砸自己手里了。千里有一，万里有一，万一病人穷途末路，治病治到身无分文，妻离子散，万念俱灰，内心无比仇恨社会，再将屠刀举向大夫，那就千古悲剧了。

从当实习医生开始，我就是用以上两项加号绝招加号的，从未失手。但是不能常用，你要是三天两头来教授的诊室捣乱，被教授记住就糟糕了，你就上了他心里头的黑名单。人家会想，这个小大夫够神的，她家怎么那么多亲戚有病，哪儿那么多疑难杂症都让她碰上了，莫不是要了专家号一转手高价卖给号贩子或者黄牛党了吧？

而且，不能谁来求助你都帮忙，一定要相对了解要来看病的是个什么样的主儿。隔了几层关系的朋友辗转介绍来的病人要小心，没准是老北京胡同串子、混不吝、上海小瘪三，或者智商情商社会交际能力均低下，到了诊室三句话说不来就和人家教授吵架的。小口角也就罢了，教授们多年行医，宰相肚里能撑船，不会计较。最怕碰上你介绍来的病人，不分青红皂白和医生闹纠纷，还动不动告到医务处、告到院长或者告到法院去。教授定要回想这个病人是谁介绍来的，轻者心里嘀咕一下，这个妇产科叫张羽的大夫介绍来的病人不怎么样，怎么认识这么没素质的病人，年轻人不靠谱啊。重者要被叫来负责在医患双方之间进行调节撮合化解矛盾，能调节一下息事宁人的还好，最怕的是隔了几层关系，自己根本说不上话，完全失去对病人的掌控能力。如果事情闹大，我就上了全院专家心中的黑名单，那可毁了一世清白，赶明儿我晋升副教授和教授，还等着评委会专家举手投票呢，弄不好一副好心肠，只想帮别人一个小忙，却把自己光明锃亮的前程给搭上了。

您说说，谁有事没事爱到专家面前装这孙子啊？要是为自己爹妈也就算了，为自己老公的顶头上司也就算了，为自己闺密、铁磁、发小或者有恩于自己的人也就算了，或者马上准备求人家办大事的也行，咱也能豁出去自己这半斤八两。

对于我这个有事没事都往自己身上揽事，打嗝不爽放屁不顺这么大点事都想看专家，而且从来不专程拜访我以示诚意，任何时候都是一副遇见了就跟您提提、您能帮就帮、不帮拉倒的邻居，我要如何对待呢？

虽然心里一百个不乐意，但是，只要别人张口求我，我都不愿意驳人家面子。我说："给您三姨要个主治大夫的号吧，听您的描述她也不像有什么大事，估计就是个消化不良、慢性胃炎什么的。协和的主治大夫都是博士毕业，临床功底好，至少都要工作八年、十年以上才有资格看专科门诊，还有好多大夫早都是副教授了，无奈医院里长期坚持高职低用的聘用政策，对外还是挂主治大夫的号，看您三姨的病绝对没问题。正好消化内科有位主治大夫是我好朋友，我打个电话过去就行了，您看咱家三姨哪天有时间？"

光头妈说："那太好了，不过我三姨明天要去北戴河三日游，已经交旅游团的团费了，估计不去也不能退钱的那种，要不，等她回来我再联系您吧。"

就这话，差点把我气冒烟了，敢情您三姨还能北戴河三日游呢，到底有病没病啊？到底是着急不着急啊？敢情您把我们协和宝贵的门诊预约号当成中央保健医生给您东北远道而来的三姨的慰问演出了？真无语。

后来，我还是给她要了一个我消化内科同学的号。去拿预约条的时候，我还气鼓鼓地和同学嘟囔了老半天事情的经过。

她说："别往心里去了，我就喜欢你来求我，你不来找我，我也不好意思找你呀。你们妇产科全国有名，专家门诊更是一号难求，让你欠我一个人情容易吗？下次要你们科的专家号时你可得给我麻利痛快点儿，别老一副唧唧歪歪的臭德行。"

这边，我欠下同学一个人情，那边，我还相当于给光头妈她三姨打了个折扣，人家本来要看专家，我只给人家要了个主治大夫的号。我可真是猪八戒照镜子——里外不是人。

转眼间，女儿就能自己站着了，天气好的时候，我把她带到小区花园里，看她跌跌撞撞地学习走路。阳光下，顺便把自己晒成一片叶子样的轻飘，对抗终日里无尽的沉重。

对面走来光头妈，光头走路比我女儿早，又走得稳当，特别招人稀罕，我忍不住一个劲地夸光头。光头妈这次突然有点不淡定，说："我们大董事长的爹得了类风湿，他知道我有一个协和医院的邻居，让我托您要个风湿免疫内科的号。"

我说："协和的风湿免疫科可是全国重点科室，一个主治大夫一年见过治过的红斑狼疮、强制性脊柱炎、干燥综合征还有白塞氏病等等比国外一个医疗中心治疗的病人都多。专家号也最抢手，您董事长说了要谁的号了吗？"

她说："董事长在网上查了，查到一个叫张信峥的，是全中国风湿免疫科的创建人，看类风湿的高手，据说当年给周总理看过病，就要他的号。"

认识光头妈已经快两年了，说实话我都有点怕她，尤其是最近，我都下意识地躲着她。因为我是个能力很一般的人，平日里自己这份工作已经让我喘不过来气，下了班好不容易轻松轻松，好不容易能和家人孩子在一起，根本没有多余的精力管这些闲事。这次我没有一口应承，说："您说的这个教授我认识，但是人家不认识我，也没有什么交情和过往，肯定没有直接去要号的面子。等我回家打打电话，问问内科的同学有没有办法再说吧。"

回到家里我和婆婆说了这事。婆婆说："怎么这些事都没听你提起过？有再一再二，没有再三再四，要我说，你早就不该搭理她了。"

"她可能也是没办法吧，都是她的同学、朋友，还有上司，可能也是推脱不开。"

"不知道她哪儿来的那么多朋友同学，不知道都是她实在推脱不开，还是自己招揽过来的生意，敢情她拿你这个协和大夫交自己的人缘呢。认识这么长时间，咱家孩子从来都没吃过他们家一块糖、一根冰棍，你这就是在给她免费打工，你知道吗我的傻媳妇？没见过她这么办事的人，人和人相处注重礼尚往来，这要是在咱东北老家，早就没人搭理她了，一点都不讲究。"

我婆婆没什么文化，但分析起人情世故来比我这个博士强多了。

"那个董事长，那是她光头妈的董事长，跟你一个大夫有什么关系？这种官无非是开了一个自己养家糊口的公司而已，权力无非是管理自己的百十来号员工，手里根本没有什么可利用资源，唯一看着有用的可能就是他们家里有钱。可那是人家的钱，你又不能借，再说了，你们俩平常过日子也用不着借钱，你们俩要花的大钱无非就是买房子，那种大钱也不是你替人家挂一个专家号的交情就能借出来的。这种小官最百无一用了，在北京，那些手里掌握着国家资源的官才是真正的手眼通天。"

"不过世事难预料，如果有一天真的要求人帮忙，还真不知道找谁管用呢。您就说那《红楼梦》里头吧，贾府落难被抄，王熙凤下了大牢，年纪轻轻被一卷草席送上黄泉的时候，还不是当年的刘姥姥救了她家巧姐。"

"你这么想事也对，谁知道哪块云彩底下有雨呢？但是当年王熙凤给刘姥姥的那些个恩惠都是信手拈来的，你要是也不费吹灰之力就能弄到张信峥的专家号，那就帮帮光头妈和他的领导，我也不拦着你。"

婆婆最后一句话，彻底点醒梦中人。

张信峥老师在我们眼里就是神仙，高山仰止，平时楼道里问好可以，食堂里碰见打招呼可以，但要是跑到他老人家办公室去要个专家号，我真没有这个勇气，更何况是为这样一个让我激情耗尽甚至有几分厌烦的邻居。

经过一番思想斗争，我果断拒绝了光头妈，直接说自己没有这个本事，要不到这种高级别的专家号。那以后，光头妈很少和我说话，偶尔在小区里碰见了也打招呼，但是再也没有找我要过专家号，我竟然有松了一口气的感觉，浑身也轻松了。

有时候我想，光头妈和我前前后后认识两年有余，时间也不算短了。我这个协和大夫虽然没有一官半职，但总还是有些能量的，如果她能更用心地经营一下我们的邻里关系，甚至不用送礼或者三天两头说甜言蜜语，别鸡毛蒜皮什么大事小情都弄来烦我就行，哪怕平日里趁着遛弯、晒孩子的时候聊聊家常，说说狗说说猫，时间长了也会有感情的。

若是有一天，这个周末总是一起在小区抱着孩子晒太阳聊家常的邻居突然心事凝重地坐到我家沙发上，非常实在地和我说："张大夫，我碰到点难事，您看能不能帮帮我。都怪我去年在公司年会上多喝了几杯，和同事吹牛说自己在协和有个铁磁是妇产科大夫，说不定将来还能结亲家呢，这不，同事们都知道您了。正巧最近我们董事长的爹得了类风湿，在老家看不好，当地的医生推荐他来北京看你们风湿免疫科张信峥教授的专家门诊，董事长找到我，让我无论如何要帮忙。哎，您说我一个小员工，实在不敢得罪领导，而且，今年年底我们部门有个副经理的位子可能就提拔我，我还真想趁着年轻再往上奔奔。我知道您平时忙，多少同事平日里头疼脑热那些小毛病我都尽量推掉，就怕给您添麻烦，但是这次，真是推不过去了，真心希望您能帮帮我。"

我想，以我一贯的做事方式，一定会帮助她的。俗话说小鬼办大事，我虽人轻言微，和张信峥教授根本没有直接对话的机会，但是，我有我的人脉关系。

原来和我一起住集体宿舍很多年的北医同学现在就是张老的博士研究生，我这姐妹别提多会来事了，隔三差五往老爷子家里跑，不是给老爷子带去他爸园子里种的蔬菜草莓尝鲜，就是亲自帮着有肩周炎抬不起胳膊的师母染头发，要个预约号的面子肯定有。

有一种理论，说地球上任何两个人通过六次辗转连线，都能搭上关系。但这种关系太多数时候还是要靠自己经营的，自然存在的关系也有，但可能不牢靠啊。

人脉和感情都是需要经营的，而且，有好钢一定要用在刀刃上。

6. 手术室内高深的医学，手术室外莫测的人心

2000 年，也被世人称为千禧年。

春节前，我去审美剪头发，因为平日里解决了老板娘、造型师的女友们、众多洗头小工们的月经不调、痛经、阴道炎、痤疮还有安全避孕、生孩子等等问题，老板免费给我染了一个市价 198 元的千禧红，还送了 198 元的营养焗油。

美发行业的收费在我看来简直就是抢钱，我值一个夜班才 8 块钱，看一个门诊才 4 块 5，把这些辛苦赚来的计件工资花在这上面，我是无论如何不肯的。不过老板都说是免费送了，我也就半推半就接受了。

从灯市东口走回医院的路上，我不时拿出小镜子对着冬天的暖阳，看发丝中若隐若现的紫红，心想，这也许就是传说中的社会价值，我终于有了价值 396 元的灰色收入。

那一年，华歌尔、黛安芬、安莉芳也都争相推出千禧红内衣系列。三八节是琳琳的生日，我们趁这一天女士用品打折，去新东安市场二层的女性内衣部。我帮琳琳挑了几套，她分别试了试，结果最喜欢的是那套千禧红 588。

我说："这套粉紫色真的很漂亮，今天过生日，买一套吧，女人，要对自己好一点。我妈说，外衣穿什么无所谓，内衣要穿高级的。"

琳琳说："算了，太贵，还是穿咱俩一贯的外贸纯棉白色内裤吧，10 块钱两

条，万一有个同房后出血，或者白带异常都能早发现、早诊断、早治疗。"

回去的路上，琳琳一句话也没说。

那会儿我俩的工资才 2000 多块钱，除了跟着领导出去混混 VIP 病人的高端饭局，有些免费票看看球赛和演出，还有就是尝遍全国各地的干鲜特产，偶尔收些香水、擦脸油、旅游纪念品之类乱七八糟的小东西，几乎没有任何实质性的灰色收入。

路上，我心中暗恨，一切都让那个魏胖子说着了。我们想出卖良心都没有机会。在定专业组之前，我们甚至没有资格在每个礼拜固定的时间出门诊，想昧着良心开大处方拿回扣都没机会。当不上主刀，更别提雁过拔毛收红包了，这些坏事就算我们豁出去了，也轮不着我们干。

后来，琳琳在小商品批发市场花 60 块钱买了一套山寨版的千禧红，颜色也很漂亮。我们看了都说不错，大商场的东西就是卖牌子，贵得太离谱。

几天之后，悲剧接连不断地发生了。先是琳琳的胳膊和大腿都给染红了，睡一晚上觉以后，白床罩白床单的被窝都给染红了。用洗衣机洗了一遍以后，白色的洗衣机内胆都给染红了。挂在宿舍的晾衣杆上，滴下来的水把我的床单都给免费染色了。

不光商家凑热闹，2000 年，连妇女生孩子都凑热闹，都想得个"千禧宝宝"。在我看来，这种行为除了在生孩子的时候造成床位紧张、医务人员忙活不过来容易误事，还有就是长大后给孩子平添升学和就业压力之外，一无是处。

当我顶着洗了几次已经彻底变成千禧黄的一头乱发从浴室回到宿舍，琳琳穿着洗了几次终于不再掉色的千禧粉红在床上看书时，同宿舍的子蛮从外头进来说："你们妇产科的大帅哥萧峰被病人家属打了，听说住院了。"

"为什么？伤得重吗？"我和琳琳几乎异口同声问道。

"还不是你们妇产科一个卵巢癌的老太太，协和的老病号了，突然在家中昏迷，神经内科急诊首诊的，怀疑是脑梗塞。结果说什么也找不到老病历，一线小大夫一边忙着给病人检查并且联系拍片子，一边忙着和病案室联系帮她找老病历。因为就她一个一线大夫，实在走不开，就让病人的儿子去病案室拿病历。谁知道中间怎么回事儿啊，他在急诊和病案室之间折腾了几个来回，还是没找到。坐在诊室里正气儿不打一处来，专等小大夫回来打上一架泄愤呢，正巧萧峰那天负责会诊，他从手术室直接赶往急诊室，结果一推门，和病人家属撞个正着，据说病人的儿子曾经是散打冠军，见推门进来的是个穿白大褂的大夫，还是男的，上来就把萧峰的一只胳膊给卸了。肩关节脱臼的萧峰彻底失去战斗力，任凭身强力壮都没了作用，被打得够呛，据说鼻梁骨都折了。"

我问："住在哪个病房啊？我们去看看他吧。"

"别去了，住在普外科，病房保卫森严，门口贴着大大的告示，上书严禁探视。听说院长还有你们主任书记都去看过了，说萧峰的伤势没大碍，但是心理状态不稳定，已经帮他找了专门的心理医生，而且下了死命令，不让外人进去打扰。你们还是不要造次，让他好好休息最重要，好好梳理一下就没事儿了。"

"打人的抓住了吗？"琳琳问。

"当场就被保安抓住了，110也来了，但是鉴于他妈还昏迷在咱们急诊，好像也没怎么样。"子蛮说。

琳琳什么也没说，穿上外套，出去了。我拨了萧峰的电话，关机。

子蛮说："别想太多了，睡吧，应该没事儿。肩关节早就复位了，其他的都是皮肉伤，萧峰这会儿一定是心里头最难受。"

白天太累了，我从来都是闭上眼睛就睡着，可能是心里惦记着什么都没说、拎起外套就出去的琳琳，半夜里，我忽然醒来。月光照在琳琳的床上，被子下面没有了平日她睡觉时大猫一般的拱起，平平的，我开始担心起来，她去哪儿了？

琳琳的呼机不是汉显，我没法给她留言，于是告诉呼台，帮我连呼三遍。过一会儿，我发现琳琳走的时候根本没带呼机，那玩意儿在她枕边连着怪叫了三回。

我想，她可能是偷着去看萧峰了，于是穿了外套出去找她。

到了基本外科病房门口，发现病房大门紧闭，琳琳蹲在病房门口，两只胳膊平行地向前伸着，脑袋深深地扎到两个膝盖之间，一动不动。

我轻轻地走近她，用几乎听不见的声音说："琳琳，你怎么了？"

她抬起头来，眼睛通红，满脸都是泪水。

"看到他了吗？"

"没有，病房锁了，院长发话，谁也不让进。"

我说："别哭了，回去吧，很晚了。"

她不再说话，用手背抹了一把眼泪，默默地跟在我后面。到了19楼门口，她说："和我说会儿话吧，回去也睡不着。"

我们从国际医疗部的急诊出了住院楼，穿过西花园，走到9号院的大玉兰树下。三月底的北京，正值玉兰盛开，我们坐在台阶上，月光清冷地照在我们身上，大片的玉兰花瓣悄无声息地落在树的周围。

"你和萧峰那么铁？平时看不出来啊。"我递给琳琳一张纸巾，让她擦擦眼泪。

"也不是，关系一般，就是觉得他那么好的大夫无缘无故挨打，心里难受。"

好一阵的沉默，我不知道怎么劝她好，我心里也很难受。

"大夫真是越来越不好当了，整天面对各种苦瓜脸不说，连最基本的人身安全都要受到威胁，谁受得了。社会越来越浮躁，戾气越来越重，越来越不拿咱们大夫当人了，病历找不到又不是大夫给私藏了，或者偷着打包卖废品了，看病没有老病历做参考大夫比家属还着急，你说打大夫干什么？能解决什么问题？好多事儿都奇了怪了，病号饭不好吃也向推饭车开饭的打工妹和护士发脾气，掌勺的大师傅哪是听她们支配的？菜市场的物价哪是医院说了算的？上边医保政策明文规定，急诊每次只能开三天药量，门诊只能开一个礼拜的药量，除非慢性病、肿瘤、肾衰等特殊病种才可能通融，病人说一个月要跑好几趟医院，北京从南到北一堵车就得两三个小时就为取这点儿药容易吗？你们医院这不是明摆着折腾病人吗？于是也指着大夫的鼻子破口大骂。甚至她因为路上堵车来晚了挂不上号，也把市政管理、城市规划该管的交通问题一股脑转嫁给大夫。医保政策那是国家统一制定的，真正在临床一线看病开药、没有一官半职的小大夫根本就没有参与的份儿，要是不认真执行的话就会扣工资、扣奖金、影响职称晋升等等一堆的严惩等着你。病人做CT要排队做核磁要排队做个B超也要排队，病人不满意有火没处发一律拍临床大夫的桌子，病人挂不上号去找大夫加号，加了就千恩万谢，不加就骂你死全家，咒你生孩子没屁眼，明天就要你断胳膊断腿。你当回事儿去报警吧，警察说病人不容易，只是说说狠话撒撒火气，并没有实际行动，怎么可能24小时保护你；你不当回事儿风轻云淡吧，说不定就真有暴徒来砍你的脖子挑你的脚筋，中国的大夫真的是全世界第一苦逼。"

琳琳把积压在心里好久的话一股脑都说出来了。确实，这大夫当得是越来越没劲了。

"我真不想干了。"琳琳抓过外套，从里面摸出一盒烟，掏出火机点着，借着窜动的火苗，我看到她的脸上不知什么时候又淌下了两行眼泪。"我早就不想干了，早就想离开了，只是没想到，这一天来得这么快。"

"别着急做决定，你的内心太敏感，情绪容易受外界事物的影响，别想太多，过两天萧峰没事儿了，你也没事儿了。"

"我熬不住了，身心俱疲，太累了，也许这只是压倒骆驼的最后一根稻草。把大学那五年念下来就已经扒了一层皮，人家别的专业哪有天天晚上到自习室看书的？有花前月下谈恋爱的，有组乐队搞创作的，或者喝酒打架的也算是年轻和激情了一回，就咱们学医这帮傻B，不为爱情打架，不为哥们儿义气打架，却为自习室占座打架。"

"唉，还想那些久远的事儿干吗，都过去了。"我劝她。

"这么多年，外人看着光鲜罢了，日子是怎么过来的，只有咱们自己知道。实习的时候，眼看着我四中那些成绩人品都不如我的，只要是没学医的同学都已经开始体面地工作了、出国了、结婚了，我还一分钱不拿默默地在病房里干活，不管外科内科，都是排班去给全病房的病人抽血。血少的话六点到病房，血多的话五点半就得爬起来往病房跑，碰上好抽的还行，还有一看你胸牌是实习医生就根本不让你抽的。要是一次没把血抽出来，有甩脸子的，有干脆不让你再碰的，还有各种奚落谩骂，我都不知道那时候自己是怎么熬过来的。"

"唉，咱们协和就算好的了，我同学说南方的儿童医院现在根本没法干。谁都知道小孩子抽血和输液最难，她说，有一次一个腹泻脱水的孩子血管干瘪，护士扎了两针没输上液体，孩子奶奶上来就给护士一个大嘴巴，上哪儿说理去？打的不是我同学，但是她立马辞职，去私人医院干高端医疗给有钱人看病去了。收入高、压力小，无非就是没有了某某大医院儿科医生看似光鲜的头衔和铁饭碗罢了，但是只要会看病，到哪儿还不混口饭吃？女人本来也没什么大追求，何苦受那罪！"我只能这样安慰琳琳。

"是啊，拳头不一定落在你身上，却让你心里翻起惊涛骇浪。儿科多不好干啊，小孩子根本不会说哪儿难受，不会说怎么难受法儿，只会哭，过去叫哑科，全靠大夫的临床经验、细心观察。而且小孩看病现在是两个极端，一边是缺钱的，孩子看病没有一分钱医保也不给报，动不动就跟医院闹；另一边是不缺钱的，但是太把自家孩子当回事儿，孩子一生病，后边两个家长四个老人一起跟着瞎着急，不理智不配合治疗的比比皆是。现在几乎没有人爱干儿科，协和儿科连续多少年都招不到八年制的博士，都是外地考研究生考博士生想留北京的，还有一时因为某个偶像大师头脑发热的，或者年少无知误闯误入的。

"好不容易正式工作了，白天没完没了的琐碎事儿，开化验单、开检查单、追结果、粘化验单、收病人、手写病历，每收一个病人都要写满整整正反三页纸啊！然后就是没完没了的谈话签字、输血同意书签字、委托书签字，手术日里就是上手术台拉钩，晚上再看书、看文献，想着领导查房时会提什么样的问题。三年了，咱们把妇产科的各个地方都轮转了一遍，学会了什么？日复一日地重复着、忙碌着，动不动就是呼来喝去，动不动就是疾风骤雨一顿臭骂，这些咱都忍了，可是咱们学会了什么？自己能干什么？"琳琳说完，把手指深深地插进头发里，长长的烟灰折了，撒在她满头秀发上，我赶紧帮她掸掉。

琳琳又掏出一根烟，用快抽完的烟头对着点着，烟头被扔到一堆坠落的玉兰花瓣中，一阵小风吹过，烟头明暗闪烁，玉兰花瓣在灼热下痛苦地挣扎和卷曲着。

琳琳深深地吸了一口烟说："咱们在产科能做的唯一的独立事件就是接生，可是你知道吗？那是助产士的活儿，只要初中文化就可以，连着接上几十个就能驾轻就熟，全中国就协和一家是临床大夫接生；咱们轮转计划生育，就学会个做人流、上环和取环，连个绝育手术都不会做；咱们轮转妇科，连腹腔镜那几个扣眼儿大的刀口都轮不上切，套管针更是轮不到扎，日复一日，除了扶镜子就是举子宫。人家美国的腹腔镜至少都是两个屏幕，一个给术者看，一个给助手看。咱们呢，穷得就一个给术者看的屏幕，还正摆在咱们举子宫的人的身后，以为咱们住院医生后脑勺上长眼睛吗？窝在病人的两腿中间，要想看屏幕，得 180 度扭脖子，遇上手潮的教授，脖子都快扭断了，手术还没做完。碰上手潮嘴又损的主刀，上台就是一场浩劫，一台腹腔镜子宫切除术能骂死你。你说你是术者，你让子宫往左举，您就明确指示，我们就往左举，不能说我们做不出您期望的下一个动作，就得被骂成笨蛋吧？还有的教授，发出任何指示一律采取呼啸式，当手术室是呼啸山庄吗？手术一旦不顺利，不是骂助手就是骂器械，你看老郎的手术牛 X 吧，可是人家手术台上骂过人吗？没听说过吧？真正牛 X 的主刀根本不挑剔助手，哪怕对面是个猴子，只要有两只爪子，只要能稍作配合，就能顺利完成手术。这也就是协和，一辈子混饭吃的地方，一辈子要寄于教授的篱下，没人敢顶嘴，这要是外企，谁敢？管理者都要学会千方百计留住人才为我所用，否则人家有技术在身，早摔耙子走人了。

"咱们轮转妇科肿瘤，也就是知道了什么是肿瘤细胞减灭术、什么是宫颈癌根治术，手术前往阴道里填纱条子的活儿都轮不上我们干，咱们上头的主治大夫也太能溜须拍马屁了，那活儿有什么技术含量啊？也自己霸着不让我们动手。我在肿瘤组整整轮转了两轮，每轮四个月，管过几百个病人，连一个超过 15 厘米的刀口都没有轮上过缝合，更别说开肚子了。你想想，除了能给阴道炎的病人开个达克宁，咱们还能干什么？达克宁还是非处方药，老百姓下身痒痒，自己到药店柜台花钱就能买到。咱们甚至无法独立完成一件真正意义上的手术。统统这些，让我觉得自己的存在一无意义、二无价值，就像无数产生后注定被牺牲掉的那部分精虫，在黑暗的阴道里奔跑着自己的奔跑，厮杀着自己的厮杀，却根本见不到光明，也找不到出路，生命的轨迹在开始的瞬间就已注定，自己根本不是那个能够跑到终点的精虫儿，只是用来牺牲、陪跑和垫背的，我们终将于历史的滚滚红尘中烟消云散、灰飞烟灭。"

"别看轻自己，再不济咱们还是这场精子圣战的胜利者呢，起码打从娘胎里生出来就比那些生化妊娠、胚胎停育、自然流产、早产和夭折的赢在了起跑线上，到最后还不一定谁伟大、谁不朽、谁大富大贵呢。人生的修炼光'宠辱不惊'是不够的，在协和当住院医师，就是要学会'辱辱不惊'，才能没脸没皮无知无畏地混下去。"我想起当年龙哥给我鼓劲的话，拿来安慰琳琳。

但是她仿佛根本听不见我说什么，也根本不需要所谓的安慰，只想诉说："还有，我们混了三年了，要技术没技术，要脸面没脸面，连一个自己的办公桌甚至抽屉都没有，来亲戚朋友介绍的病人我都不好意思请人家到病房来，就是因为连个坐的地方都没有。我们的产科，连一个独立的值班室都没有，实习大夫、一线二线不分男女，统统睡在 8 楼那一个狗窝里。

"24 小时住院医师制度，没有下夜班制度，只要有夜班就要连续工作 36 小时，协和人字典里就没有'劳动法'这三个字，工会除了三八节发洗头水从来不替医生说话。每个月领到那 100 块住院医师补贴连商场里一套正品蕾丝内衣都买不起，我身上这套千禧红掉色的故事，大家都当笑话听吧？我自己一边洗一边偷着掉眼泪你知不知道？更别说买房子了，李天在外科，奖金还没咱们妇产科多呢，我们俩凑一起才不到 4000 块钱，连一套单元房都租不起，还要和房东合租，你知道吗？我为什么老住在宿舍，李天要是上夜班，我都不敢一个人回家，那个诡异的单身男房东真的是太可怕了。

"岁月留给人的记忆通常是失意和困惑。被协和熏得久了，习惯于这种味道，难以言表的协和味道，实习完了咱们都是自然而然就留在协和了，觉得这是一件浑然天成的事情，其实，那时候我们真的没有好好思考过，也没有人替我们思考过，我们的父母都觉得这是一份特别有前途和钱途的工作，但是，只有真正工作在其中，才能体会到协和住院医生的悲哀。可是，离开后，我们去哪儿呢？我们干什么去呢？

"住院医生现在轮转叫培训，我们小，什么都不会，是应该轮转，是应该培训，本事不都是在干活的过程中学到的吗？但是现在协和的妇产科根本没有一个固定的培养计划和模式，工作不到 5 年当不上住院总医师，工作不到 10 年当不上主治医师。原来说聘了主治医师就定组，现在是聘了副教授还在外头漂着，还轮转，还是没有固定的门诊时间，不能收病人做手术，还是每 3 ~ 4 个月轮转一个科室。

"如果一个企业，去一个新的地方，一般会有人带着适应一段时间再让你单独干。而在协和妇产科，永远是周一早交接班，周二就上新班，今天还在这里，明天就会到一个完全崭新和陌生的专业组去。没人带，没有过渡，突然一下，这段时间多苦闷只有咱们自己知道。每到一个新科总需要 1 ~ 2 周的适应时间，了解病房环境、拆线换药的东西放哪儿，病人的大致特点，同事、主治医生和教授的工作习惯等等。而当你刚刚适应这一切，几个月后，你又被调走了。一直这么轮转啊轮转，不固定的同事，刚刚还天天见面，突然就一年半载见不着了。虽说妇产科是一个大科室，但各个专业组之间差别大，各个专科都在发展自己，住院医师在一个专业组轮转，跟专科几乎没有一点关系，那些专科特有的技术你根本没有机会上手，完全没有自己的专业和归属感。还有就是收入，收一个病人和收四个病人，对一个住院医生来讲，后者累多了，但多收病人所带来的科室效益跟我们基本没有关系，那我们为什么还要那么努力地干呢？"

"唉，没有归属感，于是产生无助和无望的负面感，就是这样，可是有什么办法，住院医师就是这样，期盼着有一天能有出头之日吧。"凉凉的夜晚，我也被她说得凉凉的，再没法勉为其难地散发正能量温暖她。

琳琳接着说："在协和，人历来分三六九等，吃饭的地方专辟有教授餐厅，国庆春节发过节费，每个等级各有参差，就连胸牌都是各不相同，你挂一个实习大夫或者研究生的胸牌试试，你给饭卡充值都有怠慢和白眼。就咱们医生来说，协和医大的博士是一等人，七转八是二等人，咱们毕业后就来实习的算是三等人，那些胡子拉碴外地考来的硕士博士还不如我们，彻头彻尾的四等人。都说长江后浪推前浪，前浪说我才刚到沙滩呢。咱们还坚持什么呀，就算论资排辈也不是每一拨人都能轮上的，我真的不愿意再等了，不愿意再耗下去了。"

"要是离开协和，你准备去哪儿？"

"没想好，就是想离开。"

"还想当医生吗？"

"当然，这是我终生喜欢的事儿。"

"去私营医院？"

"没戏，我研究过，现在的私营医院分两大阵营：一类是早年间在电线杆子上贴小广告，动辄老军医坐诊的莆田军，现在改头换面了，仍然是狠打电视广告，专看男科性病和不孕不育的，昧着良心没有底线的事儿，咱们肯定不能干；另一类就是和睦家这样的高端医疗，不骗钱，薪水也高，但是人家需要能拿起一摊活儿的大大夫。人家问我有什么专长，我说我会写病历，开化验单特别快，很少犯错，跟 B 超科软磨硬泡加 B 超的时候最有两下子，十拿九稳，领导都夸我比别的住院医师解决问题的能力强。人家要是问我会做什么手术，我说人流、刮宫、巴氏腺囊肿，还会在教授做完手术后独立缝合腹部伤口，然后，就没了。我总不能说我特会拉钩吧？我总不能说我最会在手术台上察言观色吧？我知道领导手术做到哪儿的时候就把钩往哪边拉，手术台上领导高兴的时候我说什么，领导不高兴的时候我说什么或者干脆闭嘴，我总不能说我在手术台上基本不挨骂，领导经常夸我机灵，比那些刚来的愣头青住院医师强多了，那我不是让人笑掉大牙吗？人家聘任我干吗？

"我并没有找好我要做的工作，我也不是逃避，我只是清醒了。我认识到，我不要协和这样高压的生活，我不仅要工作，我还要生活。我希望自己能有精力像关心我的病人那样关心我自己。

"协和的每一个住院大夫，内外妇儿全算上，哪个不是在煎熬，我知道大多数人都在坚持，大多数人都在苦中作乐，教授们当年也都是这么熬过来了。可是我熬不住了，死机了，精力和心力都崩溃了。我不是绝望，我是幻灭，是认识清楚现实以后的无助、无望和无用感，张羽，我不能再骗自己了。"

琳琳在夜里号啕大哭，我在一边静静地守候，也默默为自己纠结的过去和缥缈的将来抹了几把眼泪。等她彻底哭完，我收拾了地上的火机和烟头，拉着她回宿舍睡觉。

两天后萧峰出院了，半个月后萧峰上班了，又生龙活虎地出现在手术室了。

很多人说血气方刚的萧峰经过这次被打事件，肯定辞职不干了，这种憋屈谁受得了？很多人不忍在他面前提伤心往事，包括我，他也似彻底地忘却了。我想，他一定也寒心过，也想过一走了之，美国有那么好的生活等着他，何必留在此等乱世伺候这份猴儿呢？他留下来一定是内心真的喜欢当大夫，还有那把能切肿瘤的手术刀勾着他的魂。

琳琳也没走，因为她和我一样，协和妇产科的第三年住院医师，狗屁不是，根本无处可去。

生活总得继续，无论昨天你的内心有怎样的硝烟和苦涩，一眨眼，你又要面对一个全新的病人，她对你在过去发生了什么一概不知，她只知道自己在奔向幸福快乐的康庄大道上突然身上出了毛病，期盼你尽快并且尽善尽美地修理完美之后，再次上路。你所有这些想法和苦楚，和人家根本说不着。

* * *

如果说现在的协和还有林巧稚再世，那一定是许宁教授。她是林巧稚的亲传大弟子，一样的干净利落，一样的严谨。在我们小的看来，她永远一脸严肃，异常较真，我们都有点怕她。最像林巧稚前辈的是她亦终生未嫁。

　　从我来协和当实习大夫第一眼看到老太太到现在，似乎她就没有改变过模样。永远是梳在耳后齐齐的短发，花白中夹杂着些许灰黑，面皮白嫩干瘦，从无粉饰，下身从来都是七分或者九分的窄脚裤。夏天，她穿一件格子或者小花衬衫，第一个扣子永远严谨地扣着。我想象她衬衫里面的身体，小腹上没有妊娠纹，乳房没有因为哺乳下垂，一层肉皮包着小小的骨棒，很少的脂肪和皮下组织，平滑，但是不平坦，满是岁月的褶皱。

　　她右胳膊上总挂着一个帆布包，穿素色的时候，包是小花的，穿艳丽的时候，包是淡灰格子的。

　　我和琳琳一直热衷看花花绿绿的时尚杂志，2007 年的时候，国外设计师一如既往地设计牛皮子、蛇皮子、鳄鱼皮子的包，有时候还往上粘鸽子毛，鸵鸟毛什么的。后来估计实在是黔驴技穷没什么新花样了，反其道而行之弄了一个白色粗帆布的手提袋，还龙飞凤舞地写着 I am not a plastic bag（我不是一个塑料包包），据说 5 英镑一个在英国瞬时抢购一空。很快，北京西单地下的 77 街就有了山寨货。

　　琳琳花 35 块钱买了一个山寨货，也学许老太的样子挎在右胳膊上，还恬不知耻地问我："哥们儿，我身上有没有许教授的影子？"

　　我说："呸，你小妖儿再折腾顶多算个小资产阶级，哪儿有许老太的大家风范！"

　　琳琳嘴巴一撇很不服气地哼了一声说："你这个只会穿 T 恤衫和牛仔裤的愤青不配评价我，我将来要做一个穿普拉达的女魔头。"

　　"那趁早改行到外企卖药去吧，卖医疗器械也行，据说挣钱更多，但是你现在有点高不成低不就了，出国或者下海当医药代表都要趁年轻。"

　　琳琳突然把包扔到一边，眼睛看着窗外说："如果方向错了，什么时候迷途知返都不晚。张羽，你有没有觉得我们就像渔夫船上的鸬鹚？"

　　"怎么说？"

　　"年少无知上了贼船，发觉的时候想下船，但是因为付出太多又舍不得，于是就留在船上，日复一日地捕鱼。捉来的大部分鱼都被渔夫拿走了，自己只能混个温饱，鱼恨我们，渔夫也不待见我们，真是太可怜了。"

　　我突然预感琳琳要走了，她已心生去意，只是还缺少一把拉拢或者助推，就像悬崖边的一块石头，只需风吹草动就可能发生剧烈的变动。

2007 年我和琳琳早就考到了卫生部颁发的主治医师资格证书，但是医院实行评聘分开制度，我们还都被当成住院医师使唤。

工作十年后，我们仍然是做助手，没有自己的床位，没有能用的手术台，没有自己的专业方向，在无数个妇产科病房之间反复轮转，劳动价值被极大剥削。劳务费按照总住院医师的系数分配，所有人自然是敢怒不敢言，因为你不愿意干的话，有得是人愿意干，不高兴你就走人，没有人拦着你。更何况比我们年资高的副教授还被当成主治大夫使唤，还有多少正教授被当成副教授使唤呢。

有本事的、敢下决心的早都走人了，只剩下一群辛苦劳作的死心眼的鸬鹚，梦想着有朝一日，自己摇身一变也能成为渔夫。

世间风云变幻，你来我去，只有许老太依旧挎着她的小布包，气定神闲。她走路的时候永远是目不斜视，似乎总是在思考，见到人会微微低头和浅笑，那微笑是问候也是报平安，更是一种温柔的拒绝，让你没法缠着她跟她说一些"明天职称评定您要投我一票啊"，或者"后天我家邻居剖腹产，您看能不能安排在半夜十二点呢，这个是花了 2000 块托人专门请大仙算出来的吉日良辰"等等污七八糟的事情，就像身外事从来都不曾打扰她，也无法和她错综交织。每次路上看到她，我仍然会不由自主地联想到照片上从未谋面的林巧稚，她穿旗袍，绾发髻，清瘦，亦该是同样的谦卑、内敛、低调、平和吧。

周末去西单，我也花 35 块买了一个不是塑料袋的帆布包，周一上班我特意配了一条亚麻色的阔脚裤，蹬了双平底鞋，把布包挎在右胳膊上甩甩哒哒地扮酷，自认为有几分波西米亚风情。

刚进住院楼，正碰到许老太迎面走来。这次，她主动停下来和我打招呼。我正受宠若惊而且惊魂未定之时，她说："小张啊，裤子穿着一定很舒服吧？"

我说："是啊，是啊。"

"这裤角是不是太肥了，在医院里走路要是扫着地面可不卫生，回家后要是和家人孩子的衣物混在洗衣机里一起洗，也是对亲人的不负责任啊！医院里的细菌病毒你是知道的，我们待久了都有抵抗力了，家里人可未必有啊。"

那以后，上班的时候我再也没穿过阔腿裤，一律窄脚裤。

　　林巧稚的床头有一部老式电话机。她说，她是一辈子的值班医生，任何时候，只要病房有事，任何级别的医生都可以直接给她打电话请教和请示。在我看来，更多时候应该是求救。试想，林巧稚挂好电话，掀被下床，套上旗袍，小碎步一路火急火燎赶往病房解救了多少生命，尤其是产科，更多时候是一次事件大小两条人命。不知道她重返清冷孤灯之下是否还能安然入睡。

　　但是，我知道，一个夏日的夜晚，许老太挎着她的小布包火速赶往产房，在救急、救火、救人命之后，没能再安稳地躺回她东堂子胡同的那间单人房，而是被撂倒在骨伤外科的病床上。

　　白天的时候，她带我们查房，有一个孕妇坚决要求剖宫产，却没有任何手术指征。肚子里的孩子估计也就 6 斤，骨盆也正常，年纪轻轻，还不到 30 岁，没有任何心肝脾肺肾方面的毛病。许教授说："目前还没到必须做手术的地步，先试着生吧。"孕妇的爱人堵在病房门口大喊："你们为什么不给我们剖腹产？要是生不出来不是还得剖吗？我们不愿意试，谁要是让我老婆受二茬罪，我跟她没完。"

　　那段时间，许教授虽然负责管理病房，但是已经不承担夜班值班任务了，听着家属在外面的叫嚷，她眉头轻皱，似乎有些担心，转头对我说："这个孕妇可能会有点麻烦，生的时候顺利就罢了，要是有任何风吹草动，你们脑袋灵光些，多注意观察，有事儿一定给我打电话。"

　　当天下午，那个孕妇真的临产了，产程进展还不错。但是，在我们例行的胎心监测过程中突然出现频发的胎心减速。减速就是胎儿心率的减慢，有病理意义的减速意味着孩子在子宫内存在缺氧，也叫宫内窘迫。我们一边积极准备手术，一边打电话通知许教授，一边和家属谈话签字。

　　家属一脸气愤，指着我的鼻子大骂："你们一帮大夫护士都是吃屎的，我早晨就让你们给我老婆剖腹产，你们都说她能生，让她试着生，现在又说胎心不好不能生了，你们这不是自己打自己的嘴巴子吗？"

　　我说："生孩子这事儿就是边走边看，碰到什么事儿说什么事儿，这种胎心的突然变化是很难预料的，再说我们也不是没有对策，为了大人和孩子的健康，您还是尽快签字吧，其他的以后再说。"

　　他气哼哼地在手术知情同意书上签了字，然后拿签字笔指着我的鼻子说：

"要是我们家大人孩子有个三长两短，你们走着瞧，谁都别想消停。"

这是人生第一次，我一个身高不到一米六的弱小女子被一个五大三粗的陌生男人指着鼻子辱骂和威胁，就差拿那支让他签字的笔直接戳瞎我两个眼珠子了。我心里头特别害怕，又难过，还很委屈，又没地方说去。而且，也没有时间想太多，时间就是生命，尽快剖宫产捞出孩子最重要。尽快剖出孩子，尽快让孩子脱离险境，只要孩子没事就好办，事后再解释吧，人心都是肉长的，我们产房里医生护士一群人都在为他老婆孩子一路小跑马不停蹄，他又不是看不见。

许教授赶到手术室后，看了胎心监护图，也同意我们的处理意见，尽快剖宫产，帮助孩子脱离险境。

何谓险境？此刻，子宫不再是温柔乡，孕育他的他妈妈的肚子就是险境。每一次子宫收缩都是在挤压和推动胎儿，将他推挤向产道以外，推送的同时也在充分地挤压胎儿。挤压帮助胎儿排出双肺的水分，让每一个肺泡在出生后都能随着新生儿第一口吸气瞬时张开，建立呼吸，再发出人生的第一声啼哭。挤压还能帮助新生儿的皮肤建立触觉和感受，建立空间和平衡感。此外，可能还有很多我们人类尚未发现或者根本无从知晓的潜在益处。

产道的挤压是阴道分娩无法替代和无可比拟的好处，但是，这种挤压同时也在考验胎儿的耐受力。胎儿的血液是从胎盘来的，胎盘的血液是从子宫来的，子宫的血液是从双侧子宫动脉来的。粗大的子宫动脉进入子宫肌层后变成螺旋状，就像无数个席梦思弹簧一样分散在子宫肌层。每次子宫收缩，子宫的肌层都会发生极度的挛缩和收紧，像一个压扁的席梦思床垫，此时其内部的所有螺旋状子宫动脉都是受压和干瘪的，不再有血液流过，也无法提供氧气供应。也就是说每一次子宫收缩，每一次挤压，胎儿都处于暂时的相对缺氧状态，只有等子宫放松了，肌层的动脉不再受压，新鲜血液重新灌注到这些螺旋状的子宫动脉，胎儿才能重新获得血液和氧气。分娩过程中的胎儿，就像一个羊水中的马拉松运动员，胜利到达彼岸之前，需要不停地忍受子宫收缩时的"憋气"，在子宫舒张时才得以"喘息"。

生孩子的三大要素：产力、产道、胎儿。胎儿先天禀实，有很好的贮备和耐受，个头不大也不小，产道宽裕或者起码够用，子宫有张有弛并且张弛有道，以上这些共同促成一场平顺的分娩。

可事实上，总会有一小部分孕妇，在临产到分娩这十几个小时的生产过程中出现这样或者那样的问题。例如，原发性的子宫收缩乏力，没有明确的病因，她的子宫就是不好好干活，收缩的频率慢，收缩的力度小，产程进展缓慢，孩子耐受缺氧的时间就长，可能就会宫内窘迫，生出来的时候就会有窒息。或者，有的宝宝在精卵结合受孕之初，染色体或者某个位点的基因就决定了他是个孱弱的宝宝，他的大脑细胞、肝细胞、肾细胞的数目可能都比正常的孩子少，他的出生体重小，胎盘也小，也就是老百姓所说的先天不足，这种胎儿耐受缺氧的能力也会很差。这部分孕妇如果试产，受二茬罪的可能性就非常大，就是肚子又痛了，又挨了一刀。

如何判断、发现、找出这一小部分孕妇，不让她们受二茬罪，保护略微孱弱的宝宝平安来到人间呢？答案是，没有办法。以目前的检查技术和手段，医生无从得知。

但是作为产科医生，能让所有的孕妇都剖宫产吗？答案肯定是不能，况且，手术也有手术的风险。我们只能让没有剖宫产手术指征的孕妇都试着生，一边生，一边看，多数能自己生，任何一个时间点上出了什么问题，就处理什么问题。任何一个时间点上出现了不能再生下去的问题，再助产，再剖宫产。

当一个产前检查一切正常的孕妇，幸福地抚摸着她的大肚子，脸上挂着笑容站在你面前问："张大夫，我能自己生吗？"医生要怎么回答她呢？应该说，绝大多数人，只要是能顺利怀孕，说明参与生殖这套零件基本合格，孩子这东西，大多是能怀上就能生出来，过去在旧社会的炕头上能生，在新社会的产床上，还有医生的帮助，应该说一定能生得更好。

协和哪个知名的产科大腕也不敢给一个还没有临产的孕妇打包票，说她一定能自己生出来。虽然，大多数时候，产科医生是需要用"能生，没问题，你产检一切正常，试着自己生最好"之类的话语来鼓励孕妇。因为良好宫缩的产生是一件非常奇妙的事情，不光依赖子宫肌肉纤维良好的先天发育，母亲和胎儿共同分泌的分娩激素，更重要的一条就是精神因素。只有孕妇有了能生的信心和决心，她的大脑才会调动她的整个身体，成为一个和谐的、轰轰向前的机车，经历阵痛，让一个新的生命诞生。这是一个正反馈，越有信心自己生的，顺产的可能性越大，越是胆子小，怕疼，天天念叨着不行就剖腹产的，越是可能发生难产。在生孩子这件事上，孕妇的信念是绝对起作用的。

去刷手之前，我又听了一次胎心，128 次 / 分（正常胎心率是 120 ～ 160 次 / 分），还可以，胎心恢复上来了。

我一边刷手，一边望着窗外。灯火阑珊中，整个城市都睡了。北京，东单，王府井大街，帅府园一号，北京协和医院，新楼，手术室，2 层 2 号手术间，一群吉凶未卜的医生，一个产科教授，两个产科值班大夫，两个麻醉大夫，一个新生儿科大夫，一个巡回护士，一个器械护士，手术室里一共八个人，各忙各的，准备抢救孕妇肚子里吉凶未卜的孩子。

我踩下脚踏板，在流水下冲掉第一遍消毒泡沫，用刷子接了新的消毒液，继续刷手。在日复一日的机械性重复之后，我早就不像刚实习时那样菜鸟，全神贯注在刷手这件事上了。

我扔掉刷子，举着两只胳膊，进了手术间。助手已经完成了消毒和铺巾，我用护士递过来的手术巾擦干消毒过的双手，穿手术衣，戴无菌手套，站在手术台上，用有齿镊夹起切口部位的一处皮肤，问手术单下方的孕妇："疼不疼？"

她说："知道你在掐我，但是不疼。"

我说："好，手术马上开始。整个手术过程中你都是意识清醒的，知道我们在拉扯和切割，但是不会痛的，好好配合，不舒服就说话，千万不能乱动。"

腰麻起效就是比硬膜外来得快，打完针不用等麻醉平面，我们的麻醉医生绝对专业，最分得出手术病人的轻重缓急，关键的时候总是特给力。

2007 年，整个协和妇产科的手术观念已经发生了很大改变，不光是技术上的，更多是对女性人文关怀方面的。首先，手术观念日趋保守，能保守治疗的尽量不开刀。此外，绝大多数妇科良性手术都已经能够通过腹腔镜和经阴道手术等微创方式完成，切竖刀口、留大伤疤的已经很少。产科方面，剖宫产已经常规采用横切口，即使是急诊手术，只要条件允许，也是尽量选择横切口。

我不必像当年车娜那样，顶着众口铄金的压力、逞着小愤青特有的干巴劲，才敢在急诊手术时在病人肚皮上横着开刀。

几分钟后，孩子出来了，肤色发紫，还有点软，幸亏及时剖了，再生下去说不定就会死了。对于窒息的孩子，除了保暖，最重要的就是清理呼吸道，及时帮助他建立呼吸。

　　许教授和新生儿科医生早已准备好开放式暖箱和新生儿复苏的各种设备，她嘴里叼着吸痰管，戴好手套，密切注意着手术台上的动静，等我捞出孩子后尽快进行复苏。

　　断脐后，我将孩子放到暖箱预先烤热的大毛巾上，回到手术台继续完成手术。许教授迅速擦干孩子的身体，然后用吸痰管清理孩子的口咽和呼吸道。

　　我返回手术台，为了减少出血，助手已经用三角钳将子宫下段像张开的嘴巴一样的切口创面分次进行钳夹。这时，胎盘已经剥离，我牵引着脐带，一边将其娩出，一边间断用余光瞄着孩子的情况。

　　"心跳至少100次，不用太担心，先清理一下呼吸道。"儿科医生在向许教授汇报。孩子吸入的羊水特别多，吸痰管的缓冲小壶很快就满了，再吸，一定会把羊水和胎粪吸到嘴里的。当时的情况根本不是分秒必争，而是秒秒必争，她没有更换新的吸痰管，而是把吸到嘴里的羊水吐出去，继续吸痰。然后，她左手搬下颌，让孩子的头后仰，充分开放呼吸道，将氧气面罩扣在孩子的口鼻处，开始加压给氧。1，2，3，4，我一边用血管钳钳夹最后附着在子宫上的一点胎膜，将胎盘胎膜完整地娩出子宫，一边听那熟悉的加压气囊的节奏。5，6，7，8……一共12下，拿走面罩的一刻，哇的一声，孩子哭了，身体红润了。

　　没有电影中的欢呼雀跃，小护士也没欢蹦起来，我们每个人都戴着无菌手套，各自守着自己的一摊活，没人会像电影中一样击掌庆贺，谁都不能停下来，更没有松一口气的感觉。许教授再次结扎脐带，同时问我："台上的情况怎么样，子宫收缩好不好？"

　　我彻底娩出胎盘和胎膜后，用干纱布清理宫腔，说："还好，胎盘出来了，出血不多，马上缝合肌层。"

　　新生儿出生后因为有过窒息，许教授说："最好送到儿科观察两天，应该没什么大问题，将来不耽误考北大清华。"话尾，我似乎听到她轻轻的、呵呵的、被自己的幽默逗乐的笑声。

　　她说："小张，你慢慢缝，我去和家属交代一下病情。"

　　所有人如释重负，竟然没有人意识到手术室外的危险。

　　后来，听说在手术室门口，那个五大三粗的家属听说孩子窒息了，还要送儿科住院，一拳就把老太太的左侧锁骨打折了，我绣完肚皮上的最后一针，老太太已经被送到外科病房。

我让助手送病人回病房，根本没换手术衣，一把扯下口罩，匆匆赶到病房，远远的，宽大的白色病床上，许老太瘦小的身躯窝在里面，像一片树叶，又像风雨中的独木舟。她的眼神依然明亮，表情依然镇定，看到我的时候，甚至依然有往日的微笑和矜持，有往日的冷静和拒绝。

我一把鼻涕一把泪地问："疼不疼啊？"

她说："刚打了止痛针，早不疼了，就是心里有点不舒服，很快会好的。"

老太太出院了，因为没有爱人，也没有儿女，只有一个远房的侄子，还住在良乡，不能每天来看她，我们病房的大夫轮流排班，每天派一个人去照顾她，人手不够的时候，实习大夫和进修大夫也都参加进来。

我最愿意在夏日的午后，不说话，就那么陪着她。阳光照进她的房间，斑驳的影子落在那些书和书架上，落在那些老式家具上。她仍然穿一件棉布衬衫，不说话，总是在看书，她的很多大猫围在她身边，或者睡懒觉，或者要鱼片吃，或者绕着她的老藤椅追着咬自己的尾巴。

我问："您恨吗？"

她说："不恨。"

我说："那天要是我出去交代病情，就打不着您了，我年轻，骨头结实，估计不会骨折，最多皮肉红肿，过两天就好了。您这伤筋动骨的，怎么也要100天啊。"

她说："打了我，就打了，要是打了你，即使不骨折，你的心也会淌血，你可能就不干了。我们老了，很快干不动了，你们小的又都不干了，那些孕妇怎么办？"

伤愈后，老太太彻底不再管病房的事了，只看门诊，后来，就去了港澳中心楼上那家高级私人诊所。

我问："那里工作开心吗？"

她说："挺好的，有钱的病人总的来说素质还是高一些，不会动不动就揪医生的脖领子，吵吵嚷嚷。还有就是老外多，她们都听医生的话，从来不跟大夫讨价还价。最重要的是，还有车接送我上下班，现在年纪大了，不愿意走路了。"

"还有啊，"她故意低下声来，"你可不要告诉别人，那里给的钱还是蛮多的，看两个病人就够在协和看一上午的专家号了，可以去买进口猫粮和金枪鱼罐头喂我那些大猫了，让它们也开开洋荤。"第一次，我看到她孩子一样天真又狡黠的笑。

7. 琳琳的选择

许教授离开协和后，没人再像当年的林巧稚一样住在医院旁边，一个电话就能从家赶到病床边。国营单位分房福利取消后，北京的房价翻着倍地往上涨，医生都住到四环五环通州顺义去了，产妇再不寻常的喊叫也无法把医生从几环外吸引过来了。有了电子监护仪后，再不需要把耳朵贴在孕妇肚皮上听胎心了，很少有医生再去拉产妇的手或者擦汗了。产科仍然不提供在欧美国家已经运用得非常成熟的无痛分娩，撕心裂肺的惨叫仍然每晚从产房传出。

但协和仍然是协和，而且越来越紧俏，建档制度逼迫备孕女性还没停经呢，就跑去买试纸条验孕，一旦有两条红杠出现，哪怕其中一条极其微弱，就得赶紧挂号建档，才有机会争到一张九个月以后自己分娩时候的床位，这让在协和生孩子活生生成了一件奢侈的事情。

那以后，接连又发生了几件事：医生给一个胎位不正的孕妇手转胎头时发生了百年不遇的脐带脱垂，几分钟孩子的胎心就没了；紧接着，又有一个做了剖宫产可能就没事的巨大儿，医生没有做手术，结果孩子生出来的时候就没气了。

同时，协和之外也不消停，用了不知道多少年的产科引产古法——蓖麻油炒鸡蛋，导致产妇发生子宫破裂，最终人死了，医院败诉。第二天，协和产科临床用了好多年的蓖麻油炒鸡蛋引产法，还有产科实验室进行了多年的基础研究，并且先后成全几位博士研究生顺利拿到学位的"蓖麻油炒鸡蛋引产的作用机制"，一下子都停了下来。

那以后，协和产科的剖宫产也不再控制得那么严格了。因为，我们确实无法保证每一个孕妇都能顺顺当当地生出来，我们也确实无法保证不让每一个试产的孕妇遭受二茬罪。再后来，一些常用的助产方式，例如手转胎头，甚至低位产钳，渐渐地都失传了。医生再也不死命为难产妇，严防死守剖宫产手术指征了，差不离的都拉去剖了，反正大多数家庭就生一个，剖了也就剖了。再者说，人家孕妇也有道理，你们协和不给我们提供无痛分娩，我们就是怕疼怎么了？我们就是不生，我们有选择自己分娩方式的权利，你们大夫做不了这个主，医疗是服务行业，我们选择剖，你们就该为我们提供医疗服务。

再以后，大教授在不值班的时候，也很少主动过问产房里七零八碎的小事了，值班表上该谁负责就谁负责。社会越来越快地向前发展，每个人都开始关注自己的生活质量，谁又愿意生命中的每一个24小时都充斥着工作呢？况且，这工作除了技术上的惊险，还充满人性上的惊吓。

这也锻炼了我们后辈异常顽强的战斗能力。

35岁那年，我开始值长三线夜班，就是每隔一晚上值一个夜班，单号我值，双号琳琳值。我身在中国，执行的却是完全的美国时间，这种工作，我俩一干就是小一年，终日时差颠倒，满脸蜡黄。白天，世人神采奕奕朝气蓬勃上班去，我则带着满脸困倦逆着城市上班的滚滚洪流赶回家睡觉。晚上，世人倦鸟归巢，我却要吻别女儿，接过整个妇产科白天的一大摊子事，工作才刚刚开始。三线是夜间整个医院里所有和妇产科相关事物的总指挥官和执行官，好在有什么重大事件还可以和四线商量。最怕的就是周末，个别四线不仅不在医院，还不在北京。碰到个别的教授就更惨了，他们白天霸着社会主义大家庭的床位和手术台，只收熟人、有关系的病人做手术，对于聘了主治大夫甚至是副教授的中层医生，一律以能力不足为借口挡在专业组之外，而在夜班来了又穷又急又没后门病情又重的"滥病人"时，他们一律在电话里对你委以重任，说你没问题，说你什么手术都能做，你就放手做吧，然后挂上电话接着睡觉或者继续在外头不是讲课就是开刀，在迈向个人幸福的康庄大道上卖力奔跑。

在经历了一个个惊心动魄的夜晚之后，闲下来的时候，我总是惦记东堂子胡同那个清瘦的老人，那个一生都准备随时听从病房呼唤的老人，还有一群大猫，是否安然依旧，是否于漂泊乱世依旧宠辱不惊。

许教授走了，琳琳也走了。

　　在成为主治大夫和副教授以后的若干年里，在经历日复一日的煎熬和历练之后，在终于练就了一把手术刀之后，琳琳仍然在协和没有一席之地，或者说就算论资排辈，还仍然轮不上她。

　　还是千禧年夜里我们在玉兰树下说过的那句话，长江后浪推前浪，前浪还刚到沙滩上，岂容小字辈如何怎样？

　　琳琳说，她不能让这把手术刀闲着。

　　每个星期五，她都穿过臭气烘烘的候车室，挤过自己前胸贴别人后背的检票口，坐上散发着各种人类的体味还有频率不同的大小呼噜声的绿皮火车，从首都北京祖国的心脏赶到二级城市、三级城市甚至是偏远小县城看门诊、做手术。

　　我问："找你做手术的都是什么样的人？"

　　她说："那还用说，中国最基层的贫苦老百姓，穷人呗。来协和切子宫，协和收一万，但是这一万以外的花费根本无从计算，病人和陪护家属的往返路费、误工费、吃喝住行哪样不需要钱啊？而且经常是病人住在北京一个礼拜了还没挂上专家号看到专家什么模样，就算你花1000块找号贩子买个专家号也没用，五分钟看病，说你要手术，助手给你开了住院条，你就等着吧，等床位至少一两个月，个别教授，你不托人找关系根本没法住院。达不到最终的目的，所有这些钱都算白花。在当地医院找外聘专家做手术，按照当地医院的资质收费，肯定比北京三甲医院便宜，只要给我会诊费就可以了，病人守家在地看病做手术多好啊，家里人护理到位，亲朋好友探视方便，手术后消消停停，拆了线再回家，不用像在协和一样，线还没拆，就弯着腰捂着肚子被赶出院，不放心的还得接着住旅馆，再大包小裹地回老家，全世界估计就中国病人这么苦逼。"

　　"这么看，你确实是在干一件大好事，不光施展了才华，还赚了钱美好了生活，真是太有魄力太牛X了。"

　　琳琳说："赚钱是一方面，辛苦我一个人来回坐火车，就不用家属陪着病人来回坐火车了。而且我一个人能同时养活几个小医院的妇产科，那种成就感你没体会过，是不会理解的。我给他们带来病源，帮他们提高手术技术，做完手术要是有时间，我还给他们免费讲课，都不用排练，幻灯片都是现成的，这些对于咱们来说，还不跟玩儿似的。当地医院有上进的，想来协和进

修的小大夫，我尽最大能力帮忙联系，学好了回去开展新业务，我再保驾护
航，多带劲儿。"

琳琳先后买了车和房子，整个人不再愤青，也没有时间颓废，似乎找到了
从未有过的充实和自信。她的宝马很快就开到几十万公里，廊坊、大同、保定、
秦皇岛这些短距离的医院，她都自己开车去，有时候一个周末走好几家医院。

2012 年夏天的一个午后，琳琳开着宝马带我到国贸三期顶楼吃饭。

她说："我打算走了。"

我问："为什么？"

"其实我早知道，在外头做手术就是玩火，常在河边走，总有一天要湿鞋。
手术并发症谁也躲不过，干三年没事儿，干五年没事儿，第六年的时候，概率
就找上你了。"

"遇到麻烦了？"

"出了一个并发症，碰上一个刁民，赔 20 万还是不依不饶。原来找我看过
病的一个大姐，黑道中人，找人给摆平了。这年头就得亲自当流氓，碰到刁民
你是什么道理都讲不通，你想对他好，想办法安排他老婆来北京接着看病，他
甚至豁出去自己老婆的病不治，也要跟在你身后，就为了讹钱。我觉得不能再
这么干下去了，累死也就是个码着计件赚钱的臭知识分子，只不过是在协和看
一个门诊 10 块，到外头看一个门诊 100 块而已。老老实实回归协和也不是办
法，都说长江后浪推前浪，可咱又不能把前浪拍在沙滩上，协和妇产科现在的
中层人才太多，我们就像玻璃窗上的苍蝇，前途一片光明，但是没有出路。我
打算和几个投资人合伙开医院，开一家让病人有尊严，也让医生有尊严的医
院，你来吧。"

我不说话。

琳琳也不说话，她拿出一根古巴出产纯手工卷制的高希霸，夹在指间，透
过落地玻璃窗，从 80 层高处俯瞰国贸远处的夕阳，一言不发。

我不知道怎么回复她。

协和医师的前世今生

1. 马路大学里的上进青年

1991 年夏天的高考，班主任为了增加我们的紧迫感，天天念叨高考就是百万大军挤独木桥，你们的升学率是七个打掉一个，生在东三省算幸运，中国的人口大省诸如四川山东的竞争更激烈，才子佳人众多的江苏浙江两省不能说激烈，简直是惨烈，十几个打掉一个。

回想起 20 多年前的高考，我的脑海中出现的并不是独木桥，而是年轻生命的绞肉场。我们之中的很多年轻人，搭上了人生整个青春期考上大学，但是，思想却直接进入更年期。

整个高中三年级，听到最多的就是老师描述上大学以后的各种好处。印象中，他从没讲过考不上大学该怎么办，考不上大学的人生还精不精彩，考不上大学的人生如何才能精彩。除了教我们挤过独木桥，通过知识改变命运，就是一次挤不过去，一定要回头再来复读的励志。那一年，我的同班同学落榜后直接跳下独木桥淹死了，最早一个和我们告别。

比不起高考状元们的大步流星，我一路小跑，进了长春著名的马路大学白求恩医科大学。所谓马路大学就是根本没有一个围墙围起来的传统意义上的校园，学校的各种建筑都散落在城市相对固定的一个范围之内。

我毕业后没几年的工夫，教委突然学习老外玩起了新花样，很多医科大学不复独立存在，例如我的母校，也是我们妇产科大主任的母校，也是现任协和医院第一大院长的母校，白求恩医科大学被合并到吉林大学，成为吉林大学医学院。同理，著名的上海医科大学也没有了，变成了复旦大学医学院，北京医科大学也没了，变成了北京大学医学院。

这件事的重大意义后人和历史会有答案，我并不感兴趣，我只知道大学还是那个大学，医院还是那个医院，吉大和医大的学生也从来没有把对方看成真正的校友，老百姓看病还是那么不容易，而且好像还越来越不容易。真正让我这个杞人不忧天，分不清处级和局级干部哪个官儿大，不知道国家政治局常委都是谁，只想收好病人写好病历手术台上拉好钩儿的小大夫当时特别纠结的是，这么改名字得扔掉多少印好名头的稿纸信封，得换多少公章，重刻多少牌匾，多花多少真金白银啊。

还让我如鲠在喉的是，更名后我和大量老校友失去了母校的原名，以前在向各个部门递交简历时我还可以用键盘敲出我母校的名字，但现在不行了，尤其是最近，不论报考各级职称考试，还是注册搜狐校友录和新浪微博，都是电脑弹出对话框让你选学校，我惊讶地发现，白求恩医科大学已经不在大学名列当中了，"娘亲校"彻底退出历史舞台。

后来我想，那我以后干脆不提白求恩医大，干脆说最高学历，直接说自己是中国协和医科大学博士毕业，但又觉得是在哄抬自己，豁不出去那个脸。我始终认为，我们70后这群人，高中毕业后考进什么大学还是很说明问题的，至于毕业后又念了什么硕士博士，这个BA那个BA的都不代表什么，诸多虚假浮云在其中。后来听说京城某几个知名重点小学在面试学生的时候要看孩子母亲的学历，而且要看她们的初始学历，这校长实在是太接地气、太了解中国人关于学历那点事儿了。

在很多人心里，包括我自己，协和是高不可攀的医学圣殿。当年，招生都是和北大、清华同步录取，要是把卫生部几大重点院校包括北医、上医、中山医等等比作五星级酒店，协和就是七星级的阿拉伯塔，医学院校里的战斗机。更早些年，协和多在江浙、两广一带招生，一水儿的江南才子，压根儿不在东北地区录取学生，这导致1991年的夏天，我爸捏着厚厚一沓报考志愿为自己宝贝闺女的前途大费脑筋之时，压根儿就不知道中国还有个协和医科大学。

总之，白医大和吉大两个马路大学捏在一起，成了一个大马路大学。

很多同学烧了教科书，所有的题签和卷子，焚毁那些让我们苦恼、煎熬、让我们的青春岁月枯燥、单调、最终一无所长的化学、生物、几何、代数、物理、政治、语文，包括教了我们一口哑巴外语，或者说出来动辄被嘲笑为东北大碴子味儿的英语书。

文科班的王路也要烧历史和地理书，被我给阻止了，我说："留着给我看吧，我妈说上大学就是踏入半个社会，掉进半个大染缸，我也读读历史，不为深究过去，只为以史为鉴，多快好省地对付人生路上层出不穷的地痞无赖。我也读读地理，不为观天论地万物起源，只为分清伟大祖国的东西南北，知道上哪儿游山玩水。"

拿到录取通知书后，男女同学在学校大门口洒泪挥别，各自骑上自行车，作鸟兽散。

大志说："我会给你写信的。"

大一的迎新生晚会上，我和文艺委员马刚合唱《我悄悄蒙上你的眼睛》。上场前，我们在宿舍一遍一遍练习，还自己设计了一些舞美动作，我俩从舞台两侧分头出场，他唱的时候，我装作含情脉脉地看着他，我唱的时候，他装作含情脉脉地看着我，等到合唱的时候，我们正式对接碰撞，手拉手向舞台前面走，配合音乐的高潮装作迸发出全部激情的样子。

马刚说："你一准儿没谈过恋爱，拉手都不会，手指头僵硬，一点儿不自然。"

我当然不愿意承认，并且气急败坏地说："谁，谁说我没谈过？你的手还太软呢，像个女的，而且还特爱出汗，招人烦。"

"男人手软有福，你不知道吗？"

"你就臭吹吧，要不是为了演出和集体荣誉，我才不和你拉手呢。"

大志来信，一副风轻云淡的样子，问我开心吗。

我回信告诉他，正为准备节目的事闹心呢，演好了就开心，演砸了就不开心。

他回信说，你可真好胜，别想太多，轻松演就是了，即使演砸了，我也喜欢你，即使你唱歌跑调，我还是喜欢你，我不在乎你学习好、跑得快、跳得高、三大球都玩得来，我喜欢的就是你。有时间来成都玩吧，天府之国可不是吹的，有个叫万夏的诗人在一首牛 X 的诗里这样写道：成都，仅它腐朽的一面，就够这帮孙子们受用终生。

读完信，我一把把这对我摆在眼前火烧眉毛的卡拉 OK 演唱事业毫无帮助、百无一用的信扔进装着生活杂物的抽屉，心想，这诗人也太能吹了吧，我还已是英雄懒得承认呢，我还浑身是伤懒得说疼呢。什么快乐，开心，有毛用？此刻，我什么都不想，就想在晚会上一鸣惊人。

那时候我们已经学会并且惯用"见字如面、纸短情长"之类的暧昧酸词儿代替冰冷僵硬的"同志你好、此致敬礼"，后来我才知道，并不是我们终于学会表达爱了，而是被资产阶级思潮给自由化了。

年轻总是少不更事，多年以后，当我和大志尽情嘿咻同时达到各自的妙不可言、浑身是汗像两只青蛙一样恣意张开手脚搂抱成一团的时候，我想，原来做爱竟然可以如此火爆和劲爽，这傻小子写几百封情书多年如一日地追一个其貌不扬的姑娘累不累啊？写那么多纸短情长有毛用？还不如直接写"纸短屌长"来得实际和高效呢！

我和马刚一直搭档唱歌，从班里唱到系里再唱到学校，最后唱到附属医院的新年联欢会上，唱完了舞台下面哗哗鼓掌，我俩各自收获自己的虚荣谢幕而去。

马刚因为在主持和拓展文艺工作方面业绩骄人，从班里干到系里，最后到学校文艺部去了，毕业之前还入了党。除了唱歌和考试，我和马刚从来不在一起玩。

每次考试，马刚都负责给我占座，目的是让我永远坐在他前面一排。

越是平时不努力学习的、上课经常迟到缺席的，考试这天来得越早，当然，也有学习特好来得又早的，那是想拿年级第一的精英选手。更多同学不靠天时地利人和，就靠自己，开考之前早早占座，把答案的关键点抄在阶梯教室的桌子上。白求恩医科大学阶梯教室的桌面没有一张是没有字儿的，还都不是文科学校常见的涂鸦、骂人或者打油歪诗，全都是从基础到临床最难背的稀奇古怪的提纲、单词和字眼。

我总是几乎最后一个进考场，在大家的注视下享受那几秒钟有文化有知识乐于奉献被人需要的快感，坐到马刚给我指定的座位上。那一刻他看我的眼神，比任何对唱时候的眼神都亲切。

考试多是一半选择题一半问答题。我把 ABCD 写得超大，写在每个题干的最前面，马刚天生一副好眼神，从来都能一个不落地抄去。然后，我再把问答题的答案写个要点，想方设法传给他，他根据这个纸条自己添皮加肉，都能糊弄个大概及格。

当年白医大的规矩是作弊当场被抓的话，要给处分，功课补考，而且补考的时候不管你考多好都按 60 分计算。最坑爹的是，人家别的大学本科都是 60 分万岁，念四年毕业，我们医科大学至少念五年，课业又重，从生化、生理、生物，到系统解剖、局部解剖和断层解剖，每一门都要死记硬背。江湖上都说，学数学的学好数学就可以了，学物理的要学数学和物理，学化学的要学数学、物理和化学，而学生物的数学、物理、化学和生物都得学。学医的够苦逼吧？我们学校偏偏规定 70 分才算及格。

那次我们正遇教务处四大名捕之一的魏胖子监考，四大名捕的厉害在于每场监考都能抓出一个作弊的现行出来。

前面的选择题我和马刚照常行事，顺利转移了答案。鉴于名捕在场，我一直不敢把写好的纸条传给他，眼看考试还剩 30 分钟了，我向后溜了一眼马刚的卷子，后半部分大半还是空白。我收拾好文具和书包，拼死一搏把纸条丢给他，然后拿起屁股下面的坐垫，头也不回拔腿走出考场，生怕被魏胖子揪住。

中午，我在食堂门口碰到马刚，问他：“最后弄得怎么样，能过吗？”

他一脸沮丧地说：“这回死定了。”

“你老兄不会一眼书都没看吧，还是时间不够了？”

他把烟头儿用惯弹吉他练得准确有力的手指弹出去老远说：“纸条儿倒是顺利拿到，可你走后，魏胖子一直站在我身边儿，我攥着纸条的手一直都没敢动，后来好不容易把他等走了，我打开纸条一看，字儿都模糊得看不清了，哎，我手出汗确实太厉害。”

我说：“还老说什么手软有福，我看是的卢妨主，赶紧剁了吧。”

他说：“嗨，蚊子来例假，多大个事儿啊？不值得我剁手，还得留着弹我心爱的吉他，泡不到妞儿的时候，还得用它们解决我下半身的问题呢。”

买了午饭后，我们挑了靠窗的一个位子坐下，一边聊天一边用不锈钢勺子灵巧地挖掉切得硕大的土豆块儿上脏兮兮带着泥的疤结，再顺势撕掉食堂从来不在下锅前削掉的土豆皮，开始顾自忙活起饥饿的嘴巴和空瘪的胃肠。

　　马刚吃得快，先回宿舍了，说自己还要抓紧时间再看几眼书，准备下午的考试。

　　我走到水池旁洗饭盒的时候，看到魏胖子正从二楼的教职工专用楼层下来。

　　可能是心虚，或者担心考试紧张后满脸的通红暴露内心的秘密，我打了个招呼后赶紧埋下头继续洗饭盒，直到用余光确定魏胖子走了以后，才直起腰来。

　　出食堂的时候，又看到魏胖子，他把饭盒夹在腋下，站门口大杨树下抽烟，好像在等人。

　　大杨树是回宿舍的必经之地，我只好走过去，想打个招呼赶紧溜。

　　结果却被魏胖子叫住了。

　　"张羽，要想人不知除非己莫为，这句老话儿听说过吧？"

　　"嗯，魏老师怎么说起这个？"

　　"我监考总是抓学生，你们是不是特恨我啊？"

　　"没，没有，就是怕您。"

　　"其实你们都不懂我，你知道我这么多年抓的都是什么样的学生吗？"

　　"不，不知道，什么样的啊？不都是现场作弊的吗？"

　　"考试作弊就和偷盗、通奸、说谎一样，是伴随人类产生至今从未断绝过的事情，其实本来也不是什么丑事儿，偷着翻书的我一般不抓，最多也就是往他身后一站吓唬吓唬拉倒，这种学生多属临时起意，激情犯罪，再说了，翻那几下子书估计也抄不到什么。"

　　"哦。"

　　"事先把关键词、重点句抄在桌子上的我也不抓，因为首先没有证据说明这就是他写的，其次，根据个把关键词就能联想出一大段正确答案的也算好学生。"

　　"哦。"我一边心里打着小鼓，一边不无好奇和八卦地听着，一边不自觉地应承着。

　　"但是有两种人，我是必抓。"

　　"哦？哪两种人？魏老师。"

　　"一种是预先做好小纸条的，偷着拿出来打小抄儿时还一副神鬼不觉的样子，这是有预谋犯罪，我必抓，而且这种学生多是单兵作战，一是人品差无处化缘，二是干坏事儿的时候过于自信，有个人英雄主义倾向，将来很可能成为唯成功论的机会主义分子。"

"哦？那还有呢？"

"还有就是卷子一眼望去已经答得满满登登，不仅及格没问题，至少已经90分的。这种学生作弊，纯粹就是为了得满分、拿第一，属于贪心不足蛇吞象，多数是把荣誉看得比什么都重，即使有好成绩将来也多是没什么大出息、做不出什么大成就的鸡贼型选手，我必抓。"

"啊？还有这样儿的啊，该抓，能过关就行了呗。"

"其实往讲台上一站，教室下面你们那点儿小动作小眼神儿我都看在眼里。我给你们外语班监考过几次，你和马刚那点儿小猫腻别以为我不知道，没抓你是因为觉得你丫头心底有几分江湖义气，这在女生身上，尤其是学习好的女生身上不常见，算是美德。我没抓那小子是因为他虽然学习差，但人品不赖，一直有你这么个学习好的丫头大考小考带着他。对了，你俩是不是在谈朋友啊？唱歌的时候配合得特好，我们都爱听，跟叶倩文和她那个小胡子相好儿似的。"

"我俩真的不是那种关系，魏老师，顶多算是个知心不换命的哥们儿，他喜欢大眼睛双眼皮儿，漂亮的，我根本不合格。"

魏胖子嘿嘿一笑，把烟屁股在大杨树干裂的树皮上用力捻灭，说："走了，下午还接着考呢，碰上我算你们运气，以后小心着点儿，白医大的四大名捕不是吹的，要是碰到正因为第三者问题大闹离婚的杨大名捕，一把年纪还没嫁人已经开始闹更年期的周大名捕，你们俩这种全校闻名、舞台上经常扮演双宿双飞的主儿可得悠着点儿。实在不行，哪怕考完了去做判卷老师的工作都行，千万别冒险。"

"还能这样做工作？"我很吃惊。

"你是真不知道，还是愣装工业酒精？真纯还是假纯（甲醇）？"

"您说这个，我，我真不懂，魏老师。"

"真正厉害的学生都是把准备工作做在最前边，你们还没开考呢，人家都拿到试题了，不仅如此，连教务处专门的考试用纸都能拿到，事先照书抄好答案，考试的时候也装模作样地答题，考试结束交卷的时候趁乱交上去事先备好的卷子就搞定了，毕业留校的医大子弟很多都是走这路子，就你们一群懵懂无知的傻孩子，豁出去自己小命儿还玩互帮互助的感人大戏呢。"

其实，医大子弟多年来偷内外妇儿四大科还有重头戏毕业考题的事，我已经不是第一次听说了，于是，更加相信魏老师说的是真的了，反而一时接不上话茬。

"行了，不说太多了，说多了你就凌乱了，还不如什么都不知道的真纯下去好，乖乖念书吧，天道酬勤，学到的知识是自己的，谁都偷不去，况且你们将来是要当大夫的，是要治病救人的，玩不得花哨。"

魏老师从裤兜里掏出烟盒，用手弹了弹，就像仰头喝汽水儿一样从烟盒里叼出一支烟，他点烟的瞬间用打火机点着，除了有点胖，和《纵横四海》里的小马哥有相当几分神似。据说他在学校上班纯粹是为了照顾革命老爸的情绪，私下里他和堂哥做着覆盖东北三省的巨大生意。

我连说："谢谢，谢谢老师提醒，老师再见。"然后带着一脸思索，脚底板抹油，赶紧溜了。

下午考完试，我把魏老师说过的话告诉了马刚，顺便提醒他是不是去找药理学老师做做工作，请她判卷子的时候手下留情，他说："算了，听天由命吧，考都考完了，没鸡巴招儿。"

"还有两科没考呢，这学期我光顾跟着校队练乒乓球了，我自己也不是特别有把握过关，你今天晚上少睡点觉，赶紧看书，或者动脑筋想想，看看能不能也找人套到题？"

他说："你想什么呢？当我是医大子弟吗？放松点儿，拿满分虽然不容易，过关还不是太难，没鸡巴事儿。"

2. 优秀？还得再优秀点

1996 年 5 月，我 23 岁，大学五年级，还在念好像总也念不完的医科大学。我和马刚，以及全班 41 名同学凭着一句"考前没鸡巴事儿，考后没鸡巴招儿"的班训终于混过了五年来无数次令我们胆战心寒心醉心碎的大考小考。大学六年级在即，我们要在毕业前的最后一年到真正的医院里进行生产实习。

那一年，我初中毕业考入中专的同学早已入职结婚生子，老大已经会打酱油，老二刚刚降生尚在襁褓之中。和我同年高中毕业考入四年制本科大学的同学们已经工作一年，学习自动控制专业的大志分到吉林省建设银行的计算机中心成为一名计算机工程师。学习法律专业的王路分到北京市东城区人民法院，成了一名小法官，正当他俩满怀欣喜赶着时髦纠结到底用自己第一个月工资给爸妈买什么礼物的时候，我还是一个要靠爸妈每月寄生活费才能活下去的大学五年级学生，而且，这种虽然已经成年仍要花父母的钱为祖国的医药卫生事业念自己的书的日子还要持续至少一年。

那一年，北京协和医院到我的母校挑选两名实习大夫，如果实习期间表现良好，毕业后就有机会留在协和医院当住院医生，正式开始自己医生的职业生涯。海选在全校学生中进行，参选者必须具备以下两个条件，一个是专业课成绩位列年级前十名，一个是有大学英语六级证书。

我们是六年制外语系日语医学班，因为拿毕业证、学位证、奖学金、入党和留校等等都和英语学习不搭边儿，所以考过英语六级的同学寥寥无几。经历了重点初中、重点高中并且成功挤过高考独木桥的天之骄子们，大多数人不知悔改，或者已经被应试教育彻底洗脑，仍然继续为了美好前途无比功利和势利地学习和奋斗着。同学们多数致力于日本语的狂热学习，几乎都通过了当时段位最高的"东京一级日本语能力测试"。还没毕业，我们班已经有女同学和日本青年订婚，据说一毕业就会被空投过去。还有的女生早已研究过日本全部医科大学，五年级的时候已经开始考虑申请留学研修等事情了。

整个大学期间，除了和马刚哥们儿一般的男女关系之外，我的生活中也萌发了和爱情有关的事情，只不过是对一位大师哥一厢情愿的暗恋，一场内心轰轰烈烈其实根本没人知道的单相思。

经过多次努力，大师哥丝毫没有流露出喜欢我的意思。在一次漫无目的的聊天中，大师哥告诉我，像我这种一无背景二无天分的医学生，要想有光明锃亮的前途必须学好专业课和英语。

情窦初开的我当时对男女相悦以及和爱情有关的事儿虽然热衷，但对于何为男欢、何为女爱一无所知，竟活生生听出"只要优秀，就能获得大师哥垂爱"

之类的话外音。于是，背完当时超级流行的《新概念英语》，我又背了刘毅的《单词 5000》，在背完《单词 10000》后仍不见大师哥对我有丝毫眷顾，不死心的我认为一定是自己还不够好，于是又背了《单词 22000》和词典。那些日子里，每天睡觉之前，为了节约电池，我都把一根六棱形中华牌 2B 铅笔插进磁带的一个孔，完全手摇倒带，之后戴上耳机，闭上眼睛，在英语听力的催眠中迅速睡去。

功夫不负有心人，我顺利考过英语六级。

毕业后，大师哥彻底没了踪影，万分失落之时，我竟然意外获得了去协和当实习大夫的面试机会。

面试的当晚，大志请我去看姜文导演的《阳光灿烂的日子》。

我念大五的时候，在成都电子科技大学念自动控制专业的大志已经毕业一年。成电是全国最好的三所电子科技大学之一，汇集了全国有志于电子科技的死硬派理工男。毕业后有的同学直接出国，有的同学考研跟着导师做各种国家和省部级的研发项目，有的同学进了中科院系统的各个研究所，还有一些去了外企国企。除了重庆、成都本地的同学，大部分学生去了北京和上海。20 世纪 90 年代正是会计系统电算化的转型时期，大志放弃了去中科院自动化所的进京机会，选择了吉林省建设银行的计算机中心，成为一名计算机工程师。

我说："做计算机行业的应该去大城市，起码应该去北京，中关村里随便找个公司都比待在长春这种信息化程度相对落后的城市好。"后来证明，还真让我蒙对了，80 年代末 90 年代初正是 IT 行业的暴利时代，早些年混中关村的多少都挣到点钱，但是很快，快过常说的"三十年河东，三十年河西"，剧烈震荡迅猛发展的中国差不多十年就是一个样，只是一眨巴眼儿，IT 行业就成了"挨踢"行业。

他说："千好万好，没有你的地方，也是不好。我在成都念了四年大学，特别喜欢那里，天府之国城市节奏舒展缓慢，美食美景美眉一个不缺，是个踏实工作享受生活的好地方，但我每天都想着毕业后能回到你身边。"

他从来都是直接明了地表达自己，但是仅限于表达，不要回复或者决定，我也不接下茬，一直以老乡、高中同学的关系相处。我不讨厌他，但也还不确定眼前是不是一个值得托付终生的人，只是若即若离。

上高中的时候，我妈给我讲过一个故事。她说女孩子谈恋爱找对象就像一个挎着篮子到森林里采蘑菇的小姑娘，森林很大，蘑菇很多，各式各样，有的外表好看但不好吃；有的鲜艳漂亮但是不仅不能吃还有剧毒；有的好吃但长得不起眼，即使看到了也未必有人愿意去采。

刚刚踏入森林的小姑娘可能很快就会发现蘑菇，如果一看到蘑菇就欣喜若狂迫不及待地采摘，蘑菇很快就会把篮子装满。当你走向密林深处，可能会发现更多又大又好的蘑菇，可是，此时你的篮子已经装满，你只好带着一篮子其实很一般的蘑菇走出森林，这种事可能会让一个人遗憾一辈子。

我妈讲这故事的时候，我正处于青春期，情窦初开，早恋指数就像我姥爷多年来始终控制不好的血糖和血压，与日飙升。我妈为了我这个宝贝闺女可谓用心良苦，既怕说浅了我不懂，又怕说深了我叛逆，硬是编出什么蘑菇啊篮子的故事给我听。其实当时我什么都懂，她无非是担心我早恋，担心一有男生对我表示好感，我就飘飘然昏了头去谈恋爱，不仅荒废学业，还可能过早托付终身反而错过后面可能遇到的更优秀的男生。

当时，虽然没有什么实战经验，但是通过大量杂七杂八的阅读，我早知道了这个故事的理论基础——麦穗理论。

传说三位弟子曾向苏格拉底求教，怎样才能找到理想的伴侣。苏格拉底就带弟子来到一片麦田，让他们每人摘一支自己认为最大最美的麦穗，前提是不走回头路，一旦摘下麦穗就不能更换。第一个弟子刚走几步便摘了一支自认为最棒的麦穗，结果发现后面的大麦穗多得是；第二位一直东瞧西望，始终没有下手，直到终点才发现自己错过了摘麦穗的机会；第三位把麦田分为三段，走第一个 1/3 时只看不摘，区分出大、中、小三类麦穗，在第二个 1/3 里对自己的标准进行验证，在第三个 1/3 里选择了麦穗中最大最美的一支。

麦穗理论应用在日常生活中，通常用来阐述婚姻伴侣的选择。这里的三个弟子，第一个代表迫不及待，在毫无经验之时便不假思索地选择了伴侣；第二个代表左顾右盼，始终抱着挑剔心态，不明白自己真正需要什么，挑来拣去，这也不行那也不行，最终一一错过，徒留悲伤；而最后一个弟子高度理智，多观察，勤比较，该下手的时候一点没手软。

　　我妈不拿麦穗理论直接说事，一定是怕沾上婚姻、爱情、择偶等字眼将我误导。实际上，麦穗理论根本不适用于爱情，爱情这东西本来就没什么道理可讲。苏格拉底的故事也不知道是谁编的，弟子们也够不长眼的，择偶这件事问谁不好，偏偏去问家有悍妇的哲学家，据说苏格拉底是出了名的"妻管严"，经常被老婆骂到大街上去才能获得片刻宁静，去完成伟大的哲学思考和问难驳诘。苏格拉底还曾说，男人都去结婚吧，如果娶到个温柔的女人，你能享受到家庭的幸福，如果娶到个野蛮的女人，你就能成为哲学家。

　　大志这只蘑菇不温不火，看上去不错，只是不知道以后还会不会有更好的，于是我采下来只是拿在手里，并不放在篮中，如果碰不到更好的，就是他了，如果碰到更好的，随时再把他放回树林就是。只是当时我从来没有认真思考过，被我重新放回树林后他是否还能生机勃勃。年轻的时候，我们都在无知、无恶意，但实事求是地残酷着。

　　上世纪 90 年代的大学校园已经很开放，男女生一起吃东西，一起看电影，一起去舞厅跳那种贴得很近相对位移又小节奏又慢的慢四步都不算谈恋爱，但是手拉手是被大家公认的恋爱标志。所以，我不和他拉手。

　　宿舍楼下告别的时候，他问我："面试的情况怎么样？去北京的机会大吗？"

　　我说："不知道，只是去试试罢了，能去最好，不能去的话我将来考研或者随便留在白求恩医科大学的哪个附属医院应该不成问题，也挺好的。"

　　"你若是这次能去协和，我也跟到北京去。"

　　"还是不要，我可不是一定要嫁给你，你在这里的工作不是挺好吗，离老家近，银行待遇又高，你去北京明摆着是给我制造压力嘛。"

　　"嫁不嫁给我都没关系，我只要能经常看到你就行。"

　　"你不是在拖我的后腿吧？"

　　"怎么拖？说我怀孕了？呵呵。"他淡淡而无望地浅笑，"你自己真的想去北京吗？"

　　"说不想是假的，我们这种外地大学生毕业谁不想进京啊！学医的谁不想去协和，那是中国医学的圣殿，一如皇家的紫禁城，艺术的卢浮宫啊。"

　　"我们建行和你们学校是关系单位，明天我托人打听一下你到底有没有希望。"

"好啊，我等你消息。"

几天后、大志来宿舍楼下等我，身边是一个硕大的玫红色行李箱，他说："张羽，你能去北京进协和了，据说只要表现好，将来就能留下成为一名协和的大大夫，工作户口一并解决，一辈子的铁饭碗。"

我说："消息可靠吗？"

"当然可靠，我们计算机中心主任的爱人就是你们学校的财务处长，财务处紧邻教务处，她打听来的准没错。你看，给你送行的礼物我都买好了。"

那是一个足有一米长的超大旅行箱，不同于当时市面上常见的灰黄褐和乌黑，而是当时国内少见的艳丽却不媚俗的深玫瑰红色，我以前从来没见过这么漂亮的箱子。

"旅行箱是送给你的礼物，也是祝贺，LOJEL 二代，这颜色只有一个，我一眼就看中了，特别适合你。将来你有出息了，可以坐飞机衣锦还乡，这个颜色显眼，行李传送带上你自己一眼就能认出来。"

后来我才知道这只日本进口的大行李箱是大志在长春当时最顶级的购物商场国贸商城买的，花了他整整一个月的工资。

第二天中午，我又在食堂碰到了四大名捕之一的魏胖子。

他说："恭喜你，院里已经定下来让你去协和了，消息马上就到系里，由你们系主任亲自向你传达。真替你高兴，成绩好是硬道理，能去协和真是好福气啊，起点高，平台大，职业生涯还没开始就赢在起跑线上了，将来出息了可别忘了魏老师。"

"您又笑话我了，怎么敢忘！要不是您的宽厚仁义，这么多年考试我不知道被您抓到多少次了，连学位证毕业证都拿不到，还提什么进京进协和。"

"面试团已经回北京了，临行之前教务处请客大家坐在一起吃了顿饭，他们教育处长虽然看好你，但还是有些担心的，让我们叮嘱你，趁着去协和之前这一两个月的时间赶紧恶补专业英语。"

"多谢您提醒，说实话，以前没有什么明确的方向，也没奢望真有一天能去北京能进协和。我们日语班 41 个同学，多数也是一门心思学日语，还好我自学考了个英语六级，才有机会参加面试。"

"你们日语班学生未来的光明大道看似都指着日本方向，但是真正学得好、有能力的还不是以日本为跳板去了欧洲或者美国。据我观察，这些年混得好的走的大概都是这路子。日语在东三省还能抵挡一阵子，但出去就不灵光了，尤其是北京、上海这种大城市，你去了协和就更派不上用场了，那是美国人洛克菲勒早在 1921 年开采石油发家后靠善款建立起来的完全亲美派医院，早些年医生护士都是从美国空投来的，建国后才慢慢交给中国政府管理，以前一律用英文查房写病历，到了那儿一定要把英语抓起来才能跟得上人家的步调。"

我说："知道了，魏老师，您放心吧，相信我的学习能力，我一定努力，不给母校丢脸。"

"唉，什么母校不母校的，你们这拨学习好的孩子都被语文教育彻底毁了，从小经受语言暴力，导致自己关键的时候不会说人话，一张嘴都一套一套的，让人听着发冷。"

我明白他的意思，但是在我眼里他还是太威严，不怒自威说的可能就是他，让我没法放松。

"不是一定要努力，而是必须努力，否则到了协和也混不下去，早晚被淘汰。前两年我妈得了心脏病，曾经在协和的心内科病房住过院。我前前后后整整护理了一个月，和我老妈亲眼所见那里小住院大夫的辛苦。教授查房前小大夫都要自己先看一遍病人，自己管的病人一律亲自量一遍血压数一遍脉搏再进行心脏听诊，教授查房问什么答什么，每个病人的化验结果检查值都记在心里，绝对不能去翻病历，平日里写病历，记病程，开化验，追化验，追片子，各种操作忙得不亦乐乎。你知道吗，协和内科的值班医生夜里忙一晚上，第二天早晨还得负责给全病房的病人抽血。护士倒是发一遍体温表，记录一圈吃喝拉撒，换换引流袋冲洗一下导尿管就 OK 了，比咱们医大附属医院的护士清闲多了。想想也真有意思，估计全中国只有协和一家是这么对内科大夫进行劳其心志苦其体肤的。怪不得待了那么久没见到一个像我这样的胖子，小大夫们各个精干伶俐，走起路来都是嚓嚓嚓小碎步紧迈、脚下生风，各个都跟练过凌波微步似的。"

虽然从魏老师对协和的切身感受中，我深切地感受到这份工作将来会很累，但全然没有往心里去，我只是想，累怕什么，别人能坚持我也能，再累还能比打一个全场的篮球、连续两个小时只做一个正手击球动作练习乒乓球基本功累吗？我年轻，最不怕的就是累。

我们一起走出食堂，魏胖子黑咕隆咚的哈雷摩托车就停在食堂外面裸露着红砖的墙下，两个车把上套着同样颜色的皮套，坠下来重重长长的皮质流苏随着微风轻轻摆动，轻飘却不轻佻，非常迷人。

我说："魏老师，这就是您那辆传说中的哈雷戴维森吧？我还是头一次这么近距离地看到真家伙。"

魏胖子一边用手套敲打车座上的轻尘，一边说："行啊，你丫头还认识哈雷？"

"当然认识，没吃过猪肉还没见过猪跑？"

"不是那个意思，认识名牌手表、时装、挎包的女人不计其数，认识哈雷的女孩子不多。"

"我在杂志上看过这种摩托车，不知道我这辈子是不是有机会拥有一辆。"

"那可难说，在中国做一个好医生，可能不会太穷，但也不会太富。"

"为什么？"

"买哈雷在国外应该不算个事儿，主要看你是不是真喜欢。在美国、欧洲那些发达国家，医生和律师都是最受尊重的职业，薪水自然也是令普通白领望尘莫及。医生是托付生命和健康的人，律师是托付财产和信誉的人，这是成熟社会中一个人至关重要的两个方面。但是在中国，自古以来就没把郎中这个行当太当回事儿，位列佛祖、仙姑、皇帝、官吏之后也就罢了，连商贾、当铺、庄主、农夫都不如。郎中当到头也就是太医，还不是召之即来挥之即去，跪在殿前哆哆嗦嗦地望闻问切，看不好病说拉出去砍了，脑袋就搬家了。不过，医术高明的郎中自然生活不愁，即使在物质极度匮乏饭都吃不饱的年代，人们也会把最珍贵的口粮送给医好自己或者家人的大夫，有钱的送金条一根或者大洋两块，没钱的送小米一袋或者鸡蛋十枚。所以，真正会看病的好大夫什么时候都穷不着、饿不死。你去协和做医生也一样，收支平衡还能略有结余，基本生活自是不成问题，成了大专家以后会更好。京城里都是全中国的大官儿、各种官儿、各种圈儿，人吃五谷杂粮就要生病，不生病还得生孩子，不生孩子还得做人流，等到不能生那天还得闹更年期，等更年期闹完了，别看你们女人身上那些特殊零件一个都不好使了，又开始闹癌症了，宫颈癌、卵巢癌、子宫癌，都得找你们妇产科大夫。等当了大大夫，在协和要是混得不好，只能怪自己没真本事。但是单纯靠行医谋生的好大夫也不会太有钱，尤其是超出常人想象的那种有钱，在现有的医疗制度薪酬体制下，多数是良心出了问题。"

"魏老师，您这通话把我的哈雷梦想说得稀里哗啦——粉碎了。"

"我说的都是实话，中国现今的医疗体制不改变，你肯定买不起哈雷，除非昧着良心开大处方狂拿回扣，或者雁过拔毛每台手术都收红包，但是你知道吗？这些带着油水儿的坏事儿年轻的时候根本轮不着你干，据说协和主治大夫以下的小医生都没有固定的门诊时间，大专家还挤一张桌子坐对面儿呢，还有红包，你不当主刀谁给你送钱啊！而且，真要这么干就没劲了，把这么崇高的职业当成攫取钱财的手段，还不如学魏哥去做黑白两道的生意呢。永远不要把追求财富作为自己的人生目标，有梦想并且去追逐梦想更重要，把该做好的事情做到极致，你想要的东西就会随之而来，包括哈雷。"

"投胎中国真就那么悲催？梦想好像总是和清高、穷酸画等号。"

"年轻肯定是要坚守贫寒的，白居易写过'纵有宦达者，两鬓已成丝。可怜少壮日，适在穷贱时'，这《悲哉行》里头的话同样适用于医生这个行业。年轻的时候又苦又累，没人把你们当回事儿，熬到越老越值钱，可钱又没什么意义了。"

"那要贫寒到什么时候？"

"没本事的终生贫寒，本事大的很快找到致富捷径，都看你自己了。总之，有钱不是坏事儿，中国有苏轼、柳宗元，国外有拉斐尔，都是有钱又有造诣的主儿。不说过去，现代的很多文化人也很有钱啊，我有很多诗人朋友，不光会大把赚钱，还能保留内心深处最柔软的情怀，最深刻的思考，他们散落在中国地图的每一个部位，或声色犬马，或醉生梦死，或红袖添香，似乎生活在宋朝腐朽奢靡的空气里，但是仍然保持着80年代民间诗歌的气质，他们像罂粟花一般隐秘地怒放和灿烂，归隐于自我的精神世界宠辱不惊。我说这个你可能懂一些，但是无法深刻地理解，这些个大道理你也不见得不知道，以后的路长着呢，慢慢体会吧。"

那个夏日的晌午，我们挥手告别，没有假惺惺地互留通信地址和电话，也许我们都相信，若有机缘，不远的将来，总会再见。

* * *

1996 年 6 月 18 日，一个下着瓢泼大雨的夏日午后，在外语楼下和班花、文艺部长等同学依依惜别后，大志把我送上了开往北京的火车，我坐了差不多一天一夜的硬座，来到举目无亲的北京城。

一下火车，让喉咙喘不过气来的一股子闷热扑面而来，我抬头，北京的天空竟然是灰色的。

出站后，一辆黄色面的装上我的行李，带我奔向从未谋面、传说中医学的殿堂北京协和医院。我住进位于东单和王府井之间、金街和银街之间的这片深宅大院，在 19 号楼住院医师宿舍的 208 房间一住就是 7 年。

到协和以后，我才发现这实在是一个太牛的地方，没法不让人自惭形秽。

将要和我并肩实习的是北京协和医科大学八年制的学生，都是当年高考的天之骄子，每个班都有若干各个省市的高考状元，凭着甚至超过北大清华分数线的成绩招录进来。

他们先在北大生物系读医学预科，再回中国医学科学院基础研究所读医学基础，最后进入协和医院学习临床医学、进行临床实习，最后还要跟导师进行一年的科研训练，完成 8 年学业后直接拿博士学位。要是他们不高兴当大夫，白大衣一脱走到社会上，说不准社会主义国家就又多了一个会写《协和医事》的女作家讴歌，会写《北京三部曲》的男作家冯唐。

冯唐的博士毕业课题是研究卵巢癌的发病机制，对象自然是卵巢癌病人，这些病人中，发现的时候 70% 以上都是晚期，70% 的病人活不过 5 年，平均年龄在 60 岁以上。虽然他的导师是国内数一数二的妇科肿瘤斗士，除了手术台上奋力歼灭肿瘤，还有化疗和放疗一左一右在手，但病人的前景大多不怎么样。冯唐每次打电话随诊老病人，听到的十有六七都是去了、走了、长眠了、升天了之类中国人对死亡各种隐晦的说法，使他开始对医生这一行当治病救人的能力彻底产生怀疑。

协和八年制的毕业生大概一半留在协和当大夫，另一半直接出国。如果按照毕业后从事的职业划分，大概也是一半当大夫，另一半转行。他们的共同特点是学习起来像牲口，做起事来像妖怪。再向前几届，冯唐有位大师哥周文武，是牲口加妖怪的典范，学习起来完全是下蛋公鸡，公鸡中的战斗机，绝对不像我们这些普通医学生只是考试前突击一下重点，考完试一交卷子临时背过的东西全忘了。此人读书时就将医学知识融会贯通，协和历届学生里，只有周文武他们班在考试前一个礼拜有一次全班大集合，这一天，周文武同学带领大家提纲挈领地复习一遍各科考试的重点和要点。

据说周文武从来考不到第一，但是包括班里的第一名都竖着大拇指说他才是真正的牛 X。

进临床实习，正当同学们跟在老师屁股后面，唯老师马首是瞻，不时拿出小本本记下老师谆谆教导的时候，周文武俨然是一名成熟的执业医生了。轮转重症监护病房（ICU）时，有一个礼拜左右的时间，恰巧病房的主治大夫出国开会没在家，他就带着整个病房的住院医师和进修医师查了一个礼拜的房。结果主治大夫回来重操旧业时，跟在身后的住院医师、进修医师队伍中时常有人发呆、走神或者哈欠连天，更有甚者还故意把哈欠的尾音儿拖得老长，抗议主治大夫知识见识的双贫瘠。

还有和我们一起轮转的进修医生，别看其貌不扬，或者穿着略显土气，说话口音浓重，但是完成一年的学习后，回到当地多是很快提拔科主任或者业务副院长。

更有其他少年的传奇故事，林林总总，数不胜数。协和最不缺的就是人才，一块天花板掉下来，砸到 10 个人里头一半以上是博士，不是博士的，还有可能是博士后或者博士导师，随便一个拎着饭盒跟着人群挤电梯的清瘦老头都可能是全国知名专家，随便一个愣头青的实习大夫，兜里都可能揣着国外某牛 X 医学院的入学通知。

住进宿舍的第一晚，我认识了住在对面床来自北京医科大学的北京姑娘石琳琳。

她非常大方地跟我搭话："很高兴认识你，收拾一天累了吧？"

我说："是啊，全身是汗，都黏糊了。"

"来，请你吃江米条，吃完了我带你洗澡去。"她随手递上一个扁圆形的丹麦蓝罐曲奇饼干盒子。饼干盒子的深蓝相当的皇家，里面的江米条浑身裹着白砂糖，咬上去脆脆的，在嘴里咯吱咯吱作响，又甜又油，高热量高糖分，解饿解馋，极大安慰了我刚刚落脚陌生地惴惴不安略显焦躁的小情绪。

我们各自端着装有洗发水、沐浴露，还有毛巾、牙杯的洗脸盆，一起到走廊尽头的浴室冲澡，然后回来躺在各自的床上继续聊天。

睡之前，我拿着刚买的200电话卡到一楼收发室给我妈打电话，告诉她我一切安好，让她放心，我说协和特棒。

我妈问："好在哪里？"

我不假思索地说："24小时都有热水可以洗澡。"后来我才知道，24小时热水是有24小时住院医师工作制度在先的。

关灯之前，我习惯性地找出小本子，写出明天要做的两件事，这都是琳琳在公共浴室里扯着脖子喊给我的最高指示。第一，北京的蚊子厉害，要买蚊帐，才能不喂蚊子安稳睡觉；第二，协和的蟑螂厉害，老楼里有长着翅膀的巨型家伙，要弄一个饼干桶密封我们的零食，防止一切偷盗和不劳而获。

那个晚上我才知道，整个1996年，协和从卫生部直属重点院校共招收了10个本科生做实习医生，准备培养后留下当住院医师。那个晚上我才知道，琳琳的英语四级98分，六级99分，据说这些变态试卷拿来考美国人也就凑合得个80分。那个晚上我才知道，华西来的同学门门专业课考试都98分以上，名副其实的牲口型考试倔将。那个晚上我才知道，上海医科大学来的同学父母是北京高干，北医另外一个同学的爸妈都是协和的知名专家。我倒吸一口凉气，深感作为一个纯草根能来协和是多么的幸运。那以后的日子，我不再自认优秀，抛掉曾经仅有的优越感，把自己打到谷底，低进尘埃，也不管是不是欢喜，并且，不指望能开出一朵奇异的花来。

第二天，蚊帐和饼干桶都搞定了，我仍然和自然界最不招人待见但生命力异常顽强的两个物种发生了亲密接触。

清晨睡起，浑身大包，定睛一看，蚊帐白色的网眼上赫然趴着一只硕大的蚊子，它薄薄的肚皮被我的血液撑得饱满乌黑，肥重得飞不起来，因为颜色的关系被我一眼发现，恨恨地将其一掌拍死。都怪那个琳琳，昨晚只是提醒我要把蚊帐开口的地方拉严实，别让蚊子半夜钻进来咬人，却没有提醒我还要检查一下这个密闭空间里是否已有蚊子潜伏，害得这只蚊子整个晚上就忙活我一个人了。

去水房洗去一巴掌血污后，我习惯性地照镜子梳头，我的妈呀，额头正中小拇指甲盖儿大小的一块皮不见了。我自言自语道："完了，好端端地出现一块皮损，是不是得了什么皮肤病？"当时我正处于医学生对临床疾病一知半解、似懂非懂，动辄拿自己对号入座的"疑病症"阶段，于是扔下镜子，赶紧翻书架上的皮肤科图谱。

琳琳正端着脸盆从水房回来，看了一眼我的额头说："别翻外文图谱了，翻了也找不到，这完全是中国特色和北京风格，蟑螂咬的，只啃一层皮，皮损不深，但是血红一片。"

"你怎么这么肯定？"

"我是老北京了，小时候常挨蟑螂咬，但是啃下去这么一大块皮的我还是头一次见到，估计只有协和才能养出这么大个的变异蟑螂。你丫睡得也太死了吧，你哪怕翻个身或者说几句梦话，也能把它吓跑啊，怎么就老老实实挨了这么一通咬。"在凭着自己多年挨咬经验给我做出粗略诊断并且外送一顿数落之后，她没心没肺地哈哈大笑起来。

实习工作的第一天，我顶着脑门上莫名其妙人人见了觉得惊诧，我却不愿为外人道的皮损和浑身奇痒无比的大蚊子包，时不时东抓西挠地上班去了。还没正式工作，先被蚊子喝了血，被蟑螂啃了皮，从不信命的我走在路上，内心盘算着，唉，初来乍到就遭喝血剥皮，真不是什么好兆头。

3. 麻辣教师萧峰的冰火两重天

实习这一年，我们的主要任务是完成内外妇儿四大主科的轮转，"眼耳口鼻舌"五官以及皮肤、神经等小科是根据个人爱好选择性轮转。

实习妇产科的时候我们的带教老师是萧峰，像很多手术科室医生一样，他里面一身绿色刷手服，外边套一件外出长袍，光脚丫子趿拉着手术室的拖鞋，外边裹着一次性鞋套，一副随时整装待发、随时听从手术室召唤又随时能够返回病房处理各种杂事的架势。

第一次训话，他并没有讲外科的无菌原则、如何拆线、换药、刷手、消毒那些事，而是说："理论你们都背得滚瓜烂熟，我就不唠叨了，重要的是把理论转化为实践，一切到了手术室咱们现招呼。需要告诉你们的是，在我们妇产科轮转，首先保证自己睡好觉，晚上别到处疯去，早晨要吃饱肚子，否则几个小时的手术你们坚持不下来，吃早饭不难，早起十分钟就能搞定。"

年轻人早晨都贪睡赖床，宁可多睡个十分钟八分钟的，也不愿意早些起床到食堂吃早饭。谁说学医的都会养生？谁说大夫都生活有道？年轻的时候，我们这些小大夫和所有年轻人一样，为了飞扬的情绪、躁动的心灵，恣意挥霍着看似无穷尽的健康。

外科手术日都是先听交接班后查房，查完房直奔手术室。完成第一台手术的时候刚好 11 点，这是一天里最让人尴尬无奈的时辰，食堂还没有开饭，我们不可能不开始下一台手术，不可能等上半个小时开饭，再花半个小时吃饭。因为那样的话一个小时就过去了，要知道，下一个病人，还有下一个以后的所有病人，他们至少都是前一天晚饭后就一直饿着肚子，甚至还有肠道准备 3 到 5 天后等着当天手术的。我们不可能让他们空着肚子躺在手术车上，眼巴巴看着我们去吃饭。

一旦直接上第二台手术，错过了饭点儿，这饭就不知道什么时候才能吃到肚子里了。

不过在协和眼里的各种不可能，在其他地方就是可能的。有一次同学聚会，一个分到山西实习的同学说："你们协和的外科大夫一点生活质量都没有，活得还有个什么劲儿？我们那儿外科一天就排四台手术，上午两台，中午休息，大夫们回家或者到医院周围吃个饭，会享受的捏个脚按个摩，趁机睡上一小觉，下午再做两台，准时下班，这才叫生活。"

我说："让病人饿着肚子干等，大夫那中午饭能咽得下去吗？"

他说："怎么就咽不下去？老猫房上睡，一辈传一辈，这也是人家外科手术系统多少年的老规矩，你大夫耍酷要装高大全不吃饭连气儿给病人做手术，人家护士还得吃饭呢，人家麻醉大夫还得吃饭呢。再说了，医生不是人吗？医生就不应该到点就去吃饭吗？"

　　我接不上茬了，心里吭哧半天也没对上下文，真是悲了个催，怎么在协和这儿"吃不上饭"就成了老传统呢？

　　"人饿的时候就是应该吃东西，有好吃的摆在面前怎么会咽不下去呢？我看你是彻底被协和洗脑了，还口口声声什么协和情结、协和精神。"在我已经不接话的情况下，我同学还痛打落水狗般地奚落我。

　　在协和医院的手术室里，一切老百姓的作息时间、一切人类的生物钟都起不到指挥作用，只有手术的节奏负责掌管一切。

　　11点半，正是大师傅把热气腾腾冒着香味的饭车推进手术室餐厅的时间，我肚子里的三根肠子至少有两根半是闲着的，听着它们咕噜咕噜的抗议声，我没有任何选择，怀着对胃肠道深深的歉意，刷手上了第二台手术。

　　我把病人的肚皮用一遍碘酒两遍酒精消毒后，铺好手术巾，退到第三助手的位置上，等待萧峰动刀。

　　一台妇产科手术多由四个医生完成，主刀、一助、二助和三助。我们通常戏谑地称主刀是 VVIP（very very important person，极其重要的人），一助是 VIP（very important person，很重要的人），二助是 IP（唉，就是个屁），三助直截了当，就是个 P（屁）。后来，三助这个位置又有了一个与时俱进的新名叫"小三儿"。在国外，人力成本是最高的，很多手术只有两个医生完成，肚皮切开后一律是自动牵开器代替助手，或者把拉钩一端拉在肚皮上，另一端吊一个葡萄糖瓶子起重力作用进行牵拉。中国最不缺的就是人手，每一个实习生，甚至工作后当了几年住院医师，在手术台上都是站这个"P"或者"小三儿"的位置。

　　有一次马刚问我："要是代理一种国外的机械手臂能不能赚钱？"

　　我问："你说的那个机械手臂是干什么的？"

　　"代替助手拉钩的，在美国销量特别好。"

　　我说："哥们儿，你听我的，千万别干这赔钱的买卖。国外卖得好，是因为国外人力是最值钱的，手术台上多一个人，医院是要付出高额薪水的，买一个机械手臂，做上几十台手术成本就回来了，还能带来经济效益。而中国最不缺的就是人，到处都是不要钱的 P，推不开搡不开地争着抢着上手术台，不给钱都行，这种东西怎么可能有市场呢？"

后来，马刚给我打电话说："哥们儿，来国际饭店旋转餐厅请你吃饭，那会儿幸亏问了你，哥们儿我才没出手，我一个从国外回来开创事业的大哥不信邪代理了那种进口的机械手臂，差点把老婆孩子给赔进去。"

＊　　＊　　＊

手术部位的消毒是整个手术最简单、最没技术含量的步骤，但是对实习医师来说算是大活儿，干得熟练让老师挑不出毛病也是相当不易，也是有血泪史的。

首先，给病人消毒之前要先给自己的双手消毒，"刷手"要是不过关，手术台上的 P 都当不成。用一半粗海绵、一半利刺的刷子蘸了消毒液先刷三分钟，再刷两分钟，包括十个指甲缝、十根手指、两个手腕、两只胳膊，全部的皮肤尤其褶皱部位都要仔细刷过。

那时候，我每天仔细检查自己的手指甲，并且随身携带指甲刀，时刻保持每个指甲都处于光秃状态，就怕指甲缝里藏了细菌刷不掉，害我被护士长赶出手术室。什么指甲油、洗甲水以及传说中的水晶美甲、法式美甲都和我们这些学医的女孩子无关，即使那时候我们也年轻也疯狂地爱漂亮爱时髦。

刷手后，我们架着不能太高也不能过低的双手和胳膊，哪儿也不能碰，下一步是用消毒锅里蒸过的擦手巾擦干消毒部位。先擦双手，再交替擦双臂。实习生从刷手到消毒，每一个细节动作都在巡回护士眼里，稍有不规范，立即会被指出问题所在并且重新来过。

刷手、擦干完成后，护士会拿一根棉拭子擦拭从手指尖到上臂下 1/3 之间消毒过的任意部位，然后倒插进一根玻璃试管中，送到细菌室做培养。几天后，擦过我们手的棉拭子要是培养出细菌那就惨了，我们首先会被停手术，取消上台资格，再背诵刷手步骤，包括每个步骤的动作要领和时间要求，重新刷手后再做培养，什么时候合格了什么时候才准再上手术台。

手术室的感染质控是一项非常重要的工作，即使刷了几十年手、上了几十年手术台的大教授和老专家，也要定期被抽查取样进行细菌培养。这些严格的把关工作毫无经济效益，甚至要医院倒搭钱进去，老百姓也根本无从知晓，但这却每天都在有条不紊并且近乎苛刻地被执行着。

　　刚进手术室的时候总是遭白眼和挨骂，我的小心灵特别不解，再加上大夫多是外地来的"北漂"，护士大多是中专大专毕业的老北京出身，总觉得她们是欺软怕硬的小人，看到大专家大教授一律笑脸相迎，或者脉脉含情，或者打情骂俏，偶尔还勾肩搭背，看到我们实习生小大夫立马变脸，苛责的目光就像一把尖刀，闪着凛冽寒光动不动就浑身上下地搜身。

　　"那位同学，请把帽子戴正了，歪歪扭扭的成何体统！"

　　"这位女同学，要把刘海儿完全掖到帽子里头，一点儿都不能露出来。还有，后边的辫子梢儿也得掖帽子里头，手术室里披头散发的像个什么样子！"

　　"这位男同学，你虽然戴着的那叫口罩，但不是光兜着下巴和嘴就行的，鼻子出气的时候也会污染手术的，向上拉一拉。唉，你别光拉一边儿啊，俩鼻孔都得罩上。"

　　"赶紧把刷手服的底轮掖裤腰里，否则一会儿给病人消毒的时候，你一哈腰就会污染术野[1]，知不知道？"

　　"怎么留那么长的手指甲？几天没剪了？快去门卫那儿拿指甲刀，剪短了再回来刷手。唉，又进来一拨新的实习大夫，让人不省心的日子又开始了。"

　　"这位女同学，下次进手术室不准戴耳环，医院是有规定的你不知道吗？"

　　"哎呦喂，您不仅戴耳环，怎么还戴这种装饰性超强的长耳环，还是民族风，我的天，您看上去倒是挺艺术，上边镶的嵌的那些个零碎小物件万一掉手术台上、落病人肚子里谁负责？赶紧给我摘了去！"

　　"老天爷，我的姑奶奶，您这一个耳朵上到底是扎了多少眼儿啊？以后进手术室什么也不许戴，耳钉也不行，越小的越危险，一旦掉了特难找，赶紧摘了。"

　　所有这些，都别想逃过她们的法眼，一个小小的动作不规范都要一切重来。

　　刚进手术室实习时，最多的一次我曾经连刷三次手才过关。

　　第一次是先刷了左手左胳膊再刷右手右胳膊。错，应该先刷左手右手，再刷左胳膊和右胳膊，因为手术医生的双手永远是需要最"干净"的部位。

---

[1] 术野：医学术语，就是指手术时视力所及的范围。通常手术之前都要进行皮肤消毒，后用无菌消毒巾将手术涉及不到的部位遮盖起来，将手术时需要暴露的部位留出来，这个留出来的部位就是手术范围，在没切开皮肤之前，这个暴露的部位就称为术野。随着皮切开手术野也随之深入、改变。

　　第二次刷手顺序对了，刷得也卖力，刷得我指甲缝刺痛，还是没过关，护士说我没有专门刷洗五个手指根部的四个间隙。唉，老师您就直接说我没刷"蹼"好了，恨得我不由想起一句"指若削葱根，全剁最干净"。

　　刷到第三次，终于合格了，此时，我已经在护士老师虎视眈眈的注视下动作僵硬、皮肤生疼、胳膊酸酸、两腿转筋了。

　　手术室里病人早就完成麻醉，VVIP、VIP 还有 IP 早已熟练地刷手穿衣戴手套，器械护士已经打开手术包清点纱布器械，一切就绪，就等着我这个 P 大夫刷手后给病人消毒。众目睽睽之下，虽然戴着口罩帽子仍觉颜面扫地，心中暗暗生恨。一恨自己不争气，越有老师看着越紧张，越紧张还越出错；二恨护士势利眼，怎么不敢针对教授，只敢对我等实习大夫耀武扬威。

　　多少年后，自己终于当了主刀医生才理解这份心情，台上多一个实习大夫，根本帮不上什么大忙，老师对他们最大的要求就是认真看手术、勤于提问，同时希望他们能够时刻注意并恪守无菌原则，不要污染了病人。否则，就算手术做得再漂亮、再干脆利落都白扯，一旦术后发生严重感染，全盘皆输。

　　我用长长的卵圆钳夹着消毒海绵，蘸了碘酒，以准备切开的部位为中心画圈，也可以画正方形。手术的切口只是一道线，但是消毒半径至少 15 公分。

　　消毒就是利用消毒液清洁准备下刀的地方，一般是一遍碘酒消毒，两遍酒精脱碘。碘酒不能蘸得太多，否则不光浪费，要是淌到手术视野外又没有及时用酒精进行脱碘，会灼伤病人的皮肤。要是滴到地板上，护士需要赶紧拿手巾蘸了酒精蹲到地上擦洗，否则地面着色后斑驳不堪。她们站起来的时候肯定也不会给我们这些小实习大夫什么好脸色看的，不过给脸色看的还会让我们心安些，起码扯平了，最怕的是护士一言不发却将怨恨的情绪融入到擦洗地面的力度中，吭哧吭哧擦完后把毛巾摔一边儿继续干别的，一副拿这些没谱实习生没办法自己又甘愿认命的样子，这让我们心里特别不好受。

　　碘酒不能太多，也不能蘸得太少，否则达不到充分消毒的目的，成了搓澡。

　　每一圈碘酒都要紧邻上一圈，外圈压里圈，保证不留白，又不能原地画圈没进度。本来刷手就浪费了不少时间，消毒时候再磨磨蹭蹭可不得了。手术医生多是急性子，颤颤巍巍的我总是担心，生怕穿好手术衣腾不出手来推搡我快点的主刀凌空一脚把我抽射到手术间门外头去。

消毒的顺序从里到外，擦过外圈后不能再返回擦内圈，最后一遍脱碘的酒精要盖住消毒范围的最外缘，最后铺上手术巾，只露出切口部位，就可以开刀了。

我消毒后再铺好手术巾，萧峰说："干得不错，出徒了。"

在保持外表镇静之时，我的内心恨不得跳起来欢呼。

消毒后穿好无菌手术衣戴好手套就可以上手术台了，这也是一道坎儿，在基本外科最惨的一次，我连续换了三件手术衣才上得手术台。

手术衣说白了就是一件背后系带反穿的长袍，类似小孩吃饭时怕弄脏前大襟而穿在最外面的宽大罩衫。手术衣消毒时是按照固定模式叠好的，我们必须深谙其道才能保证一手抓过来就能根据这种特殊的、全中国乃至全世界都基本一致的折叠方式辨清里外。辨清里外后是提搂着向下一抖，将整个手术衣展开，这一抖必须抖对，里面朝向医生，外面朝向无菌区。

刚开始上台的时候总是不熟，再加上紧张，我一直都是投机取巧通过手术衣圆领上的标签辨别里外。那天拿到手的一件恰好没有标签，我凭着感觉一抖，糟糕，抖反了，病人面正好朝向自己了。于是，换一件，重穿。

第二件，里外抖对了，但是因为紧张或者潜意识里我一万个不希望护士看到我穿衣时候的细节，好像这样就能逃过护士法眼似的，于是，竟然屁股对着无菌手术车，自己朝向大门口，这又不符合无菌原则了，于是，换一件，重穿。

一个手术包里只有四件手术衣，如果我要换新的，就需要护士临时到隔壁供应室去拿。俗话说"医生的嘴，护士的腿"，现在倒成了"学生的水，护士的腿"。在无菌原则方面，协和手术室的护士从来不含糊，她们豁出去跑断自己的腿，也不会姑息我的错误睁一只眼闭一只眼的。所以，我别想蒙混过关。

第三件，抖对了，也对着无菌手术车穿上了手术衣，一切顺利，戴上手套后听见护士说："行了，你可以上台了。"心中暗喜，连说："谢谢老师，谢谢老师。"可能是太紧张了，我随手摸了一把自己的鼻子。护士急了，说："你知不知道穿戴整齐了双手哪里也不许碰？快脱了手套换新的！"

"哦，我错了，对不起老师，我这就去。"还是太紧张，我又不由自主地挠了一下耳朵。

"你？你还敢挠耳朵？上手术台最重要的是保证自己的双手无菌你知不知

道？快去换手套！两只都要换！"护士已经气急败坏。

"哦，马上去。"摸了鼻子和耳朵以后，我已经把无菌手套彻底污染了。一连串架在油锅上过堂的监督已经让我浑身不自在，最后的训斥更让我彻底晕了头，下意识地想到一定要保护好自己的双手，它们是无菌的，可情急之下我又把双手插进手术衣胸前的口袋里，结果，脏手套又把好不容易穿上的手术衣给污染了。

于是，护士再去拿新手术衣，我刷手、擦干、抖手术衣、穿手术衣、戴手套，一切从头再来。

整个医院里手术室的护士是眼睛最毒的，一搭眼就能分出谁是生手，知道该盯着谁。每个实习生都有这样或者那样的狗血经历，没有人天生就会，但是只要学会了，就像骑自行车，以后就驾驭自如不再成为问题了。

到了萧峰这里，我和琳琳都已经实习过基本外科，早都锤炼成了消毒铺巾的高手。说来也怪，越是手生的时候，越是觉得护士在盯着自己，越是犹犹豫豫不自信下一步该干什么的时候，越是容易被护士挑错。而当你把一切做得干净利落，就会忽然发现护士不再盯着你了，她们忙活别的事去了。时间长了，你会发现她们其实很可爱，也会像和主任一样和你说笑，你终于成了她们的人，终于不再胆战心惊，一切反而行云流水了。

* * *

萧峰拿起锋利的手术刀按照预先设计好的切口切皮，皮肤被切开后，随即翻露出几寸厚、黄亮亮的皮下脂肪。为了减少出血，切皮后，萧峰换了高频电刀，电刀的切割速度快，一层一层势如破竹地切开皮下脂肪的同时，还能将一路经过的细小血管一一凝固止血。手术切口上方烟雾缭绕，人肉烧灼后挥发出的特有焦糊味道让我阵阵作呕，我突然喘不上气来，感觉阻止胃液返流的贲门括约肌、阻止肠道内容物无端泄漏的肛门括约肌顿时都失去了控制，想吐，又想拉，浑身发软，眼前发黑。我闭上眼睛，再使劲睁开，希望看到光亮，但还是发黑。同时，身体里的水分好像一下子透过全部毛孔齐刷刷地渗透到皮肤表面上来又瞬间凝集成无数细小密集的汗珠。

我不自觉地往下蹲，又下意识地努力挣扎着想要站直身体。萧峰和一助的注意力都在病人身上，根本没注意到我的微情况。倒是时刻关注手术台上一举一动的器械护士最先发现我不对劲，通知台下的巡回护士把我搀到一边。

中午吃饭的时间，上了手术台的人包括四个手术医生，还有一个给手术大夫递钳子递剪刀，同时负责穿针引线的器械护士是铁定不能吃饭的，不管多晚，必须等到把手术做完才能去填饱肚子。不在手术台上的人，例如台下的麻醉大夫和手术台下的巡回护士是有人替换的，可以抽空去吃饭，那天当班替吃饭的正是手术室的周护士长。

护士长将我扶离开手术台，协助我瘫坐在墙角。降低了身体重心并有了墙的依靠后，我感觉好多了，但还是冒虚汗。护士长非常利落地开了一瓶葡萄糖盐水，剪了一段输液管做成吸管插到玻璃瓶子里，送到我跟前。

我大口喝下这有能量又有电解质的葡萄糖盐水救命溶液。它是无菌的，全世界最干净的液体，一个大肠杆菌都没有，干净到可以直接输注到血液里，我能感到涓涓细流化成微微的甘甜和微咸，流入我身体各个部位的终末细胞，像来自小时候姥姥家门口老井里的记忆。

周护士长看我"活"过来了，开始数落我："你轮转手术科室又不是一天两天了，怎么还晕台？我看你就是饿的，早晨没吃饭吧？又睡懒觉了吧？昨晚又跑哪儿贪玩去了吧？宿舍里有人过生日？打牌了还是喝酒了？"

萧峰瞅了我一眼说："交班的时候我都听见你放屁了，一点儿都不响，而且没臭味儿，整个就是一水屁，一听就是没吃早饭。老师平时怎么教你们的，手术大夫必须吃早饭，只要是手术日我都吃两个煮鸡蛋。"

护士长瞪了他一眼说："以后你还是改成大米稀饭和煎饼油条吧，老吃煮鸡蛋，还一吃就两个，放的屁太臭了，我刚进手术间的时候，隔着口罩都能闻出你又污染空气了。"

除了全麻状态中的病人，屋里的人都乐了。萧峰不以为然，也跟着哈哈大笑，又接着说："你们知道吗？早些年咱协和医院的外科手术动辄七八个小时，台下的巡回护士还给教授喂奶呢。"

我一听喂奶，精神了许多，顿时八卦起来，问到底怎么回事儿。

萧峰和助手此时已经完成了皮下脂肪层的切开，准备切开筋膜层，他把糊了一层脂肪黑屑的电刀交给器械护士，护士用刀背熟练地咔咔几下，就将刀头

刮干净交还到主刀手上,萧峰一手持齿镊一手拿电刀,一边电切筋膜一边说:
"你丫想什么呢!真有你的,比我还坏,真有流氓前途。手术台上的喂奶就是护
士把吸管一头插进牛奶瓶子,另一边通过口罩侧边送到手术大夫的嘴里,护士
端着牛奶瓶子,等大夫什么时候喝完,什么时候收走,补充能量的同时,不耽
误大夫继续做手术。"

我问:"萧峰老师,你被喂过奶吗?"

萧峰说:"哎,命苦不能怪政府,只怪自己生不逢时,这等好待遇早取消了,
我根本没赶上。早些年,咱们老协和的教授都住公寓,赚大洋,一个人除了置
办大宅子,养活一大家子人,帮衬穷亲戚,还能收养个外甥侄女念个私塾什么
的,绝对生活在你难以想象的贵族式上流社会中。每天清晨,门口都会有一双
摆得整整齐齐擦得油光锃亮的皮鞋,那时候的洛克菲勒基金会特有钱,医院派
老妈子专门伺候教授的饮食起居,你说这些衣食无忧拿着大把俸禄的医生教授
们,不钻研科学技术不争先恐后地救死扶伤他们闲着干吗去呀?"

"萧老师,您说,有朝一日我若当了教授,也能享受到这些吗?"

萧峰说:"我们这辈人可能是赶不上了,现在也弘扬老协和精神,却没了当
年人家老协和的待遇,整个就是光让驴儿跑,不给驴儿草,驴儿哪天累倒哪天
算,或者哪天幡然醒悟撂挑子就跑,医院照样是风轻云淡,皇帝女儿不愁嫁,
店大不光欺客,也欺负伙计。不过,你们这些小的真没准儿还能再赶上好日子。
但要想混得好,记得手术当天要吃饭,而且要吃得饱饱的,你的小身板就是革
命的本钱,否则哪天倒下了,大家伙最多齐心协力把你抬一边儿去,最多摇摇
头送你一句,别人都没事儿,怎么这个人这么不禁累呢?怎么干点活儿就累倒
了呢?你倒下以后,人们很快就忘了你,你那个'萝卜坑'顿时就有好多和你
一样优秀,甚至比你还强的大萝卜填上了。"萧峰已经完全切开筋膜,分开腹直
肌,铺好护皮垫,准备进腹腔了。

此时,我也彻底歇了过来,重新刷手,换上新的手术衣,站在我的"小三
儿"位置上。这时候,整台手术最关键的部分开始了,没有人再谈笑风生,没
有人再胡扯闲聊,手术台上除了专注,还是专注。

萧峰说话是典型的话粗理不粗,在协和这种以严谨著称的医学殿堂里算是
稀有品种,了解他的妇产科领导还有很多外科甚至内科同事都喜欢他,尤其备

受我们这些小有性情、男孩子气十足的小女生实习大夫拥护热爱和崇拜。

外科手术台并不是没有硝烟的战场，现代外科是一场硝烟四起的战争，各式高频电刀、激光刀、超声刀、水刀、针式双极、智能双极、吻合器、打钉枪等新式武器层出不穷，但那都是给主刀耍的，手术台上只负责拉钩的"小三儿"经常是特别无聊的。

如果把切除肿瘤的手术比作主刀在病人肚子里探囊取物，我们拉钩的就是在四周像撑着麻袋口一样帮忙撑开这个"囊"的。刀口是一条直线，都靠我们"小三儿"利用大小、形状不同的各式手术拉钩制造一个相对开阔的手术空间。

碰上好的老师，或者刀口敞亮的大手术，我们还能看清基本的解剖结构，见习基本的手术过程，观摩基本的外科技巧，绝对是收获大大。要是碰上良性手术，一点点的刀口，病人又胖、盆腔又深的话，我们根本什么都看不见，若是再碰上吹毛求疵不留口德的主刀，不光不好好教我们知识，还只等我们犯错或者走神的时候咆哮着骂上一顿。手术台上的 P 们最受不了的就是这种"持续性拉钩、间断性挨骂"，这种教授在实习医生中间也是口口相传，尤其是不打算吃外科这口饭的，学生们多是能溜就溜、能逃就逃，尽量不上他的手术台。

萧峰从来不板起脸硬性要求我们上手术，但是我们都抢着上他的台。我们最怕写不完病例干不完手头的活耽误了上手术台，前一天熬夜也要把第二天早晨的化验单开好，把第二天需要的出院记录、出院证明等等东西统统准备好。这样，查完房，我们就顺理成章地跟着萧峰老师去手术室了。

萧峰不光让我们给病人插尿管、消毒术野、铺手术巾、上手术台拉钩，还会边做手术边给我们讲解，外带在手术间歇讲个冷笑话说个黄段子什么的。别看这些和临床知识可能完全无关，却支持着我们这群有活力、没耐力的年轻人坚持"泡"在临床一线。

手术的最后，他也是极少数让我们缝皮的老师之一，他教我们针持有几种握持方法，缝深层组织如何握，缝浅表皮肤如何握，而且他会告诉我们为什么要这么握，如何才能更稳定，如何握持才能起到延长我们手臂长度，让缝针缝到我们人手无法达到的狭小空间的作用。

他细致到教我们使用持针器的哪个部位并且以什么角度夹住缝针的哪个部位最稳定，能最有效和准确地传递术者手腕力量和大脑所想的方向；他教我们缝合不同层次组织如何掌握进针的部位和角度，如何掌握每一针和每一针之间的距离；他教我们如何打结才能又快又结实，让我们感受不同线结之间力量和角度的略微差异。

他说："缝合讲究的是止血和对合，老师只能教这些，如何做到工艺的精湛和艺术上的美感要靠你们重复的练习以及内心的感悟，正所谓'师父领进门，修行在个人'。"

我很快就学会了缝皮，针脚整齐，间距一致，对合完美，剪断后留下的线头朝向一致，长短整齐划一，像列队的士兵。萧峰说："淘气丫头出巧手，张羽比我们好多工作一年的住院大夫缝得还好看。"

我羞涩地说："谢谢老师夸奖，缝得不好，还要再多多练习，谢谢萧老师教我学手艺。"萧峰被我礼貌客气的恭敬弄得反而不好意思了，于是拿出往日一贯的流氓习气说："这么娇小漂亮的手，轮上哪个老师都想'手把手'地教。"

那些日子，最让人开心的就是在手术的最后，各种P们都摘手套、脱手术衣下台吃饭或者休息了，而我右手针持[1]、左手齿镊[2]一个人安静地缝合腹部切口，锐利如刀锋一样的三角形皮针定位在皮缘后，只待我的手腕轻轻一抖，弯针便顺着我期盼的角度略带阻力穿透皮肤，那一瞬间，我有一种莫名的兴奋和只有自己知道的喜悦。

* * *

第二台手术终于在下午两点完成，紧接着是实习医生巡诊，我们都误了中午饭，萧峰说："没时间吃饭了，你先去教室吧，我去和病人家属交代一下手术情况，随后就到。"

教室里，萧峰仍然是一身绿色刷手服外面套着外出袍。他把幻灯机的插槽卸下来，一边迅速地插入幻灯片，一边说："同学们，这堂课我们讲常见的卵巢肿瘤，先考考你们，人类大脑可以利用几种形式的能量？"

这还能难住我们，立即有同学说："老师您提的问题有问题，人类大脑只能

---

[1] 针持：也叫持针器，持针钳。针持是国内各大医院比较常用的简称。

[2] 齿镊：手术镊，用于夹持和提起组织，以利于解剖及缝合，也可夹持缝针及敷料等。有不同的长度，分有齿镊和无齿镊两种。

利用一种形式的能量，别无它选。"

"那你说是什么？"

同学们几乎异口同声："葡萄糖。"

"大脑失去葡萄糖能量的供应，还能坚持多久？"

同学们继续异口同声："五分钟。"

这时，只见他脸上闪过一丝坏笑，随手从刷手服的后屁股兜里翻出一个油纸包说："亲爱的同学们，咱们这堂课 50 分钟，你们要是不想让我死翘翘，我决定一边吃驴肉火烧补充大脑能量，一边讲课，不同意的举手。"

我们哈哈大笑，一起祝老师好胃口。

"这驴肉火烧是刚做手术的病人家属贿赂我的，家属知道手术耽误了大夫的饭点儿，一直捧着驴肉火烧等在手术室门口，多够意思。这种病人家属绝对是最可爱的人，比什么红包礼物都让大夫感到温暖。"

"老师，您是喜欢驴肉火烧还是红包？"琳琳大胆发问。

"驴肉火烧没得说，萧老师个顶个儿地喜欢，都是老乡的真心实意，不收下那是装大尾巴狼，不给老乡面子。要不就是装清高，其实压根心里头没瞧上这不值钱的东西，或者平日私下里金银细软、钞票、购物卡、名烟名酒收到手软突然貌似良心发现，觉得终于有不值钱的驴肉火烧可以婉拒，顺便显示一下自己的两袖清风了。这些对于一个活生生的大夫来说都是不对的，都是不接地气的，都是会伤了老乡一颗淳朴善良的心的，都是要遭到人民唾弃的。"萧峰故意把排比句末尾的每一个"的"，说成很重的"滴"，逗得我们在台下哈哈大笑。

"红包怎么认识是个复杂问题，三天三夜也说不完。我相信咱们协和这种大医院是不会有人主动索取红包的，能进协和的人都是一路优秀辛苦念书苦读过来的，还有的是从下面单位来连老婆孩子都不顾一个人在北京念硕士念博士之后才好歹留下来的，没人会拿自己一辈子的职业生涯开玩笑，也不会不给点好处就不尽心尽力看病，选择性地藏一点、掖一点，或者伤口故意往歪了缝，手术故意往坏了做，不说职业道德，一个外科医生就算为了自己的颜面，或者说至少从少给自己工作生活添乱的角度，也绝不会这么干的。不给红包就故意把手术做坏的说法是伪命题，是卑鄙者的阴谋论。"

"那您收红包吗？"一位同学接着问。

"收啊，当今中国的现状是这样，一个独当一面的外科医生要是从来没人给你送过红包，那说明你是个废物大笨蛋。但医生是否收红包，还有红包怎么收的问题就各有不同了。我的红包有三不收原则。手术前的红包我不收；穷人的红包我不收，碰上真没钱看病的我还倒搭；不是熟人介绍的朋友或者一眼看上去不是讲究人儿的红包我不收。"

"为什么手术前不收？是对自己的手术没有信心吗？"

"当然不是，对于真心热爱手术刀的外科医生来说，上手术台是一件和与热爱的姑娘上床一样神圣的事儿，必须心无杂念。收了红包就是给自己套了夹板，上了枷锁，徒增精神压力，哪儿还有快感可言？我们妇产科大夫的刀可是连着一个女人除了生命之外最重要的生殖器官的，偏一偏、颤一颤都可能造成伤害。生孩子之前，女人的一个子宫、两个卵巢、两条卵管哪一样碰坏了都不行，更惨的可能就下不来手术台，直接去西天了。

"一个医生要是对自己的手术刀没有信心，就不应该给病人开刀，外科医生的手术能力是对病人的道德承诺。但是即使大夫心无旁骛全力以赴，总有一些手术是不成功的，总有一些病是治不好的，总有一些手术是不完美的，总是要有并发症、后遗症发生的。医生常在河边走，早晚要湿鞋，试问哪个拿手术刀的工程院院士手里头没有几条误入了西天的人命？哪个妇产科大家没切断过输尿管让病人满肚子漏尿？哪个牛 X 的头颈外科大刀没切断过喉返神经让病人一辈子不能放声？一旦出现这些难以预料而且是不可能完全避免的并发症，只要我们医生主观没有草菅人命，客观已经尽心尽力，我们还是可以平心静气客观公正地解释和说明的，走到哪里我们都身正不怕影子斜。可要是拿了人家的钱，嘴巴就张不开了，心就虚了，大爷我才不受那份儿洋罪呢。"

"老师，手术前拒绝的红包，手术后还会再送回来吗？"琳琳问。

"当然不会了，大多数红包在手术以后都是撒腿就跑。以我这么多年的经验，大概 80% 的病人家属是不会在一个非常成功的手术后，再极尽能事对主刀大夫进行各种围追堵截，执意送红包的。一般都转化成了口头感谢，最多送个大红缎子描金字上书两行押韵俗语的锦旗。同学们，这说明什么？"

"就是说大多数红包送得都没诚意？"台下的疑问一个接着一个。

"是的，大多数病人并不是诚心诚意或者心甘情愿给大夫送红包的，红包里根本没有信任和托付。他们其实只是害怕，害怕不给红包大夫就不给好好做手术。还有就是中国人做事爱跟风，觉得现在社会风气就这样，别人都给红包咱们也给吧，要不显得咱小气，一辈子才做一回手术，不差那几个钱。还有少数人，拿着红包意思一下，大夫收了也行，不收更好，自己仁至义尽。当然了，很多人手术前是真心诚意送红包的，给了就没打算要回去，但是眼瞅着手术做完了，万事大吉，就没那么大精神头再追着大夫屁股后头感谢了。这都是非常容易理解的，谁过完河还回头搭桥呢？卸了磨谁还喂驴呢？现代人做事，实用和功利主义当头，此乃人之常情，有病没病时候都差不多。"

"老师，那手术后的红包就一定能拿吗？手术后的红包都是真心实意的吗？"仍有同学发问，红包的话题实在是太热，相信没有哪一门课程能与之争锋。

"手术后的红包多数还是比较诚恳的，但是凡事没有绝对，不都是实心实意，也不都是赤裸裸的感激和报答。每个病人的红包里头都包含着极其复杂的情感，这里面有人情、有感恩、有谢意，有求进一步交往、拉近关系、以后办事方便等等含义和诉求，唯一的共同点是每一个红包多多少少都带有功利主义色彩。例如，手术做完了，但是治疗还没完，还要化疗，还要放疗，还要远期随诊，以后还要和医生打交道，或者认识一个协和医院的医生总没有坏处，很多人指望这个红包承前启后、一举多得。

"你们当中将来一定有人是靠手术刀吃饭的，能混成多大的腕儿不是全由自己掌握的，要靠师傅也靠天赋，还看机遇，但是有一点你们必须管住自己——穷人的红包坚决不能收。等你们当主刀那天，一定已经是阅病人无数，穷富一搭眼就能看出来。住院费都是乡里乡亲帮着凑的救命钱，你难道还琢磨着从中分一杯羹、去买你生活中除了虚荣毫无实际用处的奢侈品吗？穷人的红包不仅不能收，要是有能力还得帮衬一些钱物。咱这也是变相的劫富济贫，谁让这社会贫富差距越来越大、可怜人越来越没人管呢？"

台下一片掌声。

"总之，红包是送红包者的通行证，不收红包是高尚者的墓志铭。我今天说的话仅限内部交流，要是传到教育处或院长耳朵里，我会被停课的，那样的话萧哥会很生气，后果很严重，听见了没有？"

"听见了。"我们异口同声。

"那好吧，我就把最后一个问题也阐述一下。不是熟人介绍的朋友的红包也不要收，算是为自己的职业生涯负责任。人心隔肚皮啊同学们，手术一切顺利还好，一旦出差错病人多是翻脸不认人的。手术有风险，大家都知道，但是没人愿意承担这个风险，没人输得起，人家为什么求亲戚托朋友打理各级人情关系托人找你做手术啊？还不是图你口碑好技术高吗？还不是以最大的心愿期待最大程度地降低或者消除风险吗？一旦出了问题，有个靠谱儿的朋友在中间，起码能够缓冲一下突发事件瞬间造成的尖锐矛盾和对立关系，多少能和和稀泥。医生要是真错了，那咱愿打愿罚愿意赔，要是没错，起码有人能够从中消除一些不必要的误会，化解一些不必要的矛盾。"

"老师，那不成杀熟了吗？"一个同学问。

萧峰笑了："说杀熟也可以，但是有一种'杀'对方心甘情愿，甚至求之不得。能用钱解决的问题都不是问题，就怕你不杀。不杀说明你没看中他的人品，或者觉得他不牢靠，不和他过事儿。这年头非得来协和看病的无非是两类人，一类人是病奇怪，疑难杂症，哪儿也治不了，没办法才来协和；另一类是命金贵，小医院上赶着不要钱人家也信不着，不管多大个事儿都要来协和，求的就是踏实和放心。在协和门口挂不到号的，或者开了住院条等不着床位的，很多都属于拎着猪头找不到庙门的，是可怜，但绝不是最可怜，中国最可怜的老百姓是你们这些象牙塔里的医学生根本没有机会看到的，他们得了病根本没有来北京、来协和的念头，直接在家等死。

"这里头的水深了，不能再聊下去了，否则正经课讲不完。总之，在协和，你把红包送出去了，那说明你有人脉，或者说你是有一定社会地位的人，或者说你心中写着真诚，敢收红包的大夫那都是有本事看好病、开好刀而且愿意'拿人钱财替人消灾'的讲究人儿。对了，你们日后一定要提防一种人，这种人彻头彻尾的鸡贼心理，听说别人都送红包自己不敢不送，于是抠抠搜搜、勉勉强强地也包一个红包，人家大夫不要他还死乞白赖地往兜里塞。结果手术做完病人出院了什么都挺好，他又开始大嘴一张到处瞎说，一点儿没有把门儿的。还有写告密信、投诉信想方设法把钱要回去的呢，你们信吗？"

"还有这种人？太不讲究了，真是林子大了什么鸟都有。"琳琳说。

"树多的地方必有枯枝，人多的地方必有白痴，医院就是浓缩小世界、人生大舞台。同学们一定记住，小心驶得万年船，千万不要小阴沟里翻了船。好了，红包的事儿就此打住。驴肉火烧是老乡从河北保定带过来的，绝对正宗，鉴于课堂上让你们闻香味儿，馋了你们，这非常不道德，同学们下课后可以去我办公室，病人家属说那儿还有一大箱呢。"

接着，他又从另一个屁股兜里拿出一个油纸包说："这个给张羽同学吃，人家刚才不仅上台了，还晕台了，功劳大大的，千万不能让祖国的花朵再饿着肚子听课。"

我接过火烧，有点不好意思，那时候我还保留着会脸红的优点。

一张张变换的幻灯片里，有的肿瘤有包膜，像水囊里裹着一包液体，多是各色卵巢囊肿；有的肿瘤里整整就是一坨浓稠的巧克力酱，名曰巧克力囊肿；有的肿瘤里头油脂、头发、牙齿、骨片等等七荤八素什么都有，叫畸胎瘤；有的肿瘤没有包膜，像一朵成熟的菜花，一朵一朵结实细密均匀地紧挨在一起激烈绽放着，多生长在宫颈部位，叫宫颈鳞癌；有的肿瘤像无数大马哈鱼子堆在一起晶莹剔透顾自颤动着，不光外观奇特而且色彩斑斓，多是生殖细胞肿瘤；还有坚如磐石、同时引起大量胸水腹水的卵巢纤维瘤，伴随着从萧峰这个爱放鸡蛋臭屁的医生的刷手服屁股兜里掏出来的驴肉火烧的阵阵香气，实实在在的重口味，这种课我一辈子都不会忘。

上百张幻灯片放完，已经是下午四点，年轻人最容易产生饥饿感，加上驴肉火烧的香气极大刺激了食欲，下课后大家迅速收拾课本，不约而同地跟着萧峰回病房拿驴肉火烧吃。

*　　*　　*

协和的老楼是建院初期洛克菲勒基金会从一个王爷手中买下像王府翻建的，现在是北京市重点保护文物。大走廊的转角基本都是光滑的弧面，绝少突兀的直角转折，一来避免出现卫生死角，二来也防止病人磕碰，这样的细节即便在今天，也很少有设计师能注意到了。抗菌的纯铜门把手、轻松开启的折页和液压门装置至今还都在应用，此楼冬暖夏凉，除了结构复杂，容易迷路，几乎没有别的毛病，估计还能几百年地用下去。新楼是20世纪90年代投资兴建的毫无特色的新式建筑，墙壁纸壳子一样薄，不隔音，各种门四处漏风，产房要是来一个怕疼的，整个晚上病房里没生的、待产的、生完的都别想消停。我来协和以后，好像没有一天它不在修葺之中，不是刮墙皮子重新刷漆就是下水堵了疏通管道。两座楼之间为了方便医护走动和患者转运搭建了一个廊桥式的连接，两个年代风格迥异的建筑层高完全不同，于是，联接处产生了很大的一个坡度，这就是协和著名的"新加坡"。

路过"新加坡"时，我们看到了上一年度优秀教师的光荣榜，耳熟能详的各科教授们胸戴大红花，被分别留影后集体列队在公告栏里。

我从头到尾找了一遍，没看到萧峰老师的影子，就问琳琳："为什么萧峰不是优秀教师？你说我们实习同学那么喜欢他，他手术做得又那么漂亮，究竟是为什么、为什么呢？"

"评什么优秀教师，你看那些玩意干吗呀？满意度调查要问被服务的主体对象，调查医生起码得去问病人，调查教师起码得去问学生，我们才是教师服务的主体，可是你看学校和医院哪年哪届让学生投过票？"她一语惊醒梦中人，我便不再纠结这些，和琳琳赶紧往病房走。

琳琳边走边说："你知道吗？萧老师不光评不上优秀教师，没当选过优秀员工，而且人都快 40 了，还是一个主治大夫。"

"为什么？他可是一个好医生，病人都喜欢他，手术也是干净漂亮，在妇产科的口碑绝对是数一数二，一个大夫真好假好，不用看别的，就看有多少本院大夫领着亲戚朋友找他看病做手术。"

"你有所不知，萧峰是有名的爱干临床爱动刀但是不搞科研不申请基金也不写论文的主儿。所以，病看得再好，手术刀耍得再漂亮，再多的本院大夫求他做手术也没有用，这些都不足以成为硬性指标。现在主治大夫升副教授必须有 4 篇核心期刊论文，一水儿都得是第一作者，带英文摘要的论著，否则连竞聘资格都没有。"

"原来是这样，那为什么萧老师还整天乐呵呵的不见发愁呢？"

"愁什么呀，人家过得好着呢。听说他在美国的爸妈特有钱，媳妇是华尔街搞金融证券的，更是一把搂钱的耙子，人家没必要跟国内生硬不人道的晋升体制转圈子耗精力，人家只干自己真正喜欢的事儿，这才叫践行梦想，不折不扣的牛人。"

"那他在科室和医院里会不会特别受排挤？"

琳琳说："据说还可以，协和在医学界就像全中国的北京、地球上的美国，极具包容性，所以特立独行的萧峰老师照样有自己的天地，而且活得算得上滋润。但是想成为这等百年老店的主流人物还是不太容易的，中国官场的一切规则都适用于协和的管理高层。"

我和琳琳因为在"新加坡"的光荣榜前耽搁了，到病房时，发现大纸箱敞着口，火烧所剩无几，好不容易才在一堆油得透透的马粪纸堆里各自翻腾出一个驴肉火烧。

琳琳打开油纸包，连饼带肉狠狠咬了一大口说："萧老师，虽然这一次的优秀教师没有您，但是冲着这驴肉火烧，我们永远支持您。那些先进整天板着脸，一副'正人'样的劳模有几个'君子'？他们不也经常吃肉吗，可什么时候像您这样，想着给我们这些劳动力被无限剥削的实习大夫喝口汤呢？病人送个可乐雪碧什么的，都恨不得装书包里拿回家自己喝去，哼，要说人品和技术，谁都比不上您！"

萧峰瞪了琳琳一眼，说："这么好吃的火烧还堵不上你的嘴，整天的口无遮拦，早晚要吃大亏。"

"喂，狗咬吕洞宾不识好人心，我是在为您鸣不平啊。"

"鸣什么不平，吃饱了撑的！你这么说话不厚道，评上先进的同志们做事中规中矩，在你们这些小愤青眼里多少显得土帽傻气，但别人紧随主流价值观是没错的，追求个人荣誉更没错，我愿意把荣誉让给那些更加珍爱荣誉的人，他们多攒点荣誉证书什么的以后有用，早晋升早成功早挣钱多挣钱，不说报效祖国吧，也得报孝父母啊。活着都不容易，大夫又不是固氮菌，在空气中整点儿氮气就能转化成能量养活自己。个人有个人的追求，咱过咱的潇洒日子，但也别瞎装清高，不能动不动就看不上这个、看不上那个的。"

"听说您在美国的房子很大很漂亮，父母还有大产业等着您操持，您为什么非要留在协和吃苦受累呢？一台肿瘤手术动辄四五个小时，术后病人有事儿，不管是大礼拜、节假日，还是月上柳梢都得随叫随到，多累啊，钱又不多。"琳琳问。

"幸福感不是用钱来衡量的。世界上有三种人最幸福，一种是历经千辛万苦成功切除肿瘤的外科医生，一种是叼着烟斗欣赏自己刚刚完成的作品的画家，一种是正在给婴儿洗澡的母亲。外科医生的幸福感位列第一，千方百计把病人肚子里的肿瘤挖得一点儿不剩所带给一个人的成就感是什么都替代不了的，我毫无功利地工作是多么开心你知道吗？我不缺钱，虽然也收红包但是不攒红包不靠红包活着，我看门诊只想着什么药对病人有用，怎么能用最少的药、花最少的钱同样治好病，这比来了什么病人都开张大处方、不管对不对症哪种药回扣多或者提成比例高就开哪种药的医生幸福多了。我是在钻研和探索，为梦想做事，而有些医生是在谋生，根本不在一个层次上。我喜欢开肚子切瘤子，这是我长大后唯一的爱好，你说我整天干自己喜欢的事儿，医院还给我发奖金开工资，时不时还有病人说感激、送礼物、包红包、请吃饭，我多赚啊。只有对某一事物真正地喜欢和痴迷，并且不计较得失，才能把事情做到极致。所以，我这种境界不是一般人能理解、体会和达到的，我过得挺好，你们别再替我鸣不平了。"

"那您的人生梦想就只是做手术吗？这辈子不打算当教授和知名专家了吗？真不写文章、不搞科研，甘心当一辈子主治大夫吗？"我还是有些不解。

"论文不写，科研不搞，我就是这么打算的。就当一辈子主治大夫怎么了？你看人家美国医疗发达吧，可是人家也没像咱们这儿，要求每个大夫都当教授，都去申请基金做课题、搞科研、发论文啊。在那边，有个主治大夫的职称就能独立执业，就能一辈子待在临床给病人看病。一个成熟的社会应该是宽容和包容的，它允许各种思维方式和意识形态并存，一个成熟的医院也应该是这样。它允许致力于科研的人晋升职称，申请科研基金，带硕士生、博士生，搞实验室、搞疾病发病机制，搞分子生物搞免疫印迹搞 PCR 搞人类基因组，但是同样允许只对临床感兴趣、只愿意开刀并且能够开好刀的医生专心看病，不被 SCI、SPSS 那些玩意儿困扰。一个人的精力是有限的，一个人的个人能力也是有限的，你没发现我们外科系统有个奇怪的现象吗？越是论文多的大夫，手术越操蛋，手术做得真正牛 X 闪闪让同行都叹为观止的，有几个人论文写得妙？啥都行的奇才当然也有，像咱们老主任那样的，可是少啊，多少年才出那么一个。"

"还真是啊，您不说我还想不起这茬来，咱外科前一段时间不是从美国引进一个科研型人才吗？据说科研能力超强，是外科系统第一标王，写什么标中什么标，什么国家自然科学基金、北京市自然科学基金都不在话下，人家还有很多和美国大学的联合科研项目，论文从来不发中文的，一水儿的 SCI，到医院没两年就评上教授了。但是据说刚来的时候，他连尿管都不会插，还不好意思求助下属，有一次值班大半夜把主任从家里叫来帮忙，把主任气得半死。手术台上他职称最高，当然由他主刀，结果连着修补三个输尿管，两个病人都往肚子里漏尿，还有一个倒是不漏尿，没过多久发现肾积水了，得，他直接把人家输尿管缝成实心儿的了。"琳琳爆料道。

"这丫头的八卦堪比香港娱乐杂志狗仔队，她做医生真是屈才。"萧峰说，"不过主任也是活该，这种科研型人才就应该给他钱给他人给他时间和空间安心搞科研。都快四十了，一直都在国外实验室里鼓捣移液枪、多孔板，在计算机上玩弄医学统计软件的人还上什么手术台，刀开坏了还不得主任给他擦屁股。"萧峰说。

"您别说，找他看病做手术的病人还特别多，好多人都是从网上慕名而来的，那些平日里埋头在手术室开刀的临床大夫反而网上无名。人家科研型人才发表论文多，检索北京协和医院泌尿外科和肾脏肿瘤，哗啦啦，前十页恨不得都是他的科研成果。老百姓懂什么，他们哪里知道，这位大博士在实验室里手持移液枪摆弄着 appenddorff 离心小管，利用 ELISA、PCR、western blot 这些分子生物学技术研究出来的什么肿瘤坏死因子，血管形成因子还有白介素 1、2、3、4、5、6、7，一直到白介素 12 和真正从身上往下切瘤子完全是两码事。"这时，琳琳吃完驴肉火烧，抹了抹嘴巴，去洗手池洗手。

提起外科的引进人才，萧峰忍不住接着八卦："唉，老百姓可怜啊，肚子里头曾经如何血肉模糊一律看不见，最后只能看到一个伤口。就算满腹的医学常识，有几个能分得清哪个医生是真本事、哪个医生是花拳绣腿。不过我听说，最近这几年引进人才的手术练得也不错了，基本过得去。"

琳琳一边用白大褂后腰这个相对干净的部位擦手，一边说："没错，这引进型人才还真是了不得，总能找到自身瓶颈的突破口，手术虽然做得烂，但是表面功夫做得足。别看人家在美国待了那么多年，中国人驴粪蛋表面光的本事一点没丢，从来都是把伤口缝得漂漂亮亮的。病人可怜啊，除了能看到伤口，肚子里头被弄得如何血肉模糊根本无从知晓。另外，人家还学会了美国大夫超级的客户服务精神，对病人超级好，上班查房嘘寒问暖，下班从来都是要去病房和自己的病人告别一圈才回家，早晨亲自来给病人伤口换药，换完药亲自帮病人穿衣服系扣子，最后盖好被子、掖严实被角才算完事。手术这东西说穿了就是熟练工种，禁不住积年累月的练习，就算再没天赋，练不出独孤九剑，也能练一个民间武馆水平。"

"不过不得不佩服的是，人家引进人才的论文写得确实好，很多人都去找他帮忙修改论文呢。现在医院逼着谁都得写论文，弄出来的东西真是良莠不齐。协和的文章还算凑合，最起码真实，但不是也有很多人根本不好好看病，整天就是闭门造车，用纸和笔还有鸡贼一般精明的头脑在'编'文章吗？本来没干什么具体工作，就在病案室检索到那么三五个特殊病例，还没有病人几年后的远期随诊资料，就敢写自己的临床治疗经验与全国同行分享。左编一次，一篇文章投这个杂志社发表了，现在不是不让一稿两投吗？那好，中国人最擅长钻空子打擦边球了，过几天人家换个角度换个题目，右编一次，又是一篇新文章，再投另外一个杂志社。最后，和大夫熟识的护士长拿来现成的资料和数据，再从护理角度编一次，又是一篇文章，投到护理杂志社去。你看看，这三五个病人的病历贡献多大，成全多少人如期甚至破格拿到资历混到职称，真不愧是协和三宝中的最大一宝啊。"

萧峰的最后一句，把全屋子的大夫、护士和同学们都逗得哈哈大笑。

*　　*　　*

虽是女学生眼中的"大众情人"，但是对于一个不了解他的病人，萧峰的这种犀利和玩世不恭却是伤人的，而且，伤人一千，自损一千。

清晨，交班后，我们照例一群人呼啦啦地跟在萧峰屁股后头查房。

5床是一个卵巢巧克力囊肿的病人，这是子宫内膜异位症长在卵巢上最常见的一种病症形式，病人不光每个月都有严重的痛经，而且越来越重，还怀不上孕。萧峰老师为她制定的手术方案是腹腔镜卵巢囊肿剔除术，手术不光可以清除病灶，还能改善生育能力，多数病人能够在手术后半年到一年内自然怀孕，手术可谓一举三得，不光切除了囊肿，改善了痛经，还能提高受孕能力。

我们正在讨论 5 床术前准备的注意事项时，旁边的 6 床突然问了一句："大夫，为什么她的囊肿在肚子上打几个眼儿就能切除，我的就非得开刀呢？"

萧峰把眼睛从 5 床的病历上挪开，好像根本没有思索就来了一句："一国还要两制呢，一病当然也要两治，你懂不懂啊？"

病人一听这个立马火了："你这什么态度啊？我要是什么都懂，还找你们大夫干什么呀？"

萧峰反唇相讥："我态度怎么了，我态度没问题，查房还没轮到你呢，你就擅自打断别人，懂不懂点做人最基本的常识和礼貌啊？就你这样的还要求我的态度呢！"

"你以为你是谁啊，你查房还不能打断了，你以为你是院长啊？你以为你是国家主席啊？我不懂才问你呢，我看得起你我才问你呢！"

"哎呦，你什么都不懂还有理了，我求你看得起我了吗？"

此时，护士长闻讯赶到，大喝一声："都少说两句。"我们则是连推带劝，把萧峰拉回了办公室。

上午手术结束后，我们回病房准备下午的专业组查房。一进病房，护士长就告诉我们，上午吵架那个病人结账出院了。

我问："留下什么狠话了吗？"

"还真撂下一句话，说不信找不到不开膛也能给她切囊肿的妇产科大夫，说自己绝不吊死在协和这一棵歪脖树上。"

"还有不开刀、不打针、吃几副仙药就能治肿瘤的地方呢，关键是那种地方能去吗？竟敢骂我们协和是歪脖树，协和要是歪脖树，全中国大树的脖子有几个直的？不是朝左歪，就是朝右歪！"萧峰还在气头上。

三天后，我和琳琳跟着萧峰正在护士台前改医嘱，妇产科的党总支书记来了。她对萧峰使了个眼色，萧峰跟她一起进了主任办公室。

出来时，萧峰的脸色很难看。

我赶紧问："怎么了？"

"靠，还是那个老娘们儿，还会投诉，到院长那儿把老子给告了。"

"院里怎么说？"

"院里要停我手术，让我闭门思过，除了写书面检查，还要在全院老专家组成的医疗委员会面前检讨，什么时候医疗委员会认可了，才能恢复我手术。"

"啊？！真的要停手术这么严重吗？不过是口舌之争，不至于吧。"我非常惊诧。要知道，对于一个妇科肿瘤医生，封了他的手术刀，就相当于砍了他的双手，而这双手和普通人的区别在于只有握着手术刀的时候，它们才有意义。

"真是杀人不见血啊。"琳琳道。

"那就写检查呗，有什么了不起的。咱们上学的时候不是经常写吗？好汉不吃眼前亏，写完了再道个歉就没事儿了，早点恢复手术才是真的。"我劝萧峰。

"总写检查的那是你，老子上学的时候优秀着呢，全年级第一，从没写过检查。"

"我怎么觉得这事儿并不是空穴来风啊，医院公示的投诉电话和投诉地点都在医务处，历来也是医务处负责处理这些医疗投诉。而且咱们协和有一点特别好，从来不像别的医院那样，不分青红皂白只要患者来告状了，就往大夫头上记一笔，还要调查研究，区分有效投诉和无理取闹呢。再说了，就算大夫态度不好，批评教育也就是了，平时也是很少动不动就扣钱、通报批评什么的，我觉得咱们医院还是很保护临床医生的。而且，您和病人无非是拌了几句嘴，手术还没做呢，一没出并发症，二没出人命，即使吵架，也没有所谓的严重不良后果啊。这种情况在医务处那里，最多是这边对病人好言相劝，真诚道歉，那边对医生说服教育和口头批评，断不会停手术这么兴师动众的。"

"琳琳说得对，萧老师，再好好想想，怎么病人这一状就告到院长那里去了？院长办公室在老楼，老楼整个就是大迷宫，里面七拐八拐的咱们偶尔去一次都会迷路。再说了，我来协和当实习大夫快一年了，都不知道院长办公室的大门朝哪边儿开，她一个病人怎么会轻易摸到门儿呢？"我也装模作样地跟着琳琳分析起来。

"对，一定有人暗中挑唆，说不定是把病人领到院长办公室告你的黑状呢。"琳琳大胆提出推测。

"不会吧？都是同事，怎么会胳膊肘往外拐？"萧峰若有所思。

"您再仔细想想，平日里有没有得罪谁？"琳琳接着问。

"没有啊。"

"不会有的，萧老师为人向来潇洒大度，科里人都吃过他的饭，喝过他的酒，平日里也都是融洽和睦，最关键的是他与世无争啊，怎么会结仇呢？"我说。

"那你再想想，虽然你没得罪过谁，但是自己有没有挡了谁的路呢？"琳琳还是不甘心，这个阴谋论者从来坚信事出有因。

"不会吧，我只是一心想着看好自己的病人，做好自己的手术，我连晋升都不和同事争，什么主任、副主任的行政职务更是从未觊觎，怎么会挡了谁的路呢？不行，我得找院长说理去。"萧峰说着就要往门外走。

"别，萧老师别去，院长既然仅凭病人的一面之词就给你重判，肯定是相信了病人对你的状告，您再解释也没用。他山之石可以攻玉，听说主管医疗纠纷的副院长是咱们妇产科老主任的学生，如今只有老主任能说得上话，您应该去找他聊聊，说不上还有转机。"我赶紧阻止他。

"张羽说得对，别再胡思乱想，风口浪尖上也怕是越描越黑，还是快去搬救兵吧。"琳琳对我的主意表示赞成。

萧峰不说话，气哼哼晃着走出了病房。

萧峰被停了手术，一下子清闲起来，早晨上班竟然打了领带，西服裤子上还熨了两条笔直的裤线，虽然不穿刷手服、不穿一次性鞋套的萧峰更帅，却见不到往日一脸的自信和小得意。他整日里阴沉着脸，不怎么说话，查完房就消失。我和琳琳被教学秘书指派给另外的带教老师，日子仍然紧张、忙碌和无聊，虽然都不说，但我俩心里都惦记着萧峰的情况。

几天过去了，查完房后我们照例跟着新老师上手术，更衣室里，琳琳一边熟练地用皮筋把长头发扎成发髻，并且半跪着对着最下边一层更衣柜巴掌大的小镜子把碎发一一拨到手术帽子里，一边说："萧老师遭遇滑铁卢了，我们得救他。"

"我们救得了他吗？是医院要罚他啊。"我把身上唯一的一件饰品，脖子上的项链摘下来，弯着腰放进柜子里的牛仔裤兜里。协和是个什么都要分出三六九等的地方，我们实习医生的更衣柜永远是位置最差、空间最小的。手术室门口发钥匙的大妈绝对深谙此道，每日里进出手术室的各色人等，都能从她的脸色、表情和发给自己柜子的成色上辨出自己在医院里到底是几斤几两。

"不管行不行，萧老师平时待我们不薄，怎么着也不能袖手旁观，让他写检查简直就是开玩笑，他这个人什么时候低过头，服过软？我们怎么也得开导开导他。"

"只怕你我是人轻言微啊。"

"别总是怕这怕那的，不行动怎么知道有没有用。晚上我们请萧老师喝酒，就在医院对面的猎奇门酒吧，咱俩先点好东西再呼他。"

我点头表示同意，戴上口罩，出了更衣室。

萧峰果真被我们呼来了。他和琳琳要了他们一直爱喝的嘉士伯，我要了口感略淡还免费在瓶口加一小片新鲜柠檬的克罗纳。

萧峰一边大口嚼着爆米花，一边说："你俩别为我瞎操心了，老主任已经帮我求过情了，下周哥们儿就恢复手术。"

"太好了，我们喝酒庆祝一下。"我和琳琳几乎是异口同声。

"被琳琳猜中了，果然是有人指使的，还添油加醋地给我加了很多莫须有的罪名。我靠，编得还都有模有样的，连我自己听了都觉得可能是发生过的。看来，最大的危险总是来自内部，来自最了解你的人。"

我心里一惊，真让琳琳说对了，事出蹊跷定有原因，事实又一次证明阴谋论者的分析是正确的。

"可是，为什么呢？"我问萧峰。

"挡了别人的路呗。"

"您自己干自己的，就连协和大夫眼里最炙手可热的职称晋升都不跟他们争，甘愿当一辈子主治大夫，怎么还会成为别人前进道路上的绊脚石呢？"我还是不解。

"我们都是高智商、低情商，把事情想得过于简单，忘记人性之中生来带有七宗罪，其中之一就是嫉妒。我们甚至不知道，自己做得好，就是把别人比成了窝囊废，自己不争，就把别人比成了争名夺利的小人，自己手术好、病人多、门诊人头攒动，就把别人比成了没水平没生意门可罗雀的笨蛋。"萧峰说，"科室里床位是固定的，手术室里归我们妇产科使用的手术台也是固定的。组里有个刚提的副教授，比我学历高、职称高、资格老，就是因为手艺和人品都差，一直没有带组做手术的机会，我要是下去了，这个位置就是他的。"

"太阴险了，竟然被琳琳猜中了，真的是你不做坏事，别人也会因为你挡了道找你的麻烦，唉，知识分子堆儿里这种勾心斗角什么时候是个头？内耗太厉害了，这事儿听得让人后脖子嗖嗖地冒凉风。"我忧心忡忡地说。

"不过老主任说了，试图靠这种手段上位的人是不会得逞的，协和岂容此等下作之事，下周就恢复我的手术。"

"太好了，来，干一个。"三个330毫升盈盈一握的玻璃啤酒瓶各自做优雅的倾斜，使得细细的颈部恰好撞到一起，就像一个冲击性的短暂拥抱，随即又分开，我们仰起脖子，咕咚咕咚将瓶中酒一饮而尽。

"对了，还有个事儿需要你俩帮忙。"萧峰把喝空的酒瓶往桌上一墩，抹了一把嘴边的泡沫。

"老大，您有需要尽管说。"酒壮怂人胆，一向胆小怕事的我在酒精的作用下，猛地豪情万丈起来。

"老主任说检查还是要写，因为院长已经发话，躲不过去的，也是给院长面子嘛。为了重新拿起心爱的手术刀，老子豁出去了，什么脸不脸的，写就写吧，可就是憋了一晚上一个字儿没写出来，要不你俩一呼，我就来了呢，正没辙呢。"

"这事儿包在我身上，我有一个彪悍的老妈，从小对我拳脚相向。揍我只是第一幕，第二幕是让我反省，反省多是三段式，首先要说清楚自己错哪儿了，然后是分析为什么这么做是错的，并且分析若不及时改正长久下去的危害，最后责令我表决心，保证以后再也不犯同样的错误了，要是再犯定请老娘毫不手软大义灭亲等等。写检查无非就是把这些落在纸面上，我干这个最行云流水了，比写作文还快。"一瓶克罗纳下肚之后，我将淑女风范完全丢到脑后，为了获得萧老师的信任，为了能为自己敬爱的萧老师做些事情，为了让萧老师放心地把写检查这件事儿交给我，愣是把自己小时候经常挨打的老底儿都抖搂出来了。

我写好检查后，萧峰又誊了一遍，亲自交到院长办公室，万分诚恳地承认了错误。终于重新进了手术室，穿上那身自己觉得最舒服的绿色刷手服。

早晨，交班、查房、上手术，从各自的更衣室出来，我和琳琳又重新雄赳赳气昂昂地跟在萧老师身后当起小跟班儿。

"萧老师，今天还让我缝肚子吧，我保证缝好，比绣花还认真。"

"你都练得差不多了，今天让琳琳缝吧。"

"哦，那好吧。"我多少有些失望。

"不过，今天你可以试试缝子宫。"

我和琳琳都开心极了，一起大声喊"哦耶"，就像天上掉下两个大馅饼，咣当咣当分别砸在我俩头上，各自欢喜地走出电梯，跟在萧峰身后进了手术间。

＊　　＊　　＊

中午，我和琳琳在食堂吃饭。她说："前几天碰到妇产科的老主任了，你还记不记得告过萧峰老师害他被停手术的那个病人？"

"记得啊，检查还是我替萧老师代笔的呢，后来怎么样了？"

"主任说那个病人又回协和住院了，上周刚做的手术，是卵巢癌，从片子上看，肿瘤比前两个月长大了不少，整个直肠窝里都长满了瘤子，她不愿意接受直肠改道，所以肠子附近的瘤子根本没法动。"

"她不是扬言要另觅高人给她做腹腔镜，还口吐狂言说绝不吊死在我们协和这棵歪脖树上吗？"

"她后来确实又去了别的医院，据说买了四个病历手册，分别挂了四个医院的专家号，结果四个专家都告诉她不除外恶性肿瘤，不能做腹腔镜，必须开腹，最后她还是回协和做手术了。"

"瞎折腾，让肿瘤整整在自己肚子里多长了两个多月。好在识时务者为俊杰，她没有再跟自己较劲，要知道恶性肿瘤可是一天都不停歇地生长的，它们都是一个变两个，两个变四个，四个变八个，分裂几次就是 2 的几次方，要是耗到开腹都切除不了，上了手术台完全无所作为，直接弄个开关腹就下台，那就更惨了。"

"就是，现在的病人也真是的，多少年封建帝制老百姓都逆来顺受，突然解放了手里有权利了又不知道怎么行使好了。手术方式这事儿就得听医生的，有什么好商量的，您当点菜呢？您相中哪口儿来哪口儿，您还不差钱儿？有些事情就得听专业人员的，虽然大夫指定的方案也不见得百分之百正确，大夫也会犯错，但是选择相信医生一定是性价比最高的。再说了，手术哪能讨价还价啊！全世界唯独开刀这事儿，它不是人有多大胆地就有多大产，谁哪天要是拍着胸脯保证说不用开腹也能给她切瘤子，百分之百是忽悠她。还有说光吃中药就消灭癌症的呢，还真就有病人信，你说中国老百姓怎么就这么好忽悠呢？钱都让骗子轻松挣走了，咱们四个大夫，台下还得有一个标本员，不吃不喝，吭哧四五个小时一身臭汗做一台卵巢癌的肿瘤细胞减灭术，手术费才不到 1000 块钱，上哪儿说理去？"

"她告完了大夫还有脸回来接着治病？协和就该建一个黑名单，这种动不动就告黑状的主儿，咱不给她治病。现在不都说咱们医疗是服务行业吗？服务业总有不做你这一单生意的权利吧，自己觉得哪儿好上哪儿去。"

"建什么黑名单，你那纯属气话。回来后她肯定不会再找萧峰开刀了，又挂了其他几个妇科肿瘤医生的号，结果都被认出来了，另外几个教授知道她难缠，但是医生就是永远不能拒绝病人，于是开了住院条让她等床位。"

"协和是不能给病人建黑名单，但在大夫心里每个人都有自己的小账本，那么多病人排大队等着做手术，给谁开刀不是开呢？谁愿意接收这种病人？不感恩戴德也就罢了，还伙同坏人添油加醋地告大夫黑状，谁愿弄个这样的祖宗搁手里整天难为自己呢？我要是教授，我就不给她做手术。"一提起这个病人我就义愤填膺。

"说的也是，她倒是认得院长办公室的门儿了，听说又去把那几个给她开了手术条没立即收她住院的教授给告了。"

"啊？院长不会把整个妇科肿瘤组的医生手术都停了吧？再说了，瞎告什么呀！哪个肿瘤大夫手里头不是一沓子恶性肿瘤病人的住院条，谁不着急做手术啊，干吗看了她就得马上收她住院啊？"

"院长怎么会因为一个病人关掉整个妇科肿瘤病房呢？院长也是多少年的临床大夫，打一两回交道也就摸清楚对方是什么鸟了，也烦得够呛，但是没办法，于是硬性把她摊派给了老主任，让老主任亲自给她开刀。"

"也是，这种人也只能由老主任这样的权威给她开刀，开好开坏都代表协和最高水平，看她还能闹腾到哪里去。"

"叫唤的孩子有奶吃，胡闹的人有理，老老实实排队的良民百姓有多少能轮上老主任亲自给动刀的？她倒是告状有理了。"

"她也真是的，北京好的妇科肿瘤医生也不都在协和，还有北医和首医系统那么多医院的大夫可以选择，怎么就非要吊死在协和这棵歪脖树上呢？"

"还不是人穷志短，她的大病统筹定点在咱们医院，去别的医院单位一分钱不给她报销医药费。"

"后来手术怎么样了？"

"老主任说，要是上次住院就做手术，说不定能够切得更彻底一些，同样的卵巢癌病人，肿瘤减灭术的满意程度是最重要的预后因素之一，切得越彻底，病人活得越久。"

吃完中饭，我和琳琳回病房继续干手头总也干不完的活儿。

下午仍然是剖宫产手术，趁着病人打麻醉的空，我去三楼妇科肿瘤手术间看了一眼，萧峰也在，他刚下手术，正等着病人苏醒呢。

我说："刚知道那个病人的事儿了，她后来住院没有再为难您吧？"

"唉，别提这事儿了，病人也怪可怜的，打架拌嘴本是双刃剑，她耽误治疗，我差点丢了手术刀，都不划算，冲动是魔鬼，我们都要学会吸取教训。"他双眼紧紧盯着监护仪上跳动的数字和各种波形曲线。在帽子和口罩的严密遮盖之下，我看不到他的表情，只看到一双瞪大的眼睛和黑黑的眉毛。

我没再多说，出去了。

我相信萧峰心里一定很后悔，不管怎么样，要是上次能够轻声细语地跟病人讲一遍为什么都是肚子里长了瘤子，有的就能通过腹腔镜做微创手术，有的就得开大刀，而不是自己张口就来一句语不惊人死不休的俏皮话，说不定病人早就做手术了，说不上瘤子就不会长那么大，说不定瘤子就不会和后方的直肠那么死死地长在一起，就不会那么难切，说不定就能通过手术彻底切除干净，说不定就能多活几年。

病人在我们面前也分很多种。除了极少数原本熟悉的、认识的，或者通过朋友介绍的，大多数病人都是陌生人。是因为这个毫无预料的病魔，才把两个毫不相干甚至可能一辈子都不必认识的两个人拉到一起，而且要求这两个人在一个极短的时间内建立信任、迅速磨合，心往一处想，劲儿往一处使，更好地对付共同的敌人——疾病。

医院里的病人就像在地铁里和我们摩肩擦踵的行人一样，像在菜市场里和我们擦肩而过的众生一样，形形色色，三教九流，什么样的人都有。他们的共性就是相对脆弱，会比平时更加敏感，更容易受到激惹。知道自己生病后，人都会处于一种相对焦虑的状态，遇到事情需要决断和处理时，可能会处理得不如平常理性和周全，很多时候，他们觉得自己不能再控制自己的身体了，进而，他们可能觉得自己对身外的整个世界都失去了控制。不生病的时候，他们也许能够很好地处理人和人之间的关系，能够充分地理解或者做到宽容大度不计较。但是生病后，可能他们就不能再平心静气地对待这种语言上的冲突了，更何况有些病人在不生病的时候，原本也是处理不好各种人际关系和冲突的。

主治大夫一句玩笑话，在不同的病人身上可能会有完全不同的反应，这些反应甚至决定了病人的治疗方向和预后。如果病人是熟人或者朋友介绍来的，有互相了解在先，病人知道他的脾气秉性，很可能一笑而过。而且相熟的病人本身会更加信任医生，他会觉得大夫都说我得开刀了，我就等着开刀好了，性命毕竟比刀疤重要，医生不会害我，为我定的方案肯定没错。

大部分病人是和医院毫无瓜葛的、萍水相逢的陌生人，即使这样，多数病人也是能够很好地处理和医生之间的关系，以及从诊病到治疗前前后后过程中随时可能产生的各种小摩擦的。有点脾气的，私下里嘟囔几句回去骂骂娘也就过去了。脾气温和的也许会一笑而过，或者干脆不吱声儿，有的人任何时候都不会和别人争吵或者动武，是传统的老实人，但这种老实人也不见得吃亏。

萧峰在甩给这样的"老实人"一句如此噎人的话以后，相信他也会很快冷静下来的，也一定会找时间再把手术方式掰开了揉碎了讲给她听，告诉她为她制定的手术方案是医生全面了解她的病情、经过充分评估各种治疗手段的风险利弊，并且充分考虑到她病情的特殊性后，最终决定下来的。如果这么和病人解释，多数病人是能够听医生主张，并且很好地配合医生的。

碰上开朗大方的病人，可能还觉得这大夫挺有才的，太好玩了，或者可能还会喜欢上他的个性，说不上动完手术，两个人成了好朋友，还会相约打球和喝酒呢，以后随诊都不用来门诊排队了，拿着B超或者CT片子直接奔大夫办公室，或者大夫愿意去她家吃顿饭，顺便就把片子给看了。现实生活中，这样的例子比比皆是。

碰上针锋相对爱抬杠的，互相斗上两句嘴，周围肯定有劝架的，两个人各自给自个儿找个台阶下就是了，何必怒而出院，非要给别人点颜色看，把自己变成一个同事处心积虑搞掉另一个同事的炮筒子呢？何必一个差点失去心爱的事业，一个辗转颠沛两个多月才做上手术？

留给病人的，何尝不是遗憾，要是当时能够打心眼儿里相信大夫的决定，听从大夫的建议早点开腹手术，可能就不是现在的情况了。如果在听到不中听的话时，能够退一步海阔天空，获得的将是和肿瘤赛跑的时间。病人来医院是看病的，干吗要斗嘴呢？

一个医生不能在短时间内改变一个病人的人生观、价值观、处世和行为方式，但是，一个好的医生一定有能力在短时间内通过交流取得信任，并且使病人在生病这一小段时间内，在做和疾病有关的决定时，听从医生的建议并且最大程度地配合医生。

很多年后，我们都各自有了自己的专业方向，从萧峰老师那里学到的东西以及诸多思考一直陪伴我们后来的日子。还有就是从那以后，我一直都吃早饭，并且把这个好习惯持续到今天。

4. 追随林巧稚，情定妇产科

完成为期一年的临床实习，按照多年惯例，医院给予表现优秀的实习医生留在协和正式工作的机会，并且自由挑选自己喜欢的专业，再和科室之间进行双向选择。这是让我终生感激并且敬重协和的地方，她让努力学习、热爱医学的屌丝医学生不会因为没有门路"找人"，或者没有财力"送礼"错失进入中国医学最高殿堂的机会。

也正因多年来秉承老协和建院之初西方管理者的办院理念"聘任最好的人，并让他们开心"，协和才一直有机会留下并且进一步招收吸纳全国各大重点医学院校的顶尖医学生。21世纪什么最可贵？《天下无贼》中以偷盗为职业的技术型选手黎叔说的对，人才。洛克菲勒基金会口号的前一半，"聘任最好的人"，协和一直在坚持，只是随着这个发展中国家的不断发展，"最好的人"却并不见得是越来越开心，或者说开心的人不是越来越多。但是，永远是这些"最好的人"成就了这家全中国最好的综合型医院。

　　我和石琳琳都选了妇产科，并且一路打败从各大重点医学院、医科大学赶来面试、竞聘的多路高手，如愿以偿地同时留在了心爱的妇产科。

　　得知留下的消息时，我问她："你为什么非要选这个科啊？这层层面试下来，真是剥了一层皮。"

　　她说："不为别的，就图个痛快。你看咱妇科那些病，无非是一个子宫俩附件，不管是子宫肌瘤还是卵巢囊肿，一打开肚子顿时真相大白，咱大夫手起刀落瘤子就没了，治病救人是绝对的立竿见影不含糊。不像内科，每周全院大查房时一群知名专家大小教授对着病人的身体各种视触叩听，配合各种放射线、超声波、CT、核磁、核素扫描，最终还是种种'看不见'。讨论起来个个唾沫星子横飞，晃着脑袋分析得头头是道，都有自己的一套理论体系小宇宙，其实玩的都是自圆其说。就算最后病好了，是谁下的药、怎么起的作用还真难说，无头案这种事儿多让人抓狂啊，甚至很多时候是人家希波克拉底大叔说的那种情况，最终，病人自己医治了自己的疾病。"

　　我点头称是。

　　她这人本来"话痨"，看我表示赞许，愈加停不下来，接着白话："你说说那些内科大夫，除了大叶性肺炎能真正治好几个病啊？红斑狼疮能治好吗？干燥综合征、硬皮病能治好吗？也就是混一个基本控制、病情稳定、不犯病。还有杂七杂八的各类肾病，以前没有肾穿刺活检，大夫就通过试纸条看病人尿出来那一管儿尿里的红、白细胞、蛋白、硝酸盐，再先进一点就是把装尿的试管放离心机里调到多少转速以后玩儿命地抡，弄到试管底部的那一点尿沉渣，在显微镜底下分析各种结晶和管型，挖空心思琢磨那两个看不见摸不着的后腰子里发生了什么，多不直观啊，我可受不了那刺激，着不起那急。"

　　"内科也不都是猜啊，你看肾内科正在火热开展的肾穿刺，一个细长大针扎下去，取出一细长条儿的组织，就能在显微镜底下对肾病进行病理分型了。"

　　"你可别提那肾穿刺了，一想起那些考试考得我魂飞魄散的无数种病理类型就让人退避三舍。肾穿刺有什么牛X啊？不过就是弄清楚个基本诊断，治疗起来还不就是那么回事儿，这么多年你见有什么重大突破了吗？肾脏没衰竭的时候就是保肾护肾，肾脏衰竭了就是终生透析，要不换肾，别无他选。就说这保肾护肾吧，除了中医中药，西医基本没什么作为。一提中药更可气，早些年龙胆泻肝丸，最著名的清火良药你知道吧？万金油的特点就是药理作用广泛，什么抗菌、消炎、增强免疫功能、抗过敏等等作用都有。我本来是特别欣赏祖国传统医学博大精深的，特意选修中医科实习了三个礼拜，每天给老师抄方子抄到手软。我跟的那位老师特别爱用龙胆泻肝丸辨证施治，现代人压力大，肝火旺，走进中医科的差不多都要开龙胆泻肝丸回家吃。后来听说，硬是有人吃中药吃出肾衰竭来了，结果一研究才发现，老祖宗的方子没问题，差在一味木通上。中草药的原料批发市场上有拿关木通代替原方中的白木通，关木通含马兜铃酸，损害肾小管功能，会导致肾功能衰竭。这回倒好，一直发愁无法在小鼠身上短时间内制造出人工肾衰模型的基础所那群家伙高兴了，就给小耗子大剂量喂食龙胆泻肝丸，结果一喂一个准儿，一举攻破了建立肾衰模型的难题。医学史上赤裸裸到处都是悲剧，早年国外为了给怀孕妇女减少妊娠反应，还处方过反应停呢，结果生出来的孩子都没手没脚称为海豹儿。还有好多70后的一口四环素牙，都是那个年代的罪过。所以是药三分毒，没事儿别吃药，否则自己成了小白鼠还不知道呢。不过是福不是祸，是祸躲不过，每个人都可能成为自己所在时代的小白鼠。"

我就爱听琳琳天马行空地闲扯。我微笑地看着她，鼓励她继续白话下去。一般来说，即使跑了题，她过一会儿也能绕回来。就跟她唱卡拉OK跑调似的，不管中间跑到天津还是山海关，最后一两句的时候还是能绕回来的。

"咱们妇产科就能立竿见影地解决很多问题，你意外怀孕，咱们给你做人流；你想要孩子怀不上，咱们给你做试管婴儿；你有肌瘤囊肿，咱们用手术刀给你切除就是；你闹更年期，咱们给你激素替代，立马神清气爽；你就算是天生没长阴道的石女，咱们都能再造一个，还你性福生活。产科更好啊，整个住院大楼2000多张床上唯一不是病人的、脸上洋溢着幸福感的女性都住在咱们这块儿，入院后没多大一会儿工夫咕咚生个大胖孩子抱回家去，何等地喜悦与欢乐啊。

"还有，你没听说过吗？金眼科银外科吃吃喝喝妇产科，眼科是精英科室，招的人也少，像咱们这种没有导师、没有大树可抱的本科生根本混不进去。外科自古是男人的天下，不太适合咱们女生做，手术科室差不多就剩耳鼻喉和妇产科了吧？耳鼻喉都是在小窟窿小洞里头干活，不敞亮，而且和五官面容相关的事儿最容易出纠纷，不好干，这么一说，拿手术刀的就剩咱妇产科了。还有，'吃吃喝喝'说的就是咱妇产科经济效益好，据说每个月的科室奖金妇产科都是全院最高，你没看科里几个主治医师、副教授级别的都开上捷达和桑塔纳2000了？女教授肩膀上挂的是名牌包包，脚上踩的可都是名牌鞋子。"

我听得两眼放光，心想这回可选对了光明大道，全然不知其实社会上还有另外一种似乎更贴近现实的说法："金眼科，银外科，又脏又累妇产科。"

"那你说我们要是留在妇产科，是不是将来也会变成她们那样，神气自信又有气质又有文化又有钱？"

琳琳说："那当然了，她们的今天就是我们可以预见的明天，这都是我们前进的动力。"

"琳琳你是不是把追求财富作为人生目标了？据说那样可是不好啊。"我耳边忽然响起那个夏日的中午，骑哈雷戴维森的魏胖子对我说过的话。

"什么追求财富啊，谁不想吃好穿好过得好？当初上大学不就是为了将来有个好工作好生活吗？再说了，治病救人这么高尚的职业，大夫难道就得穷着才正常吗？你知道吗？在美国，人家医生和律师都特有社会地位，因为他们一个管理人的健康和生命，一个打理人的财富和权利。我实现个人理想的同时获得财富，怎么就不是理所应当呢？"

关于医生和律师的论述，琳琳最开始的话竟然和魏胖子如出一辙，只是说到后来就分道扬镳了。

"那你为什么选妇产科啊？唉，哥们儿，拜托你千万别说是因为崇拜林巧稚啊！"琳琳反问我。

我本欲言，结果听了她这句，只好又止了，说："那算了吧，我还是不说了。"

琳琳拿眼珠子瞪着我说："不行，你必须说，不能听了我的你就不说了，那我岂不是吃亏了。"

我支支吾吾地说："其实……其实我真是因为对林巧稚她老人家的个人崇拜。"

她推了我一把："哎哟喂，还真是啊，为什么啊？"

我说："我喜欢她总是梳在脑后干净利落的中国式发髻，还有白大衣里头一袭中国式旗袍，虽然终生未嫁，却被誉为'万婴之母'，简直太有范儿了，我就是打算做一个她那样的好大夫。"

琳琳疑惑地看着我说："你真的就为这个才想干妇产科的？我妈说在选择职业或者人生道路时，如果动机过于单纯或者过于复杂，都容易在遭遇坎坷时无法坚持下去。你这个也太单纯了吧！简直有点傻帽。"

"你才傻帽呢，"我最讨厌琳琳说我傻帽，因为以我有限的经验，她虽然言语刻薄，但总是有些道理。

琳琳白了我一眼说："我看你的动机不是单纯，而是肤浅。林老太早已过世多年，你都没见过人家真身，凭几张老照片几个传奇的故事就决定自己人生方向了？再者说，中国式发髻和旗袍那都是在人前，人后不也是一样地披头散发穿短衣短裤躺凉席上盖线毯子呼噜噜睡觉觉吗？"

这个琳琳简直就是一个"毒舌"，但她说的好像也在理，我不再回应，也不搭理她。

琳琳沉默了片刻，一副实在憋不住的样子说："张羽，我怎么听说林巧稚并不是甘愿为了祖国妇女的健康事业终生不嫁的呢。据说是源于和某高人的一次恋爱失败，她没能跨过情感挫折的那道坎儿才孤身一人的。唉，你说晚年孤零零的一个老太太，有过多少辉煌和成就又怎么样，凄苦孤寂大概只有她自己知道，你还是别学这个了。我们都没见过她本人，虽然图片上慈祥端庄，但那些都是摆拍，她对病人和蔼慈爱，但是对待下属据说超级严厉，协和妇产科当道这拨女教授、老太太们动不动就破口大骂下级医生小大夫的传统，都是打她那儿继承来的。还有那个'万婴之母'的美誉，说林巧稚亲手接生了5万多名婴儿，我靠，这个你也信啊！"

琳琳为了证明自己，从书架上翻出一本林巧稚林大夫的纪念画册，指着上面的履历表继续吐槽："你看，林巧稚1929年毕业，1980年因病住院，一共51年的职业生涯。毕业后三年，也就是1932年，她到英国伦敦医学院和曼彻斯特医学院进修深造；1933年，她到奥地利维也纳进行医学考察；1939年，到美国芝加哥医学院当研究生；1940年回国，不久升任妇产科主任；1941年底，北京协和医院因太平洋战争关门；1942年，她在北京东堂子胡同开办私人诊所；1946年，兼任北大医学院妇产科系主任；1948年，返回协和医院，并在此工作直至去世，期间担任多种社会职务并多次出访；1978年12月，赴西欧四国访问，在英国患脑血栓后返回。这么看她在中国真正从事妇产科临床一线工作总共的时间不超过40年，协和医院的产科多年来一直是以小而精的病理产科为特点，现在一个月才生100多个孩子，一年的分娩总数超不过2000人。过去的老百姓，尤其是建国前和解放初期，都是在自家炕头生孩子，根本不进医院，我们早期的70后好多就是炕上生的，更别提50后和60后了。我是没有铁的数据来说话，也没必要较真儿去调查，但是我估计，40年接生5万个新生儿绝对是不可能的，这个5万不是当年歌功颂德的人估计的，就是林老太执掌妇产科期间总的分娩数目，或者只要她在场或者指导过的生产全算上差不多才有5万。林巧稚不是一般人，我也是无限崇敬她的，但是如此写稿子歌功颂德就不靠谱儿了，其实是在抹黑她老人家。她是一位虔诚的基督徒，据说当年开国大典请她去站天安门城楼，但是林老太当天有门诊，约了很多病人，她说谁的约都能爽，但病人的鸽子不能放，愣是没去。你说这是何等情怀啊！那时候林巧稚的办公室就在产房边上，任何一点不寻常的呻吟都会把她吸引过去，那时候什么先进武器都没有，她也就是拉拉产妇的手，拿毛巾给产妇擦把汗，就能产生神奇的力量，产妇不烦不燥不叫气也顺了，孩子就生下来了。你听说过吗？当年她都是用耳朵直接贴在孕妇的肚皮上听胎心和胎动的，那个年代中国人是什么卫生条件和生活习惯，肚皮上得什么味儿啊？我靠，那么一个干净利落的人，她都不嫌弃，你说她不是神是什么？她要是知道后辈们如此胡诌一般地谄媚和宣传自己，还不从棺材里气站起来。"

"所以说，我拿林巧稚做偶像没错啊，你就别再毒舌了。"

"不要轻易崇拜偶像，基督教说，孩子们，你们要保守自己，远避偶像。"琳琳又在和我掉书袋。

多年之后，我觉得这可能就是林巧稚这位医学大家的个人魅力，偶像的力量是会一直影响和引领年轻人的。

《只有医生知道！3》

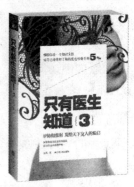

一个女人，如果对自己的身体了解太少，甚至会影响到她规划和掌握自己的人生。女人，要自立自强自尊自爱，首先就要了解自己的身体。

书中讲到的所有身体和心灵的问题、健康和生育的问题，每个女人在她的一生中都会或多或少地经历。对于这些问题，如果能提前做到心中有数，就能减少危险的发生。爱惜自己的身体，才能享受自己快乐的人生。

畅销百万册的医学科普书，首创寓知识于故事的西医写作新风格
更精彩的知识，更生动的故事，系列第三本震撼来袭

作 者：张 羽
预计上市时间：2015 年 10 月

* * *

《冀连梅谈：中国人应该这样用药》

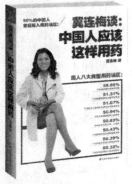

微博科普达人药剂师冀连梅酝酿多年的第一部作品，百万粉丝每天都在看的药学科普知识。

按国际标准，大部分中国医生的用药理念都是落伍和偏颇的，其中有些是因为知识更新得不及时，有些则完全是利益使然。这导致我们很多时候用药是无效的，有伤害的，甚至是致命的。到底哪些药该吃，哪些药不该吃，该吃多少，又该怎样吃，让这本带中国人永远告别被动用药时代的书为您彻底说清楚！

北京和睦家医院院长盘仲莹，人气妈妈、著名演员马伊琍，诚意推荐！
系列第二本 2015 年 12 月，即将重磅上市！

作 者：冀连梅
出版时间：2013 年 12 月

* * *

《虾米妈咪育儿正典》

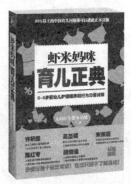

数百万父母心中母婴育儿领域的"业界良心"，和美国育儿专家斯波克、日本育儿专家松田道雄并肩的中国育儿专家——虾米妈咪，诚意之作。

针对 0~6 岁儿童养育问题，从日常护理、营养与喂养、生长发育、行为习惯等几个方面进行详细讲述，中国父母会遇到的育儿难题，绝大多数都能在这本书里找到答案。

屡次斩获育儿类、家教类图书热卖榜榜首，是被市场验证过的、真正谈中国人该如何育儿的实用指南。

微博百万粉丝验证，千万新手爸妈强烈推荐，最适合中国人的育儿方法首次结集公开！
系列第二本 2015 年 12 月，即将温情来袭。

作 者：虾米妈咪
出版时间：2014 年 7 月